Wohn dich gesund

Caterina Teresa Guccione

Wohn dich gesund

Einfache & effektive Lösungen
von „Baubiologie" bis „Zimmerpflanze"

HANS-NIETSCH-VERLAG

Die Informationen in diesem Buch wurden von der Autorin sorgfältig recherchiert. Sie spiegeln ihre Erfahrungen und ihre persönliche Meinung wider. Autorin und Verlag übernehmen keine Haftung für Ansprüche, die aus dem Gebrauch oder Missbrauch der Informationen entstehen. Bei anhaltenden gesundheitlichen Problemen wenden Sie sich bitte an einen Arzt oder Heilpraktiker.

Korrektorat: Andrea Bistrich
Gesamtkonzeption und Innenlayout: Caterina Teresa Guccione
Satz: Rosi Weiss
Illustrationen: Anja Maria Eisen
Umschlaggestaltung: Anja Maria Eisen und Caterina Teresa Guccione, unter Verwendung einer Fotografie von Grit Doerre
Druck: Dimograf, Bielsko-Biała/Polen

Hans-Nietsch-Verlag
Industriestraße 20
64380 Roßdorf

www.nietsch.de
info@nietsch.de

ISBN 978-3-86264-882-5

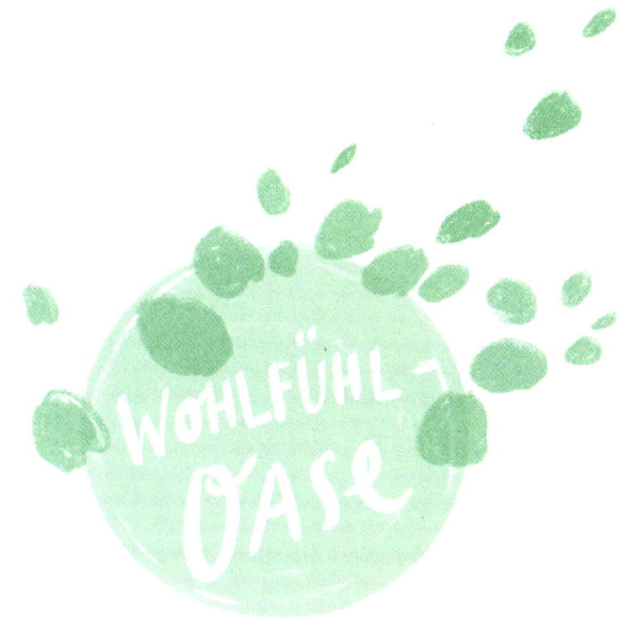

Inhalt

Kapitel III

Was für ein Stress! Wenn der Säbelzahntiger
in den eigenen vier Wänden wohnt ...

Kapitel IV

Die Nervensägen im Haus – Eine Auswahl

Kapitel V
Mit den Hausdetektiven
auf Spurensuche gehen – Wer suchet, der findet!   137

Kapitel VI
Wirksame Strategien – Die richtige Medizin für Ihre Räume

Kapitel VII

Interviews mit erfahrenen Wohnspezialisten –
Das Sahnehäubchen

,,

Wie Menschen denken und leben, so bauen und wohnen sie.

"

- Johann Gottfried von Herder -

(1744–1803)

Der Anfang: Wie ich dazu kam, mich mit Räumen zu beschäftigen ...

Bereits als Kind nahm ich achtsam und interessiert die mich unmittelbar umgebenden Räume wahr, krempelte sie nicht selten vom Fußboden bis zur Decke um, kümmerte mich um ihre Einrichtung, dekorierte sie mit schönen Details und versuchte, ihnen dadurch ein harmonischeres Erscheinungsbild und mehr Behaglichkeit zu verleihen. Schon früh spürte ich, wie Räume auf Menschen wirken, wie die Bewohner durch die Räume und diese wiederum durch die in ihnen lebenden Menschen geprägt werden. Ich nahm wahr, dass jeder Raum seine eigene „Aura", seine spezifische Signatur hatte, durch die man sich in ihm auf Anhieb wohlfühlte oder am liebsten gleich die Flucht ergriffen hätte. Insbesondere alte Häuser, in denen viel „gelebt" wurde – und dazu zählte auch das große Bauernhaus meiner Großeltern –, gaben mir als sensiblem Kind von ihrer schweren Last des in vielen Jahren in ihnen Erlebten oft mehr ab, als mir lieb und zuträglich war.

Durch den aus allen Richtungen herumwirbelnden und mit dem Zement der Zeit angesammelten und eingemauerten Ballast werden solche alten Gebäude im Laufe der Jahre schwer und müde und mit ihnen auch ihre Bewohner. Doch Letztere gehen, die Häuser bleiben – mit all ihren Erinnerungen an vergangene Träume, an das Lachen und Weinen der Kinder, den Stolz der Eltern, die langen Seufzer in kurzen Nächten, das stille Glück vergangener Tage ... „Das Haus ist eben auch nur ein Mensch", könnte man hier scherzhaft meinen. Könnten Häuser sprechen, sie würden sehr lange Geschichten erzählen! Und tatsächlich *können* Häuser Geschichten erzählen, auf ihre Art – lauschen Sie diesen doch einmal!

Es kam, wie es kommen musste, und ich begann meiner Passion entsprechend Architektur zu studieren, um das Haus „an sich" von Kopf bis Fuß kennenzulernen und neu zu denken. Mit dabei im Huckepack das Studium der Bildenden Künste, die „Maes'sche Bibel der Baubiologie"* unter dem einen und kurze Zeit später zwei kleine Kinder auf dem anderen Arm, machte ich mich nach Beendigung des Doppelstudiums als Ausstellungs- und Interior Designerin** selbstständig.

Obwohl ich um die baubiologischen Zusammenhänge und die Wichtigkeit des gesunden Wohnens seit mehr als zwei Jahrzehnten weiß und meine Auftraggeber immer wieder auf diese Zusammenhänge hingewiesen habe, hatten die wenigsten Bauherren, die mich natürlich vorrangig für die Neugestaltung ihrer Innenräume und den Entwurf schöner Möbel konsultierten, ein offenes Ohr dafür. Oft zählten nur der äußere Schein, Design und Ästhetik – für Gesundheit war einfach kein Platz. Wichtig wird diese erst dann, wenn Krankheit zu viel Platz eingenommen hat. Doch dann muss meist einiges an Zeit und Geld investiert werden, um die Gesundheit wieder ins Leben zurückzuziehen.

„Schuld" an meiner inzwischen bereits Jahrzehnte andauernden Begeisterung für gesundes Wohnen war insofern der im Sommer 2019 verstorbene Pionier der Baubiologe und Umweltanalytiker Wolfgang Maes, der mir mit seinem Standardwerk *Stress durch Strom und Strahlung* die Welt der strahlenden und nervtötenden Untermieter offenbarte und mir nächtelange Krimiabenteuer mit diesem viel zu schnell zu Ende gelesenen, dicken Buch beschert hatte. (An dieser Stelle geht mein herzlicher Dank an Wolfgang Maes!) Fortan galt mein ungebrochenes Interesse diesen sichtbaren und unsichtbaren Übeltätern, denen ich seit diesem Erweckungsmoment schonungslos in meinen stetig wechselnden Wohnorten auf den Zahn fühlte – sehr zur Verwunderung meines damaligen Partners, der meine Euphorie ob dieser großartigen Entdeckung nur schwer nachvollziehen konnte und durch meine konsequent präsente, detektivische Spurensuche verständlicherweise nach

---

* Wolfgang Maes: *Stress durch Strom und Strahlung*
** Englischer Begriff für „Innenarchitektur". Dieser Beruf umfasst die Planung und die Gestaltung von Innenräumen, beinhaltet sowohl technisch-konstruktive Aspekte als auch ästhetisch-künstlerische Belange (nach: Wikipedia)

einiger Zeit etwas überfordert war. Man muss natürlich um die Dinge wissen, um sie auch mit Begeisterung würdigen zu können. ☺

Mit *Wohn dich gesund* möchte ich diese ungebrochene Begeisterung mit Ihnen teilen und Ihnen dadurch wertvolle Strategien an die Hand geben, damit Sie Ihr Zuhause wieder in einen Ort der Regeneration, Harmonie und Entspannung verwandeln können. Oftmals ist bei diesem Prozess auch die Kompetenz und Hilfe von Experten verschiedenster Fachrichtungen notwendig, wenn Störfelder nicht aufgefunden oder nicht mit eigenen Mitteln reduziert oder beseitigt werden können. Es gibt in puncto „gesundes Wohnen" nicht *die* Königsdisziplin, vielmehr handelt es sich um ein Potpourri effektiver, bewährter und erprobter Möglichkeiten, um Ihrem Zuhause ein wirksames Reset zu verpassen. Natürlich kommen auch Detektive und Therapeuten des Hauses – wie Baubiologen, Radiästheten, Geomanten, Erfinder von sogenannten Entstörungsgeräten sowie medial Begabte – in Interviews persönlich zu Wort: Sie bringen Ihnen ihre individuelle Herangehensweise und Ideen rund ums „gesunde Haus" mit Begeisterung, Expertenwissen und spannenden Geschichten nahe. Seien Sie also gespannt auf dieses Leseabenteuer der ganz besonderen Art!

Zum Schluss noch ein kurzer Ausblick auf wichtige Etappen dieser Reise, die wir gemeinsam unternehmen werden:

In **Kapitel I** zeige ich Ihnen den direkten Zusammenhang zwischen kranken Häusern und kranken Hausbewohnern auf. **Kapitel II** widmet sich vom baubiologischen Standpunkt aus dem wichtigsten Ort in Ihrem Heim: dem Schlafplatz. In **Kapitel III** demonstriere ich Ihnen, was permanenter Stress – ein überaus leidiger Gast in unseren Wohnräumen – mit uns macht. **Kapitel IV** hilft, den Nervensägen in unseren Räumen direkt auf den Zahn zu fühlen, indem Sie lernen, sie zu orten und genauestens unter die Lupe zu nehmen. In **Kapitel V** schauen wir uns gemeinsam die Spezialisten des Hauses näher an, die mit ihren verschiedenen Methoden und Ansätzen Abhilfe schaffen können. **Kapitel VI** zeigt Ihnen, wie Sie mit effektiven und einfachen Strategien die in Kapitel IV beschriebenen Nervensägen reduzieren oder sogar vollständig beseitigen können, und stellt Ihnen darüber hinaus die richtige Medizin für Ihr Haus vor. **Kapitel VII** ist ein Sahnehäubchen der ganz besonderen Art, denn hier stelle ich Ihnen in spannenden Interviews einige dieser Spezialisten vor.

Sie finden zu Beginn jedes Kapitels auf der linken Seite eine großformatige Abbildung mit einer kleinen Inspiration aus Wohn(t)räumen. Das sind Szenen oder Situationen, die die Illustratorin Anja Maria Eisen und ich mit gesundem und beglückendem Wohnen in Verbindung bringen. Meine Idee war es, Sie mit diesem Buch durch die verschiedenen Themen wie durch die Räume eines Hauses zu führen – von Zimmer zu Zimmer bzw. eben von Kapitel zu Kapitel. Damit Sie den Überblick behalten und sich gut in den einzelnen Kapiteln zurechtfinden können, ist jedes Kapitel in einer anderen Farbe gestaltet. Die **Do-it-yourself-Empfehlungen** (abgekürzt: **DIY**) sowie die **Tipps** (darunter auch einige Übungen) sind mit farbigen Buttons gekennzeichnet, damit Sie diese schneller finden können. Außerdem gibt es noch etwas größere farbige **Buttons mit wichtigen Aussagen**, die sofort ins Auge fallen: Hier werden Inhalte auf den Punkt gebracht und es wird zum Nachdenken angeregt. Die in die Kapitel eingestreuten, farblich hervorgehobenen **Exkurse** sind ein Blick über den Tellerrand – hin zu verwandten Themen.

Gehen Sie mit offenen Augen durch die Welt – und bitte auch durch ihre Wohnräume – und handeln Sie mit Herz und Verstand, als Rückenwind stehen Ihnen Optimismus und Lebensfreude zur Verfügung. Ich wünsche mir, dass das Bewusstsein für gesundes Wohnen weiter zunimmt und immer mehr Menschen die Wichtigkeit dieses Themas erkennen. Die Entwicklungen in der heutigen Zeit zeigen uns, wie elementar ein Umdenken für uns und unsere Umwelt ist. Lassen Sie uns also die Fülle an guten Möglichkeiten und Ideen nutzen und diese in die Tat umsetzen!

Ich wünsche Ihnen kurzweilige Lesestunden auf der Entdeckungsreise zum kerngesunden Wohnen!

Caterina Teresa Guccione

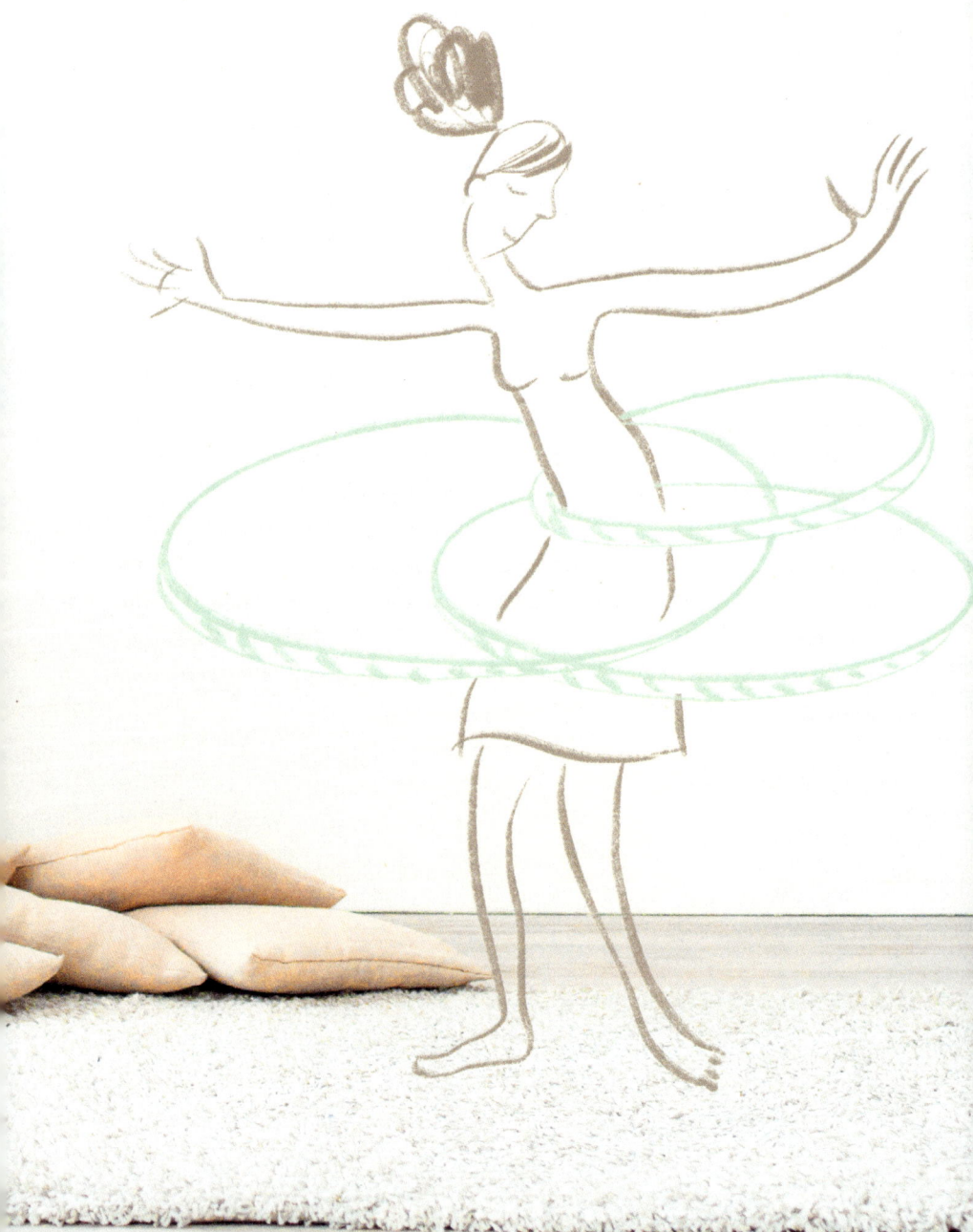

Kapitel I

Krankes Haus, kranke Bewohner

Jens Sethmann, Journalist mit Schwerpunkt „Stadtentwicklung", der seit dem Jahr 2000 auch regelmäßig Artikel für das *MieterMagazin* des Berliner Mietervereins schreibt, ist der Meinung, dass das Problem des krank machenden Hauses ungefähr so alt ist wie das Wohnen selbst![1] Als markantes Beispiel führt er das vor mehr als hundert Jahren weitverbreitete „Trockenwohnen" an, das in Zeiten des Baubooms des beginnenden 20. Jahrhunderts für viele Opfer in der Bevölkerung und für Furore unter Fachleuten sorgte: Man überließ den Ärmsten der Armen meist kostenlos die während der Sommermonate in großer Anzahl schnell errichteten, noch feuchten, schlecht beheizbaren Wohnungen in Neubauten. Diese sollten, wie der bekannte deutsche Architekt Walter Gropius (1883–1969) nüchtern resümierte, zu den „Totengräbern des deutschen Volkes"[2] werden.

Schon allein durch ihre bloße Anwesenheit, also durch ihre Körperwärme und das Kohlenstoffdioxid, das sie ausatmeten, trugen diese „Trockenwohner" dazu bei, dass es während des mehrmonatigen Wohnaufenthalts zu einer schnelleren Aushärtung des Kalkmörtels kam. Nach dem vollständigen Austrocknen konnte man die Wohnungen dann regulär vermieten. Den Übergangsmietern, die oftmals nach jeweils 3 Monaten in die nächste feuchte Wohnung ziehen mussten, wurde das damalige „Wohngift" Wasser zum Verhängnis, denn es förderte die rasante Ausbreitung von Tuberkulose und Lungenentzündungen, was nicht selten zum Tod führte.

Dieses Elend wurde von dem Berliner Maler, Grafiker und Fotografen Heinrich Zille (1858–1929) eindrucksvoll mit folgenden Worte skizziert: *„Man kann mit einer Wohnung einen Menschen genauso töten wie mit einer Axt.* "[3] Auch der Berliner Maler Otto Nagel (1894–1967) erkannte die gesundheitliche Gefahr: *„Die Bezeichnung ‚Schwindelbauten' für Häuser, die aus mehr Schutt als Steinen errichtet waren, wurde zu einer geläufigen Redensart. Die Kategorie der ‚Trockenwohner' entstand, Menschen, die bereit waren, in die noch nassen Bauten einzuziehen, um durch ihr Wohnen den Trockenprozess zu beschleunigen und damit gleichzeitig den Ruin ihrer Gesundheit. Diese Mieter waren meist, mit den Ärmsten der Armen, die gleichen Menschen, die jene Häuser erbaut hatten; durch die Witterung waren sie arbeitslos geworden und wohnten während dieser Arbeitslosenzeit eben als Trockenmieter.*"[4]

Von diesen Zusammenhängen erfuhr ich zum ersten Mal in der Anfangszeit meines Architekturstudiums, als wir in Dresden durch die pittoresken Straßen mit den teilweise aufwendig gestalteten Gründerzeithäusern flanierten. Diese übten mit ihrem morbiden Charme – Mitte der 1990er-Jahre waren sie noch unsaniert –, den bröckelnden, ausgeblichenen Fassaden und den teilweise auf den maroden Dächern wachsenden Sträuchern und Bäumchen, eine gewisse Faszination auf uns Erstsemester aus, und uns allen blieb, als der Tutor von den Trockenwohnern erzählte, der Mund offen stehen. Als ich einige Zeit später mit vier weiteren abenteuerlustigen Kommilitonen in einem unsanierten Gründerzeithaus wohnte, betrachtete ich das Gebäude aufgrund meines Vorwissens mit anderen Augen und mit gemischten Gefühlen. Heutzutage sind solche sanierten Häuser aus der Gründerzeit heiß begehrte und oftmals zu horrenden Preisen vermietete Objekte, und kaum einer weiß noch von diesen bemitleidenswerten Menschen, die seinerzeit aufgrund der miserablen Wohnbedingungen teilweise ihr Leben ließen oder zumindest ihre wertvolle Gesundheit verloren.

Doch auch heute kann man die meisten Wohnungen und Häuser nicht als „gesund" bezeichnen, obgleich man aus den Erfahrungen der Vergangenheit gelernt hat und weit mehr weiß. Die Symptome der Bewohner sind in unseren Tagen oftmals subtiler und die Zusammenhänge zwischen Krankheit und Wohnraum sind nicht sofort zu erfassen. Selbst in Bezug auf das bis heute aktuelle Thema „Neubaufeuchte" ist das immer noch aktuell, denn Neubauten werden viel zu schnell bezogen, was gesundheitliche Beschwerden, Schimmelpilzbildung und weitere Bauschäden mit sich bringen kann. Man schätzt, dass bis zu 90 Prozent aller Bauschäden auf Neubaufeuchte zurückzuführen sind.[5] Ein alter, gut gemeinter und heutzutage leider meist unbeachteter Baumeisterspruch lautete: „*In seinem neuen Haus lässt man im ersten Jahr seine Feinde, im zweiten Jahr seine Freunde wohnen. Erst im dritten Jahr zieht man selbst ein.*"[6]

Kerngesunde Häuser sind immer noch die Ausnahme, und will man den Baubiologen Glauben schenken, so findet man sie ab und zu ... mit viel Glück – wie eben die berühmte Nadel im Heuhaufen. Das Haus von heute ist unterm Strich kränker denn je – und seine Bewohner sind es in den allermeisten Fällen ebenfalls. Das liegt nicht nur an der zunehmenden Umweltverschmutzung durch Gifte und gesundheitsschädigende Strahlung, die hautnah auch unsere sogenannte dritte Haut – unsere Wohnräume – beeinflussen, sondern auch an einer mangelnden Sensibilität für unser direktes Wohnumfeld und daran, dass kosmische Zusammenhänge, die bereits seit Tausenden von Jahren ihre Gültigkeit in allen Kulturkreisen besitzen, ignoriert werden. Unsere Vorfahren wussten, dass der Mensch nur gesund bleiben kann, wenn auch sein Zuhause und vor allem sein Schlafplatz auf gutem Boden stehen. Wie alles miteinander verbunden ist und stets eine lebendige Interaktion zwischen dem Menschen und seiner Umgebung herrscht, steht auch ein Gebäude nicht im luftleeren Raum, sondern ist unmittelbar mit den Energien unter und über der Erde sowie den im Haus lebenden Menschen, den Vorbewohnern u. v. a. m. aufs Engste verbunden. Aus diesem Grund wurde in früheren Zeiten stets vor dem Bauen geprüft, ob das Grundstück für das Bauvorhaben geeignet ist.

Als begeisterte Autorin von Büchern zum Thema „Gesundheit und Heilung" sowie als Interior Designerin weiß ich aus meiner jahrzehntelangen intensiven Beschäftigung mit gesundheitlichen Themen, wie eng unsere nächste Umgebung mit unserem grob- und feinstofflichen Körper verwoben ist und wie sich Probleme im Inneren des Menschen auch in seiner Umgebung widerspiegeln – und natürlich auch umgekehrt. Meine Arbeitsweise ist daher immer ganzheitlich, d. h., ich arbeite bei Interior-Projekten auf Wunsch gezielt mit Fachleuten – wie Baubiologen, Geomanten, Radiästheten sowie Therapeuten – zusammen, damit jeder zu einer längerfristigen und rundum gesunden, glücklichen Lösung in seinem Zuhause findet.

Seit der moderne Mensch seine Räume mit den smarten Mitbewohnern „Alexa, Siri & Co." teilt, wird es laut einhelliger Meinung von Baubiologen immer ungemütlicher bei uns zu Hause. So sind es heutzutage oftmals die hochfrequenten elektromagnetischen Wellen, die uns deutlich aus dem Gleichgewicht bringen. Der private und geschützte Raum, in dem wir genüsslich und wohlverdient abschalten, regenerieren und Kraft sammeln könnten, kann so zum Ort der Destruktivität, Anspannung und Schlaflosigkeit werden.

Ist hier der Wurm drin, ist es nur noch eine Frage der Zeit, bis der immer stärker werdende Energieverlust und eine schwindende Gesundheit in eine chronische Erkrankung münden.

Störfaktoren in der Umwelt sind häufig das Zünglein an der Waage.

Neben der körperlichen, der geistigen und der seelischen Komponente, die maßgeblich über Krankheit und Gesundheit des Menschen entscheiden, hole ich im Folgenden vor allem einen vierten Faktor ins Boot: die Umwelt und damit auch den unmittelbaren Lebensraum des Menschen. Gerade heute ist dieser Aspekt so wichtig wie nie zuvor, denn Störfaktoren in Umwelt und Wohnumfeld nehmen immer mehr Raum in unserem Leben ein und sind nicht selten das berühmt-berüchtigte Zünglein an der Waage, wenn es um „Krankheit" oder „Gesundheit" geht – oder sogar der entscheidende Auslöser.

Hier gilt immer der Leitsatz, diese Stressoren so gut wie möglich zu meiden bzw. zu eliminieren oder energetisch auszugleichen. Erst wenn der uns unmittelbar umgebende Raum möglichst frei von Stressoren ist, können wir im ganzheitlichen Sinne gesund bleiben und werden. Ich möchte Ihnen im Folgenden die ganzheitlichen Zusammenhänge aufzeigen und ein plastisches Bild vermitteln, wie unsere nächste Umgebung, unsere „dritte Haut", uns prägt und beeinflusst. Es geht sowohl um die grobstofflichen Dimensionen als auch um feinstoffliche Energien, die im Kontext „Gesundes Wohnen und Leben" eine entscheidende Rolle spielen.

Die Symptome – Daran erkennen Sie ein krankes Haus

Ein grob- und feinstofflich erkranktes Haus erkennt man meist nicht sofort – denn Fensterläden bekommen keine *Arthrose* und der Schornstein keinen Schnupfen –, es sei denn, der „Schimmelrasen" lächelt einem schon großflächig auf der Wand eines Zimmers entgegen. Vielmehr sind es die Bewohner eines Gebäudes, die unter unterschiedlichsten Symptomen leiden können, die wiederum darauf hinweisen, dass irgendetwas in ihnen und um sie herum, d. h. in ihrem Zuhause, nicht stimmt. Die Symptome können von Antriebslosigkeit über chronische Erkrankungen und schlechte Träume bis hin zu Therapieresistenz reichen. Immer dann, wenn gesundheitliche Probleme längere Zeit trotz intensiven Bemühens nicht verschwinden wollen oder sich der Allgemeinzustand aus unerklärlichen Gründen stetig verschlechtert, sollte unbedingt auch das direkte Umfeld des Menschen, sprich seine Wohnung oder sein Haus, unter die Lupe genommen werden. Das wissen ganzheitlich arbeitende Therapeuten!

Ein krankes Haus erkennt man oft an kranken Bewohnern.

Nicht nur wir Menschen können durch negative Einwirkungen aus dem Wohnumfeld krank werden, auch unsere Haustiere und Pflanzen zeigen oftmals eindeutige Symptome.

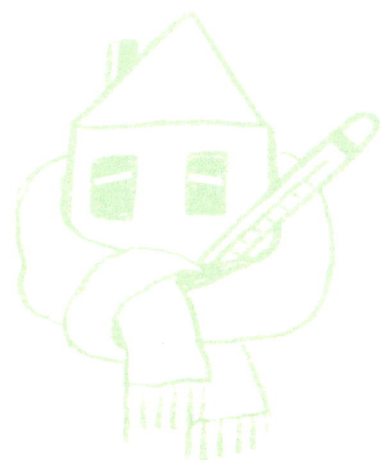

Machen Sie den Check!

Die folgende Checkliste hilft Ihnen dabei, herauszufinden, ob Ihr Haus krank ist und ob weitere Maßnahmen notwendig sind:

- Ich fühle mich ständig schlapp und müde.
- Ich leide ständig unter Überforderung, alles ist mir zu viel.
- Ich bin reizbar, hochgradig nervös und leide immer wieder unter Herzrasen.
- Mein Schlaf ist unruhig und ich wache morgens wie gerädert auf.
- Auch nach langem Schlafen fühle ich mich ausgelaugt.
- Wenn ich eine Weile woanders bin, geht es mir besser.
- Mehrere Mitglieder meiner Familie leiden unter ähnlichen Symptomen.
- Obwohl ich mich schon lange in einer perfekt auf mich abgestimmten Therapie befinde, werden meine Symptome nicht besser.
- Ich komme zu Hause nicht zur Ruhe.
- Es fühlt sich bei uns beklemmend an.
- Ich leide unter Nackenschmerzen, Rückenschmerzen, Verspannungen, Migräne.
- Ich kann mich in meinen eigenen vier Wänden nur schwer entspannen.
- Meditieren geht woanders viel besser als zu Hause.
- Mir fällt es schwer, mich zu konzentrieren.
- Ich habe zu Hause oft Angst.
- Ich leide unter Albträumen.
- Ich knirsche nachts mit den Zähnen.
- Unser Besuch fühlt sich bei uns zu Hause nicht wohl.
- Wir streiten uns oft daheim.
- Es ist oft schlechte Stimmung bei uns zu Hause.

- Nachts wälze ich mich von einer auf die andere Seite; ich bekomme kein Auge zu.
- Mir fällt zu Hause die Decke auf den Kopf.
- Ich bin seit längerer Zeit chronisch krank.
- Der Arzt findet keine Ursachen für meine Beschwerden.
- Ich habe eine schwere Erkrankung, z. B. Krebs.
- Wir haben bereits seit längerer Zeit einen unerfüllten Kinderwunsch.
- Ich muss nachts ständig auf die Toilette gehen.
- Meine Kinder drehen sich nachts im Schlaf im Bett und liegen morgens z. B. quer oder verkehrt herum in ihren Betten.
- Wir haben verstärkt Ungeziefer im Haus, z. B. lange Ameisenstraßen, massenweise Silberfischchen, Kleidermotten oder Staubläuse. (Schädlinge können Indikatoren für Bauschäden oder geologische Störfelder sein.)
- Meine Zimmerpflanzen sind des Öfteren von Schädlingen befallen und haben einen seltsamen Wuchs.
- Meine Haustiere sind kränklich oder verhalten sich auffällig. (Sollte das bei einem Käfigtier der Fall sein, stellen Sie den Käfig an einen anderen Ort!)

…

Treffen eine oder mehrere dieser Punkte auf Sie und Ihre Lieben zu, sollten Sie sich auf die Suche nach den Ursachen begeben und Ihr direktes Wohnumfeld auf Herz und Nieren prüfen. Nehmen Sie unbedingt auch die Menschen in Ihrer unmittelbaren Umgebung und Nachbarschaft ins Visier:

- Häufen sich hier bestimmte Krankheiten überproportional?
- Leiden mehrere Menschen unter ähnlichen Symptomen?
- Gab es Vormieter mit schweren Erkrankungen?
- Klagen mehrere Menschen aus Ihrer Umgebung über dieselben Empfindungen?
- Ist es nachts unheimlich in der Gegend?

Hier sollten besonders der Arbeits- und der Schlafbereich der Menschen in den Fokus genommen werden, d. h. die Orte, an denen wir uns lange Zeit aufhalten. Dem Schlafbereich kommt dabei eine ganz besondere Bedeutung zu, der wir im Folgenden unsere volle Aufmerksamkeit schenken wollen.

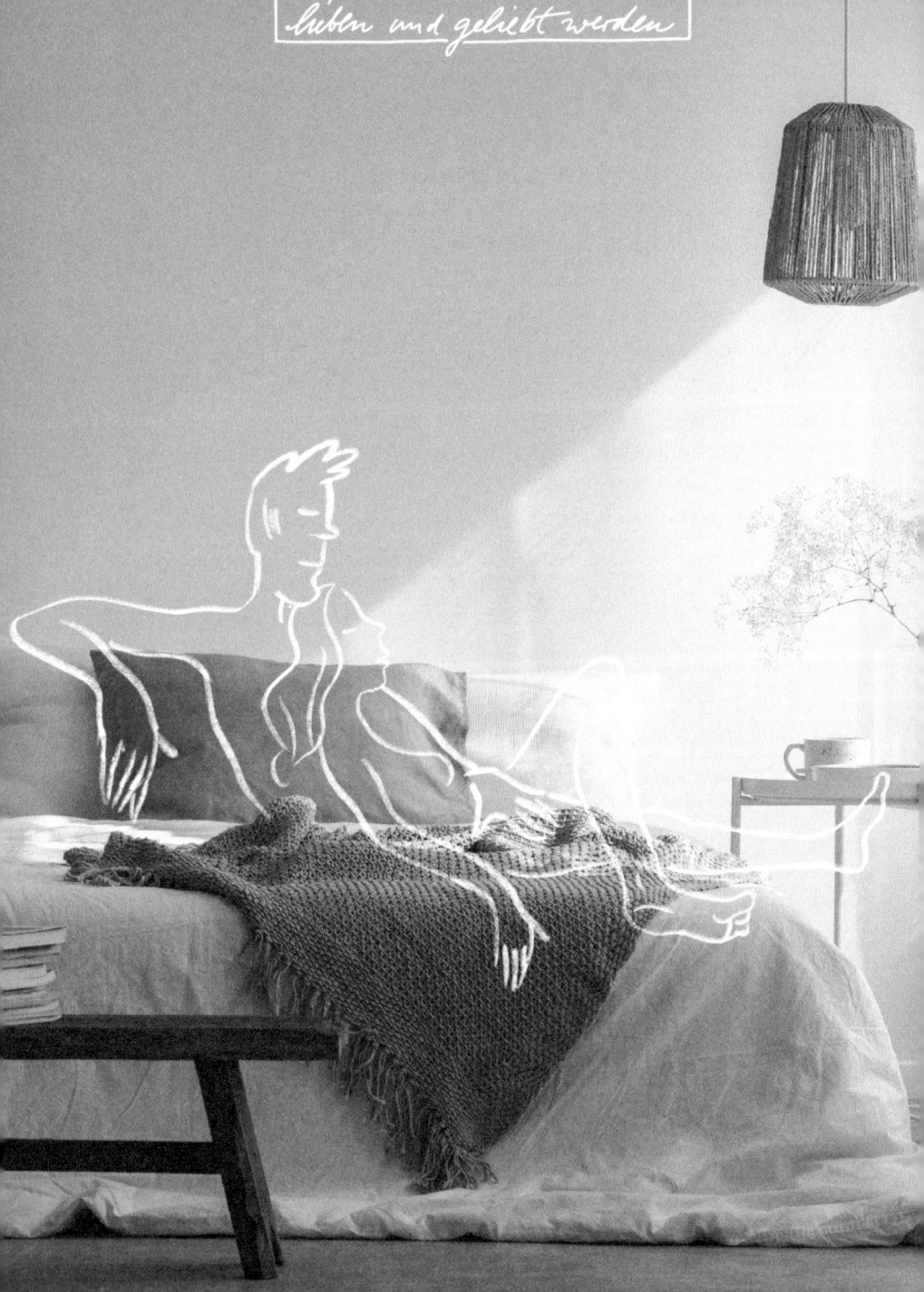

lieben und geliebt werden

- Kapitel II -

Gesunder Schlaf: Heutzutage leider eher selten!

Dem Schlafplatz werde ich in *Wohn dich gesund* einen ganz besonderen Stellenwert einräumen – denn er ist essenziell wichtig für unsere Gesundheit. Schon immer übte der (entrückte) Zustand des Schlafs eine Faszination auf Künstler aus und tdiente ihnen als Inspirationsquelle für zahlreiche Werke. Für die moderne Wissenschaft ist der Schlaf ebenfalls interessant, denn es sind noch längst nicht all seine Facetten und Geheimnisse enthüllt. Aber wie ist es eigentlich um unseren „süßen Schlaf" bestellt, wie Johann Wolfgang von Goethe ihn in *Egmont* nennt?

„Deutschland schläft schlecht!" – Das ist das ernüchternde Fazit einer Studie der Deutschen Angestellten Krankenkasse (DAK) aus dem Jahre 2017, die besagt, dass immer mehr Menschen unter Problemen beim Ein- und Durchschlafen leiden.[7] Seit 2010 hat die Zahl der Schlafstörungen bei Berufstätigen im Alter von 35 bis 65 Jahren um satte 66 Prozent zugenommen. Tendenz steigend. So fühlten sich rund 80 Prozent der befragten Arbeitnehmer von Schlafproblemen betroffen. Rechnet man das auf die deutsche Bevölkerung hoch, so sind das ungefähr 34 Millionen Menschen. Jeder Zehnte leidet demnach unter schweren Schlafstörungen, die mit schlechter Schlafqualität, Ein- und Durchschlafstörungen, Tagesmüdigkeit und Erschöpfung einhergehen.

Schlafprobleme sind leider bis heute ein unterschätztes Problem, dabei sind sich Wissenschaftler und Mediziner einig, dass Schlafstörungen ernste gesundheitliche Probleme mit sich bringen können. In diesem Zusammenhang möchte ich auf eine andere repräsentative Studie hinweisen, die 2020 von einem Mainzer Forscherteam durchgeführt wurde.[8] Sie ergab, dass Schlafstörungen die seelische und körperliche Gesundheit beeinträchtigen können und umgekehrt. So leiden Menschen, die Schlafprobleme haben, vermehrt unter körperlichem und seelischem Stress, und umgekehrt gehen körperliche Beschwerden, wie Magenverstimmungen, Atemschwierigkeiten, Herz- und Brustschmerzen sowie psychische Belastungen mit einer schlechteren Schlafqualität einher. Schlaf und physische sowie psychische Gesundheit beeinflussen sich gegenseitig.

Ein erholsamer und ausreichender Schlaf ist *ein* elementarer Baustein körperlicher und geistiger Gesundheit, und damit hat es oberste Priorität, den Schlaf wie einen kostbaren Schatz zu hüten und dafür zu sorgen, dass er ein Jung- und Gesundheitsbrunnen ist.

An keinem anderen Ort verbringen wir mehr Zeit als in unserem Bett. Im Laufe eines Jahres kommen wir auf ungefähr 3000 Stunden Schlaf, das macht im Alter von 70 Jahren satte 210 000 Stunden – Zeit, in der wir uns ausgiebig von den Anstrengungen des Tages erholen dürfen und die unserer körperlichen, geistigen und seelischen Regeneration dient. Während wir tagsüber oft die Plätze wechseln können und uns an unterschiedlichen Orten aufhalten, die mal gut, mal weniger förderlich für unsere Gesundheit sind, finden die nächtlichen Regenerationsprozesse stets an ein und demselben Platz statt. Aus diesem Grunde ist es so elementar wichtig, dass er der Gesundheit zuträglich ist.

Der ideale Schlafplatz ist (möglichst) frei von Störfeldern aller Art, denn beim Schlafen laufen im Körper wichtige Regenerationsprozesse ab, was nur dann im gewünschten Maße geschieht, wenn auch die Schlafqualität stimmt. Ein gestörter Schlafplatz kann auch zu Heilungsblockaden führen, was bedeutet, dass wichtige Prozesse, die für eine Gesundung oder Gesunderhaltung notwendig sind, nur unzureichend oder gar nicht stattfinden. Begeben sich Menschen in Therapie und stellen sich hier über eine gewisse Zeit keine signifikanten Verbesserungen oder Veränderungen ein, wäre es angebracht, ihnen eine Schlafplatzuntersuchung durch einen Experten nahezulegen. Ganzheitlich arbeitende Therapeuten arbeiten oft Hand in Hand mit Fachleuten wie Baubiologen und Radiästheten, da sie um die Schlafproblematik wissen und ihre Patienten ganzheitlich unterstützen möchten. Chronische Erkrankungen zu therapieren ist in vielen Fällen ein langwieriger Weg und kommt der Suche nach der berühmt-berüchtigten Nadel im Heuhaufen gleich. Das direkte Lebensumfeld des Patienten sollte man als Behandelnder im Blick haben – und dabei insbesondere den sensiblen Schlafplatz. (Zum Thema „Erkrankung, die Ärzte und Baubiologen eindeutig mit Störfeldern wie Wasseradern in Verbindung bringen" siehe Seite 89 ff.)

Ein schlechter Schlaf führt u. a. zu schlechter Grundstimmung, chronischer Müdigkeit sowie Verspannungen und verkürzt, wie Forscher herausgefunden haben, das Leben signifikant.[9] Ein guter Schlaf jedoch beschert einem laut Untersuchungsergebnissen satte sieben Jahre mehr auf dem persönlichen Lebenszeitkonto.[10] Leider bleibt das erholsame Schlummern für viele ein Traum, denn laut Prof. Dr. med. h. c. Günther W. Amann-Jennson (* 1953), Leiter des Instituts für Schlafforschung und Bioenergetik in Frastanz/Österreich, sind 99 Prozent aller Schlafplätze elektrobiologisch belastet,[11] was einen regenerierenden Schlaf unmöglich macht.

Beim Schlafen laufen im menschlichen Körper präzise aufeinander abgestimmte Prozesse ab. Ein wesentlicher Faktor ist die Produktion von Melatonin: Dieses für das Immunsystem so wichtige Hormon, das auch als „Schlafhormon" oder „Wohlfühlhormon" bezeichnet wird, wird hauptsächlich in der Tiefschlafphase und in der Nacht, d. h. idealerweise bei völliger Dunkelheit, von der Zirbeldrüse* hergestellt. Sowohl Tageslicht als auch blaues Bildschirmlicht wirken hemmend auf die Melatoninbildung. Aus diesem Grunde sollte man mindestens 2 Stunden vor dem Schlafengehen nicht mehr vor dem Bildschirm oder Smartphone sitzen.

Melatonin spielt eine große Rolle bei der Stimulation unseres Immunsystems, wirkt stark entzündungshemmend, begünstigt die Ausschüttung von Wachstums-

---

* Die kleine kieferzapfenförmige *Epiphyse* oder auch *Corpus pineale* liegt auf der Rückseite des Mittelhirns im *Epithalamus*. Sie gilt als außerordentlich wichtig für unsere Gesundheit und sorgt u. a. für die Regulierung des Schlafs, steuert unsere innere Uhr und soll auch unsere Intuition erhöhen. In der Theosophie entspricht die Zirbeldrüse dem „dritten Auge" und in alten Religionen gilt sie als Sitz der Seele und als Tor zu Hellsichtigkeit.

hormonen, trägt zur Zellerneuerung und Regeneration des Gewebes bei, regt die neuronale Vernetzung – und damit das Gedächtnis – sowie Heilungsprozesse an. Außerdem hat das Hormon eine wichtige Funktion in Bezug auf die Regulierung und Koordination des Schlaf-wach-Rhythmus.

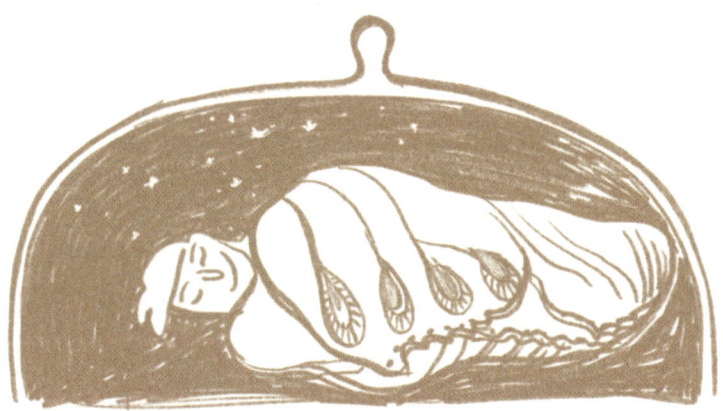

Es gibt auch einen signifikanten Zusammenhang zwischen Krebserkrankungen und niedrigem Melatoninspiegel: So haben Menschen, die über einen längeren Zeitraum z. B. durch Nachtschichten chronisch unter Melatoninmangel leiden, ein deutlich höheres Risiko für bestimmte Krebserkrankungen.[12] Mit dem Älterwerden sinkt der Melatoninspiegel und damit kann die durchschnittliche Schlafdauer abnehmen und es können gehäuft Schlafprobleme auftreten. Um das Einschlafen oder Durchschlafen zu erleichtern oder um das subjektive Empfinden eines Jetlags zu lindern, greifen mittlerweile viele Menschen mit Schlafdefizit zu Nahrungsergänzungsmitteln, die Melatonin enthalten. Diese führen oftmals zu schnellem Erfolg, da man mit dem Hormon schneller einschläft. Das sollte jedoch kein Freibrief sein, Schlafprobleme – und diese können eben auch mit dem direkten Schlafumfeld zusammenhängen – einfach zu ignorieren. Meiner Meinung nach kann die Substitution mit Melatonin in bestimmten Fällen durchaus Sinn machen, eine langfristige oder hoch dosierte Einnahme sollte aber immer mit einem Therapeuten abgesprochen werden.

Im Schlaf werden, wie eingangs erwähnt, große Mengen an Wachstumshormonen ausgeschüttet, das Immunsystem wird aktiviert und Abwehrzellen sorgen dafür, dass Viren und Bakterien unschädlich gemacht werden. Und das ist in heutiger Zeit wichtiger denn je! Das für die Regeneration so wichtige Wachstumshormon (*human growth hormone*, HGH), das in der Hirnanhangsdrüse (*Hypophyse*) gebildet wird, weist zwar in der Pubertät eine sehr hohe Konzentration auf, wird aber auch während des gesamten Lebens beim Schlafen ausgeschüttet. HGH ist sowohl für die Wiederherstellung von Gewebe, Gehirnfunktion, Enzymproduktion und Zellregeneration als auch für die Gesundheit der Organe, die Knochenfestigkeit sowie die Gesundheit von Haut, Haaren und Nägeln verantwortlich.[13] Das bedeutet, dass ein gesunder und guter Schlaf essenziell für die Heilung von Krankheiten ist, mit anderen Worten: Ein „krankes" Bett ist das sicherste Mittel, die Gesundheit zu ruinieren!

Doch was macht einen gesunden oder guten Schlaf eigentlich aus und woran kann ich erkennen, dass mein Schlaf mich eher gesund als krank macht? Die folgenden Kriterien können Aufschluss darüber geben, wie es um Ihre Schlafqualität bestellt ist.[14, 15, 16]

Machen Sie den Check!

- Sie schlafen abends, wenn Sie sich ins Bett gelegt haben, meist nach spätestens 15 Minuten ein. Geschieht das allerdings sofort nach dem Hinlegen, muss das nicht unbedingt für einen guten Schlaf sprechen. Möglicherweise deutet es darauf hin, dass Sie unter chronischem Schlafdefizit leiden.
- Sie wachen nachts nicht mehr als 1-mal auf und schlafen danach in weniger als 20 Minuten wieder ein. Das deutet auf eine „gute Schlafeffizienz" hin, von der man ab einem Bereich von ungefähr 85 bis 90 Prozent spricht.

(Hier ist von dem prozentualen Anteil der Schlafdauer im Verhältnis zu der im Bett verbrachten Zeit die Rede.) Schlafen Sie abends schlecht ein, wachen nachts mehrere Male oder morgens zu früh auf, spricht man von einer „schlechten Schlafeffizienz".

- Ihre Schlafmotorik hält sich im Rahmen. Das ist natürlich auch abhängig von der Schlafunterlage: Ist diese nicht optimal, so kann man mit 70 bis 80 großen nächtlichen Bewegungen pro Nacht rechnen, was Regeneration sowie Schlafqualität erheblich reduziert.

- Laufen die verschiedenen Schlafphasen* ungestört ab, werden Sie genügend Traum- und Tiefschlafphasen haben. In einem ungefähr 90-minütigen Rhythmus kommt es zu einer Wiederholung der 5 Schlafphasen. Je nachdem, wie lange wir schlafen, durchlaufen wir pro Nacht ungefähr 4 bis 7 solcher 5er-Zyklen. Anfangs, also zu Beginn der Nacht, finden überwiegend Tiefschlafphasen statt und im weiteren Verlauf nehmen die Traumschlafphasen zu.

- Ihnen fällt das morgendliche Aufwachen und Aufstehen leicht und Sie werden auch ohne Wecker zur richtigen Zeit wach. Sie fühlen sich morgens munter und voller Tatendrang. Wenn Sie regelmäßig einen wohlverdienten Mittagschlaf brauchen, ist das kein Grund zur Sorge. Das ist ein natürliches Bedürfnis, dem Sie gern nachkommen dürfen. Allerdings sollten Sie darauf achten, dass der Mittagschlaf den nächtlichen Schlaf nicht ersetzt und Sie mittags höchstens 30 Minuten ruhen. Bei einem längeren Nickerchen fallen Sie in die Tiefschlafphase und brauchen eine ganze Weile, bis Sie wieder richtig wach werden und Ihre tägliche Routine fortsetzen können.

- Sie sind tagsüber ausgeglichen sowie körperlich und geistig leistungsfähig (d. h., Sie schleppen sich nicht mit Ach und Krach durch den langen Tag).

Die optimale Schlafdauer ist übrigens individuell verschieden und auch vom Alter abhängig: Während Schulkinder zwischen 6 und 13 Jahren 9 bis 11 Stun-

---

* Es gibt 5 Schlafphasen: 1. Phase: Einschlafphase (Non-REM-Phase); 2. Phase: Leichtschlafphase (Non-REM-Phase); 3. und 4. Phase: Tiefschlafphase (Non-REM-Phase); 5. Phase: Traumschlaf (REM-Phase, also *rapid eye movement* [Phase mit schnellen Augenbewegungen unter geschlossenen Lidern]).

den Schlaf benötigen, reichen Senioren auch mal 5 bis 6 Stunden Schlaf aus, um sich gut zu fühlen. Und ob man eher ein Kurz- oder Langschläfer ist, das ist letztendlich ebenfalls von Mensch zu Mensch anders. Ein berühmter Kurzschläfer, der sich damit brüstete, extrem wenig Schlaf zu benötigen, war Napoleon Bonaparte. Die folgenden provokanten Worte wurden ihm zugeschrieben: „*Vier Stunden schläft der Mann, fünf die Frau, sechs ein Idiot.*"[17] Anscheinend holte er – will man den Erzählungen von Zeitgenossen Glauben schenken – sein Schlafdefizit dann tagsüber durch zahlreiche Nickerchen nach. Leonardo da Vinci soll Legenden zufolge sogar dank einer besonderen Schlaftechnik mit nur 1,5 Stunden Schlaf ausgekommen sein.[18] Wie dem auch sei: Quantität ist nicht alles, es kommt auf die Qualität an!

Ein gesunder Schlaf ist essenziell für unsere Gesundheit.

Der Baubiologe Wolfgang Maes stellte nach Tausenden von Schlafplatzuntersuchungen fest, dass ein guter Schlafplatz wesentlich ist für ein gesundes und vitales Leben: „*Der Mensch ist während des regenerierenden passiven Nachtschlafes um ein Vielfaches sensibler als im Wachbewusstsein. Sein Immunsystem, die Regulationsfähigkeit und seine vegetativen Abläufe funktionieren in dieser Zeit auf Sparflamme. Dagegen verfügt unser auf Leistung eingestellter Organismus während der wachen Tagesstunden über hochaktive Funktionen zur Gegenregulierung von Stress. ... Nachts wird repariert, was tagsüber Schaden genommen hat. Nachts muss das Dauerbombardement von Umweltreizen aufhören und Abschalten an seine Stelle treten. Nachts rechnet der Körper nicht mit Stress, Reiz und Aktivität. Er braucht Ruhe, Erholung und Passivität.*"[19]

Exkurs: „Schlafhygiene" – Das Zauberwort, wenn es um guten Schlaf geht

Wenn man über einen erholsamen Schlaf spricht, taucht öfter der Begriff „Schlafhygiene" auf. Damit sind schlaffördernde Gewohnheiten und Verhaltensweisen während und vor dem Schlaf sowie eine schlaffördernde Umgebung gemeint. Beachten Sie dabei Folgendes:

- *Duschen Sie abends vor dem Schlafengehen lauwarm: Das reinigt nicht nur grob-, sondern auch feinstofflich und kann dafür sorgen, dass Sie unbeschwerter ein- und durchschlafen können.*

- Schlafen Sie in einer möglichst reizarmen Umgebung ohne störendes Licht, Geräusche, Gerüche. Damit der Körper ausreichend Melatonin produziert, sollte es nachts in Ihrem Schlafzimmer idealerweise absolut dunkel sein!
- Wählen Sie das richtige Bett samt Drumherum: Das Bettgestell sollte aus Holz und metallfrei sein und die Matratze weder zu hart noch zu weich. Es lohnt sich, die Matratze vor dem Kauf Probe zu liegen, um auch die richtige sowie den passenden Lattenrost für sich zu finden. Wählen Sie für ihre Bettwäsche natürliche, unbelastete Materialien wie Leinen oder Baumwolle. Auch die Wahl des richtigen Kissens spielt eine nicht zu unterschätzende Rolle: So brauchen Bauchschläfer ein anderes Kissen als Rücken- oder Seitenschläfer, um morgens ohne Verspannungen aufzuwachen.
- Gehen Sie entspannt zu Bett und vermeiden Sie nervenzehrende Aktivitäten kurz vor dem Schlafengehen: Action-Filme, Krimis, aufwühlende Gespräche oder Ausdauersport ... wirken hier kontraproduktiv. Die Arbeit hat im Schlafzimmer nichts zu suchen!
- Wählen Sie Ihr Abendessen nicht zu üppig und nicht zu spät und verzichten Sie auf aufputschende Genussmittel wie Nikotin oder Alkohol am Abend.
- Dimmen Sie abends das Licht, um den Körper auf „Nacht" zu programmieren. Wählen Sie Lichtquellen bzw. Leuchtmittel wie Kerzen oder Glühbirnen, die keine negativen Effekte auf den Melatoninspiegel haben (mehr dazu siehe Seite 123 ff. und 185 ff.).
- Fördern Sie entspannende Rituale (z. B. ein entspannendes Bad, Meditation, beruhigende ätherische Öle wie Lavendel oder Zirbenholz).
- Nutzen Sie Betten aus Zirbenholz (das Holz der Zirbelkiefer, Pinus cembra) und/oder Unterbetten, in die Zirbenholzspäne eingearbeitet wurden (siehe Bezugsadressen, Seite 287 ff.). Laut wissenschaftlichen Studien besitzt Zirbenholz einen positiven Einfluss auf die Schlafqualität und das Wohlbefinden. In Labortests konnten eine niedrigere Herzfrequenz sowie ein beschleunigter vegetativer Erholungsprozess festgestellt werden. Demnach soll der Körper sich etwa 1 Stunde Herzarbeit (das entspricht etwa 3500 Schlägen) täglich sparen, wenn er in einem Zirbenholzzimmer oder in einem Bett aus Zirbenholz schläft.[20]

Vermeiden Sie Blaulicht am Abend!

- Verzichten Sie darauf, spät nachts zu lesen oder am Laptop, Smartphone oder Tablet zu arbeiten. Blaulicht unterdrückt die Melatoninbildung! (Mehr dazu siehe Seite 124 f.)
- Zelebrieren Sie einen festen Schlaf-wach-Rhythmus: Gehen Sie immer zur gleichen

Zeit ins Bett und stehen Sie zur gleichen Zeit auf. Auch am Wochenende sollten Sie diesen Rhythmus plus/minus ½ Stunde einhalten. Nutzen Sie den Sonnenaufgang und den Sonnenuntergang als Taktgeber und genießen Sie solche Naturschauspiele dann und wann auch einmal bewusst.

- Probieren Sie aus, wie es ist, auf einer schrägen Liegefläche zu schlafen: Schlafexperten wie Prof. Dr. med. h. c. Günther W. Amann-Jennson und Prof. Dr. med. habil. Karl Hecht (*1924) vertreten die Meinung, dass sich das Schrägstellen der Liegefläche in einem Winkel zwischen 3,5 und 5,5 Grad positiv auf die Schlafqualität auswirkt. Zudem ließen sich dadurch Atem- und Lungenprobleme, Migräne, nächtlicher Harndrang, Schnarchen, Schlafapnoe, Sodbrennen, Fibromyalgie, Schmerzen, Verdauungsbeschwerden sowie Stirn- und Nasennebenhöhlenprobleme u. v. m. merklich bessern und anderen gesundheitlichen Problemen könne man auf diese Weise vorbeugen.[21] Für Liebhaber des Schrägschlafens gibt es diverse Bettmodelle mit integrierter Schrägstellung. Sie können allerdings auch versuchen den Bettrahmen durch Keile selbst in eine leicht schräge Position zu bringen. Bereits die alten Ägypter sollen von den gesundheitlichen Vorzügen des Schrägschlafens gewusst haben, wie Ausgrabungen zeigen, denn hier stieß man auf Betten aus einer Zeit vor 3000 Jahren, die einen Neigungswinkel von 5 Grad aufwiesen, wodurch der Kopf 15 bis 17 Zentimeter höher gebettet war als die Füße.[22]

Neben diesen Empfehlungen gibt es natürlich noch weitere Möglichkeiten, um das eigene Schlafumfeld harmonischer zu gestalten, doch die obige Liste ist für mich der Mindeststandard, um des Nachts mit einer ordentlichen Mütze gesundem Schlaf beschenkt zu werden.

Des Weiteren sollten Sie tagsüber ein paar Dinge beherzigen, damit Sie nachts gut schlafen können. Dazu gehört, dass Sie genug Tages- und Sonnenlicht tanken, damit Ihr Körper genügend Serotonin produziert und er nachts genügend Schlafhormon Melatonin produzieren kann, denn Letzteres wird in der Zirbeldrüse (Epiphyse) aus Serotonin produziert. Auch ein für Sie optimales Fitnessprogramm (wie Joggen, Walken, Fahrradfahren …) ist einem gesunden Schlaf zuträglich. Eine Studie von Forschern der ETH Zürich aus dem Jahr 2018 ergab, dass – entgegen bisheriger Meinung – ein moderates Training in den 4 Stunden vor dem Schlafengehen eher eine Verbesserung als eine Beeinträchtigung der Schlafqualität bewirkt.[23]

Wenn Sie diese Punkte beherzigen und trotzdem noch keinen erholsamen Schlaf finden, suchen Sie weiter nach den nächtlichen Störenfrieden. Diese können an den unterschied-

lichsten Ecken und Enden rund ums Bett dafür sorgen, dass Sie morgens wie gerädert aufwachen, dass Ihr Körper schmerzt, der Kopf dröhnt und Sie sich erschöpft und abgeschlagen fühlen.

Schlafprobleme? – Wechseln Sie doch einfach mal den Schlafplatz!

Vielleicht denken Sie, dass Ihr Schlaf durchaus besser sein könnte. Möglicherweise ist es so, dass Sie z. B. im letzten Urlaub deutlich besser geschlafen und sich Ihre Beschwerden teilweise oder ganz verbessert haben. Das liegt nicht allein daran, dass der Alltag so fern ist und das sorgenlose Nichtstun Sie zur Ruhe kommen lässt, es kann auch an einem (geeigneteren) Schlafplatz liegen, der nachts erholsamen Schlaf schenkt.

Es gibt durchaus Menschen, die bereits nach wenigen Nächten an einem der Gesundheit zuträglichen Schlafplatz eine deutliche Verbesserung ihrer Symptomatik wahrnehmen. Besonders im Gedächtnis geblieben ist mir die Geschichte einer Freundin, die nach monatelangem nächtlichem Schlafdesaster und starken Schulterschmerzen kurzerhand Reißaus nahm und es sich im Sommer für 4 Wochen mit Zelt und Rucksack auf einem Campingplatz gemütlich machte. Bereits nach wenigen Tagen Ortswechsel ließen ihre Schmerzen nach und sie berichtete über einen deutlich besseren Schlaf – trotz suboptimaler Schlafunterlage. Wie sich später herausstellte, war es der dauerfunkende Router, der in der angrenzenden Nachbarwohnung an der dünnen Gipskartonwand in unmittelbarer Nähe ihres Betts stand, der ihr einen erholsamen Schlaf unmöglich machte.

Manchmal ist es aber auch so, dass es an einem besseren Platz erst einmal zu einer Verschlimmerung der Symptome kommen kann. In aller Regel gibt sich dieses Phänomen nach wenigen Tagen, und spätestens 4 bis 6 Wochen nach einer kompletten Sanierung aller vorhandenen Störfelder[24] sollten solche unspezifischen Symptome verschwunden sein.

Haben Sie bei einem Ortswechsel bitte Geduld und warten Sie erst einmal einige Wochen ab, um eine verlässliche Tendenz erkennen und entsprechend handeln zu können.

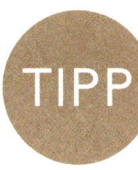

Führen Sie ein Schlaftagebuch!

Ein Schlaftagebuch kann bei länger anhaltenden Schlafstörungen helfen, denn hier dokumentieren Sie Ihr individuelles Schlafverhalten und können eventuelle Probleme besser analysieren. Erfassen Sie also die Qualität Ihres Schlafs sowie mentale und körperliche Beschwerden morgens bzw. abends, dann können Sie wiederkehrende Muster besser erkennen und damit die Ursachen Ihrer Schlafprobleme herausfinden.

Schreiben Sie in dem Tagebuch jeweils morgens nach dem Aufwachen und am Ende des Tages vor dem Schlafengehen nieder, wie es Ihnen ergangen ist. Hilfreich sind hier auch Ratgeber mit integriertem Tagebuch, etwa das *Schlaftagebuch* von Dr. Lutz Graumann, Dr. Utz Niclas Walter und Dr. Fabian Krapf.

In einem solchen Schlaftagebuch können Sie beispielsweise folgende Punkte dokumentieren:

Abends direkt vor dem Schlafengehen:
- Wie fühle ich mich?
- Wie leistungsfähig war ich heute?
- Wie hoch war mein Stresspegel?
- Wie war meine psychische Verfassung?
- Musste ich einen Kaffee oder mehrere Kaffees trinken, um wach zu bleiben?
- Wann habe ich heute zuletzt ein technisches Gerät genutzt?
- Wann habe ich heute zuletzt gegessen oder Alkohol zu mir genommen?
- Wann bin ich ins Bett gegangen?
...

Morgens direkt nach dem Aufstehen:
- Wann bin ich wach geworden?
- Wie fühle ich mich nach dem Aufwachen?
- Wie erholsam war der Schlaf?
- Ist mir das Aufstehen leicht gefallen?

- Habe ich Verspannungen oder schmerzt mein Kiefer?
- Wie lang hat das Einschlafen gedauert?
- Wie oft bin ich in der Nacht aufgewacht?
- Wie lang hat es ungefähr gedauert, bis ich dann wieder einschlafen konnte?
- Habe ich schlecht geträumt?
- Hatte ich nachts Schweißausbrüche oder andere Beschwerden?

...

Sie sollten möglichst regelmäßig in Ihr Schlaftagebuch schreiben, seien Sie genau bei dem, was Sie dokumentieren, auch was die Zeitangaben anbelangt. Es lohnt sich, die oben aufgeführten Fragen durch eigene Anmerkungen und Empfindungen zu ergänzen, damit das Unterfangen „guter Schlaf" ein Erfolg wird. Und nach einem guten Schlaf sieht die Welt schon wieder ganz anders aus. Wie es der japanische Autor Haruki Murakami (* 1949) in seinem Bestseller-Roman *Kafka am Strand* so treffend formulierte: „*Du solltest schlafen. Wenn du aufwachst, wirst du Teil einer neuen Welt sein.*"

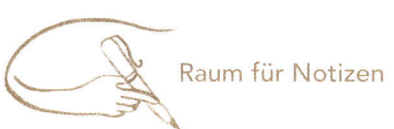 Raum für Notizen

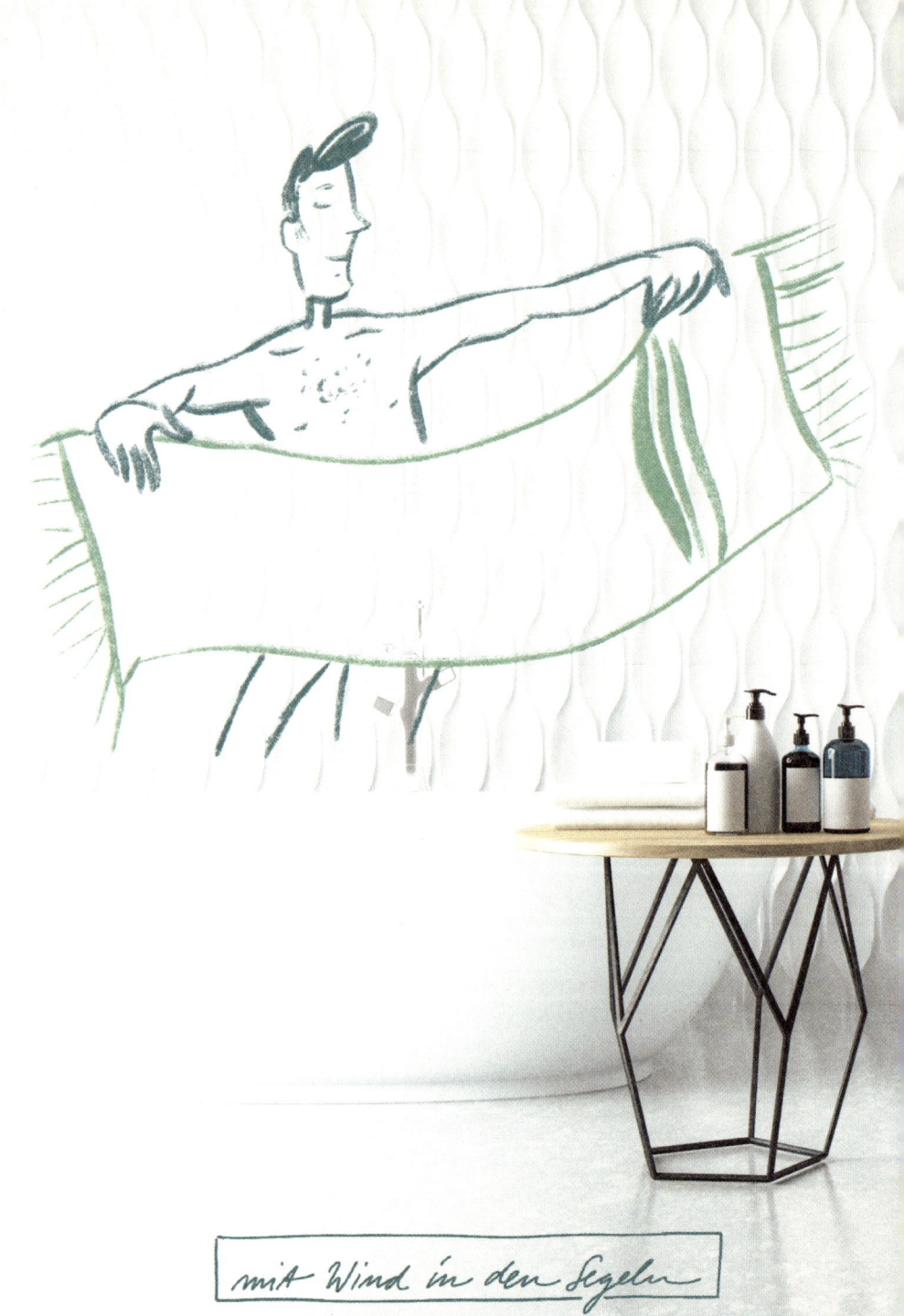

mit Wind in den Segeln

- Kapitel III -

Was für ein Stress! Wenn der Säbelzahntiger in den eigenen vier Wänden wohnt ...

In der Steinzeit war es einst der Säbelzahntiger, der den Menschen ab und an in Alarmzustand versetzte und ihn in besonders brenzligen Situationen kämpfen oder fliehen* ließ. Heutzutage haben wir es in der Regel zwar nicht mehr mit solchen wilden Gesellen zu tun, doch unser Körper reagiert in Stresssituationen noch genauso wie der unserer Vorfahren. Der Stressor – damals in Form des Säbelzahntigers – hat sich in unserer modernen Zeit nur ein anderes Gewand zugelegt und lauert in verschiedenster Verkleidung: von Beziehungsstress über Reizüberflutung bis Zeitdruck. Und das nicht nur ab und zu, sondern heutzutage oftmals rund um die Uhr.

---

* Die Kampf-oder-Flucht-Reaktion beschreibt die rasche körperliche und seelische Anpassung von Lebewesen in Gefahrensituationen als Stressreaktion. Die dazugehörigen neurobiologischen Abläufe wurden an der Reaktion von Tieren auf Bedrohung erforscht. (Nach: Wikipedia)

Unsichtbare Nervensägen in unseren vier Wänden, zu denen u. a. Elektrosmog und geopathische* Störfelder gehören, erzeugen auf Dauer allerdings ebenfalls Stress. Und chronischer Stress kann eine Vielzahl an Problemen und Erkrankungen, von Depressionen über Burn-out, Übersäuerung, Herzinfarkt und Hormonstörungen bis zu Krebs, auslösen. Stress verkürzt – so führende Wissenschaftler – die Länge der Telomere[25] und damit einhergehend auch unser Leben. Er versetzt unseren Körper in einen dauerhaften Aktivierungs-/Stresszustand, der letztendlich zu chronischer Erschöpfung führt. Stellen Sie sich vor, Sie liefen im Stadion wie ein Aufziehmännchen ihre Runden ... weiter und weiter ... Irgendwann würde selbst der fitteste Läufer kollabieren.

Wenn Gefahr droht, wird der Körper aktiviert und auf eine Kampf-oder-Flucht-Reaktion vorbereitet, wofür die Hormone Adrenalin und Kortisol verantwortlich sind. Doch sind diese Substanzen über eine längere Zeit im Körper unterwegs, ist das schädlich.

Ein solcher vegetativer Stress kann durch verschiedenste Faktoren ausgelöst werden, etwa durch Probleme bei der Arbeit oder mit Kollegen, durch finanzielle Sorgen, Beziehungskummer oder ernste Schwierigkeiten in der Familie, soziale Isolation, chronische Erkrankungen oder Entzündungen im Körper, wie beispielsweise Zahnherde. Heutzutage leiden sogar schon Kinder unter ausgeprägten Stresssymptomen. Schuld daran sind nicht selten die Belastungen in der Schule oder anhaltendes Mobbing, ein unentspanntes Elternhaus bzw. unentspannte Freunde.

Vegetativer Stress kann viele Ursachen haben.

In unserer modernen, hochtechnologischen Zivilisation haben wir es neben diesen Faktoren außerdem mit einer massiven Zunahme an Stress aus der direkten Umwelt, vor allem durch Umweltgifte und ein Zuviel an ungesunder, stressprovozierender Strahlung zu tun. Wer eine bestimmte Zeit pro Tag einer für ihn zu hohen Dosis an Elektrosmog ausgesetzt ist, kann unter bestimmten Umständen eine extreme Elektrosensibilität entwickeln. Gemeint ist hier eine ausgeprägte Fühligkeit – verbunden mit mehr oder

---

* „Geopathie" oder „Geopathologie" bezeichnet die Lehre, die sich mit der Erforschung krank machender Wirkungen von sogenannten Erdstrahlen (z. B. Wasseradern und Verwerfungen) auf Mensch, Tier und Pflanze beschäftigt.

weniger starken und individuell unterschiedlichen Symptomen – gegenüber elektrischen, magnetischen oder elektromagnetischen Feldern, die durch elektrotechnische Anlagen erzeugt werden und den sogenannten Elektrosmog erzeugen. Die Symptome reichen z. B. von Kopfhautbrennen über Kopfschmerzen, *Tinnitus*, Nervosität, Erschöpfung, Abgeschlagenheit, *Hyperaktivität*, Schwindel, *Burnout* und Herzrasen hin bis zu Schlafstörungen und Herz-Kreislauf-Problemen. Schätzungen zufolge soll es in Deutschland inzwischen 11 und 18 Prozent Elektrosensible geben.[26] Tendenz steigend. Leider haben diese Menschen keine Lobby und werden oftmals als Hypochonder bezeichnet, die auf irgendetwas reagieren, was man weder sehen noch hören kann und was von den meisten (noch) gar nicht wahrgenommen wird.

Doch sind Elektrosensible wirklich eingebildete Kranke oder Spinner und gibt es so etwas wie Elektrosmog gar nicht? Neuntklässlerinnen aus Jütland wollten es genauer wissen und machten ein Experiment:[27] Je 400 Kressesamen wurden auf 12 Tabletts verteilt und in unterschiedlichen Räumen platziert. Obwohl sich die Parameter wie die Menge an Gießwasser, Temperatur und Sonnenlicht nicht voneinander unterschieden, entwickelten sich die Schnellkeimer doch sehr unterschiedlich – in dem einen Zimmer ganz normal, im anderen Zimmer gab es signifikante Auffälligkeiten: Es entwickelten sich dort keine Sprossen, aus einigen Samen entwickelten sich sogar mutierte Keimlinge. Die gesunde Kresse stand in einem Raum ohne Strahlenbelastung und die „kranke" Kresse direkt neben einem aktiven WLAN*-Router. – Handelt es sich hier um eine eingebildete kranke Kresse? Wohl kaum!

Ulrich Weiner, ein engagierter und passionierter Aufklärer in Sachen „Mobilfunkstrahlung", der auch gern deutschlandweit an Schulen Vorträge hält, ist solch ein elektrosensibler Mensch, der, wie er sagt, als Kind und junger Erwachsener zu viel Strahlung abbekommen hat: Mit vierzehn Jahren war er der jüngste deutsche Amateurfunker. Nach der Schule wurde er Funkelektroniker, das Handy am Ohr war sein ständiger Begleiter. Irgendwann kam dann der Zusammenbruch. Für ihn war das der Beginn eines neuen Lebens und einer radikalen Änderung seiner Lebensgewohnheiten mit möglichst wenig Strahlung, aber vielen Entbehrungen.

---

* Drahtloses (**Wireless**) **LAN** (*Local Area Network;* Computernetzwerk innerhalb eines räumlich begrenzten Bereichs)

Durch seine ausgeprägte Elektrosensibilität kann er nicht mehr in unserer hoch-
elektrifizierten Zivilisation leben – ein einfacher Wohnwagen in den Funklöchern
eines Waldes ist nun sein Heim. Mit ungebrochener Energie und bemerkenswer-
tem Engagement setzt er sich für lebenswerte, funkfreie Zonen ein und klärt Menschen über die Gefahren von Elektrosmog auf.

Der moderne Mensch ist durch diese Art von vielfältigen Stressoren einer stän-
digen Belastung ausgesetzt und der Stress, den der Urmensch einst in seiner Begegnung mit dem berühmt-berüchtigten Säbelzahntiger ab und an – in der
lebensrettenden Kampf-oder-Flucht-Reaktion – erlebte, hat der moderne Mensch
inzwischen rund um die Uhr. Stress ist längst zu einem Dauerzustand geworden,
besonders dann, wenn er unter, über, links und rechts vom Bett auch nachts präsent
ist. Diese Art von Stress ist übrigens messbar: Die Herzfrequenz und der RSA-
Wert* geben Auskunft darüber, ob man unter Stress steht.[28] Die Herzratenvaria-
bilität (HRV) kann erfasst werden, indem die Abstände der aufeinanderfolgenden
Herzschläge gemessen werden. Sind wir im Ruhemodus, ist die HRV ausgeprägter
als bei Stress oder körperlicher Aktivität. Bei tiefer, entspannter Atmung kann die
HRV deutlich gesteigert werden. Die HRV-Messung ermöglicht eine genaue Bestimmung der Regulationsfähigkeit der Herzfrequenz und damit einhergehend
eine eindeutige Aussage über das Stresslevel.[29]

In Stresssituationen sind die Bronchien geweitet, damit sie mehr Sauerstoff
aufnehmen können. Die Atmung wird schneller und flacher, das Herz schlägt
schneller und stärker, der Blutdruck steigt und es kommt zu einer Verengung der
Blutgefäße. Flucht und Kampf benötigen eine optimale Körperspannung – somit
werden die Muskeln besser durchblutet und spannen sich stärker an. In einer solchen Situation wird außerdem ein viel höheres Energieniveau benötigt, daher
wird mehr Zucker ins Blut abgegeben. Jetzt ist weder an Essen noch an Schmerz
zu denken, d. h., auch die Verdauung wird verzögert und die Schmerzempfindlichkeit nimmt ab. Der ganze Körper ist auf Flucht oder Kampf eingestellt.

Aber normalerweise – also in Mutter Natur – dauern Flucht oder Kampf ja
nicht unbegrenzt lang an. Entweder hat einen der gefährliche Säbelzahntiger er-
wischt oder man hat sich auf einen Baum gerettet und atmet nun erst einmal tief

---

* Respiratorische Sinusarrhythmie bezeichnet die vor allem bei Jugendlichen häufig vorkommende
atemsynchrone Schwankung der Herzfrequenz, die einen Normalbefund darstellt. Bei Einatmung
erhöht sich die Herzfrequenz, bei Ausatmung sinkt sie wieder.

durch. Dann nimmt die Hormonproduktion wieder ab, wodurch der Körper vom sympathischen (aktiven, erregten Tonus) in den parasympathischen (passiven, ruhenden, vagalen[*] Tonus) zurückkommt. Er kann sich erholen.

Für den Körper ist es von allergrößter Wichtigkeit, dass zwischen parasympathischen und sympathischen Modus ein ausgeglichenes Verhältnis besteht. Tagsüber, wenn wir in Aktion sind, ist eher der *Sympathikus* aktiv, und nachts, während wir schlafen, der *Parasympathikus.* Dementsprechend sollte auf einen voll und ganz stressfreien Schlaf geachtet werden – in und um unser Bett herum hat der gefährliche Säbelzahntiger in Form gesundheitsschädlicher Strahlung nichts verloren!

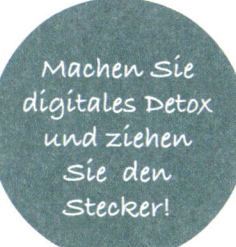

Machen Sie digitales Detox und ziehen Sie den Stecker!

Chronischen Stress können Sie folgendermaßen lindern:

- Gehen Sie regelmäßig aus dem Haus und in die Natur! Bereits 20 Minuten im Grünen reichen aus, um den Spiegel des Stresshormons Kortisol dauerhaft zu senken. Besonders effektiv ist das „Waldbaden", denn im Wald werden wir u. a. durch Terpene, leise Geräusche, frische Luft, beruhigende Grüntöne ... regelrecht mit Gesundheit und Wohlbefinden geflutet. Um es mit den Worten des Naturphilosophen John Muirs (1838–1914) zu sagen: *„Und in den Wald gehe ich, um meinen Verstand zu verlieren und meine Seele zu finden."*
- Bewegen Sie sich! Bereits 30 Minuten Bewegung pro Tag reichen aus, um die Flut an Kortisol zu reduzieren.
- Kommen Sie regelmäßig ins Schwitzen! Dampfbaden und Saunieren bringen nicht nur das Immunsystem auf Vordermann, sie senken zudem den Kortisolspiegel.
- Verwöhnen Sie sich mit wohltuenden Massagen und Streicheleinheiten! Sie können die Seele mit den passenden ätherischen Ölen (z. B. Lavendel, Kamille, Rose, Bergamotte) besonders leicht baumeln lassen ...
- Ziehen Sie den Stecker und gehen Sie offline! Gönnen Sie sich Pausen von Smartphone, Tablet, Laptop & Co. und kommen Sie im Hier und Jetzt an.

---

[*] Den *Nervus vagus* betreffend

- Und last but not least: Eliminieren bzw. reduzieren Sie konsequent alle stressauslösenden Faktoren in Ihrem direkten Wohnumfeld! Diese Nervensägen werde ich Ihnen im folgenden Kapitel genauer vorstellen.

Eine moderne Hausapotheke für mehr Wohlbefinden

Sie finden in meinem Buch *Ich mach mich gesund* jede Menge einfache Tipps, die Ihnen helfen, Ihr Stresslevel effektiv zu senken und mehr Wohlbefinden und Lebensfreude in Ihrem Leben zu erfahren.

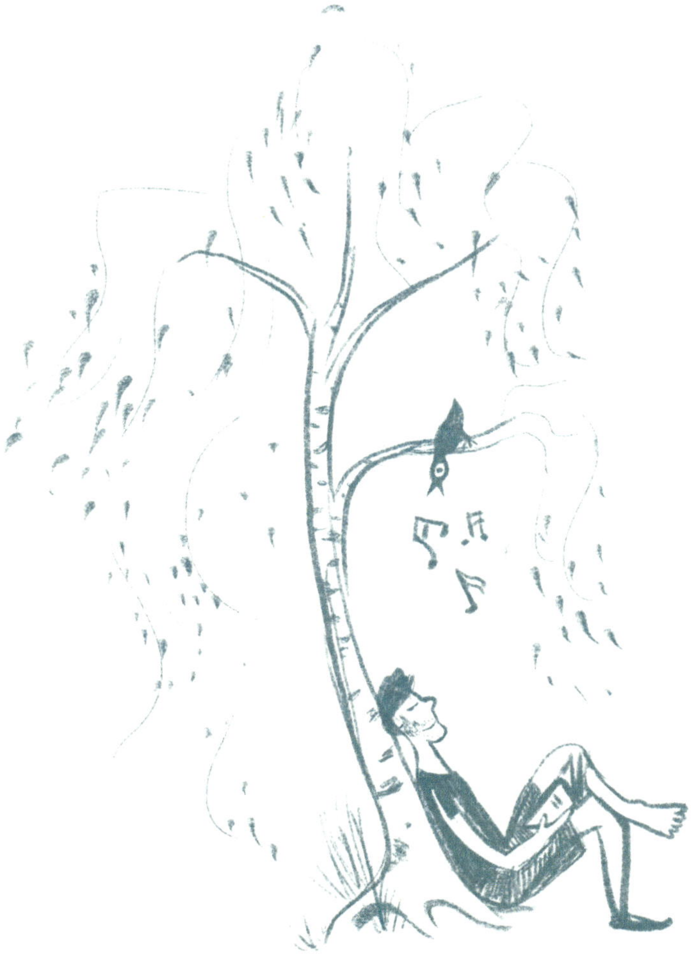

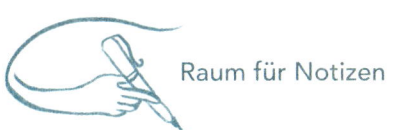 Raum für Notizen

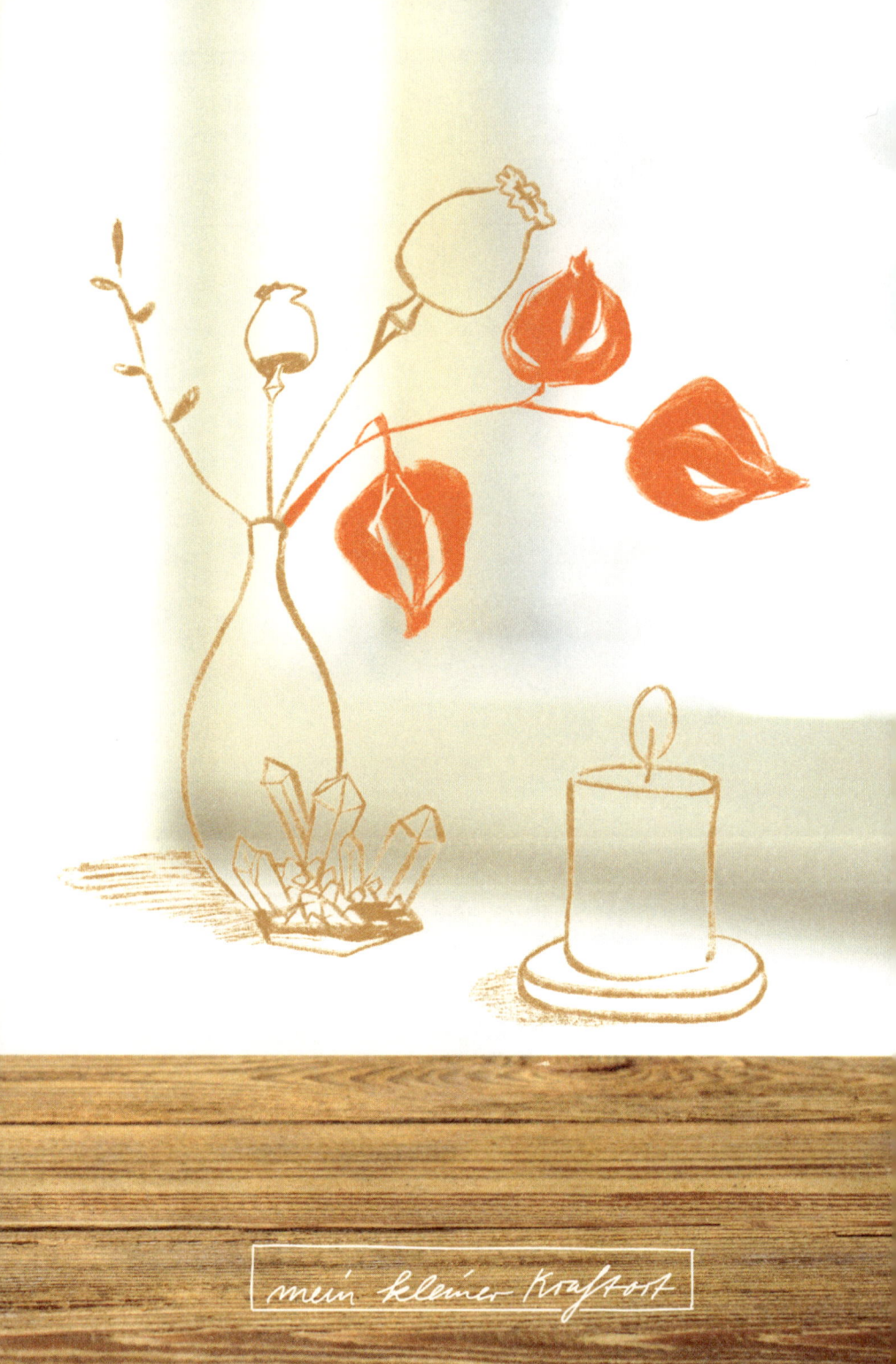

mein kleiner Kraftort

Kapitel IV

Die Nervensägen im Haus – Eine Auswahl

Im Folgenden fühlen wir den Störenfrieden des häuslichen Wohnumfelds direkt auf den Zahn. Sicher kennen Sie das Sprichwort: „Gefahr erkannt, Gefahr gebannt." Nur wenn man um diese Nervensägen weiß, kann man aktiv werden und sie aus der Welt schaffen bzw. aus den Wohnräumen verbannen. Ich stelle Ihnen nun die in der Baubiologie wichtigsten Repräsentanten solcher Stressoren sowie weitere anderen Disziplinen rund um die Gesundheit des Hauses vor. Erst diese Ergänzung wird der Spurensuche und damit dem Unterfangen „Gesundes Wohnen" zum erwünschten Erfolg verhelfen. Die Aufstellung der in meinen Augen wichtigsten fachübergreifenden Hauptfelder ist neu und wurde meines Wissens bislang noch nirgendwo in einem Buch veröffentlicht. Leider wird der Blick über den Tellerrand bzw. die eigene Profession hinaus oft vermieden. Das ist schade, denn man kann von anderen Disziplinen immer lernen und das neu erworbene Wissen erfolgreich verwenden, um zu wirklich ganzheitlichen und dauerhaften Lösungen zu gelangen.

Haben Sie keine Sorge: Ich werde Sie hier nicht mit ellenlangen, komplizierten physikalischen Erklärungen langweilen, wir unternehmen vielmehr gemeinsam eine spannende und kurzweilige Spurensuche, bei der wir die Übeltäter entlarven werden. Auch Liebhaber technischer Fakten sollen nicht zu kurz kommen und ein paar Grundbegriffe und wissenschaftliche Zusammenhänge sollte man einfach kennen. Die hochfrequenten elektromagnetischen Wellen aus der Kategorie „Elektrosmog" werden übrigens eine etwas größere Bühne bekommen, denn sie haben es in unserer modernen Zeit buchstäblich in sich.

Die häuslichen Nervensägen verstecken sich an den verschiedensten Stellen unseres Heims. Jede für sich hat schon eine biologische Relevanz, was unseren Körper anbelangt, doch in Wechselwirkung miteinander können sie sich in ihrer Gefährlichkeit noch potenzieren, denke man z. B. an Schimmelpilze, die durch hochfrequente Strahlung um das Hundertfache toxischer werden. Je nachdem, wo wir unsere individuelle Schwachstelle haben, kommt der eine oder andere Stressor bei uns mehr oder weniger zum Tragen. Aus diesem Grund sollte stets auf allen Ebenen, d. h. ganzheitlich gearbeitet werden, um auf lange Zeit eine Verbesserung der Gesundheit zu erlangen.

Störfaktoren können sich gegenseitig potenzieren.

Diese Übeltäter kommen teilweise über Kamine[*] in unsere Räume, sie kriechen durch Decken und Wände[**] oder verstecken sich in teuren Antiquitäten[***], Kabeln und elektrischen Geräten[◇], lieb gewonnenen Kuscheltieren[◇◇], (chemiegetränkten) Bodenschmeichlern[◇◇◇] und gebürsteten Metallregalen oder dem verschnörkelten, romantischen Metallbett[#]. So lauern sie dann in allen möglichen Winkeln und Ecken: Unter dem Boden, in den Wänden, an den Wänden, hoch oben über den Dächern, tief unten in den muffigen Winkeln von Abflussrohren, direkt im Herzen unserer Betten, vor den Fenstern, hinter den Fenstern, in Geräten, auf Gegenständen – einfach überall! Von hier aus beglücken sie uns mit schweren Beinen, schlaflosen Nächten, dunklen Gedanken, schmerzenden Gliedern, angstvollen Träumen, schlechten Gefühlen ... Kein Ort ist sicher vor ihnen, es sei denn, wir entlarven die Übeltäter und machen ihnen den Garaus. Selbst der un-

---

[*]   Zum Beispiel Radon
[**]   Etwa elektromagnetische Wellen
[***] Wie Radioaktivität
[◇]   Etwa elektrische Wechselfelder, magnetische Wechselfelder
[◇◇]   Beispielsweise elektrische Gleichfelder
[◇◇◇] Zum Beispiel Schadstoffe
[#]   Wie magnetische Gleichfelder

schuldige Spiegel an der Wand ist an manchen Stellen schlicht fehl am Platz und gar ungesund, und man sollte ihn lieber an einem anderen Ort als im Schlafzimmer aufhängen. Dass durch Spiegel eine Art Pingpongeffekt in Bezug auf die Reflexion elektromagnetischer Wellen entsteht, wissen leider nur die wenigsten, und dieses Strahlenchaos hat im Schlafzimmer wahrlich nichts zu suchen.

Weniger ist auch hier wieder einmal deutlich mehr. Je weniger Störenfriede in Ihren Räumen unterwegs sind, desto besser, denn sie bedeuten Stress. Lassen Sie uns also gemeinsam mehr Gesundheit, Lebensfreude und Entspannung in unsere vier Wände bringen.

Und denken Sie bitte auch an Ihre Haustiere: Stellen Sie Käfige nicht auf und in die Nähe von belastenden Plätzen oder Störfeldern und entfernen Sie stressende und strahlende Geräte aus der Nähe der Lieblingsplätze Ihrer Tiere. Diese haben vielleicht noch sensiblere Sinnesorgane und Wahrnehmungen als Sie selbst und können nicht sagen, wann ihnen etwas nicht behagt! Dasselbe gilt auch für Ihre Pflanzen.

Zur Orientierung: Jeder der folgenden acht Abschnitte ist in drei Bereiche unterteilt: Sie finden jeweils einen „Allgemeinen Teil", „Gesundheitliche Auswirkungen" und „Gängige Methoden zur Entlarvung der Störenfriede". (Mehr zum Thema „Effektive Strategien, um solche Plagegeister auf einfache Art und Weise zu reduzieren und zu eliminieren" siehe Seite 164 ff.)

Die Spurensuche beginnt!

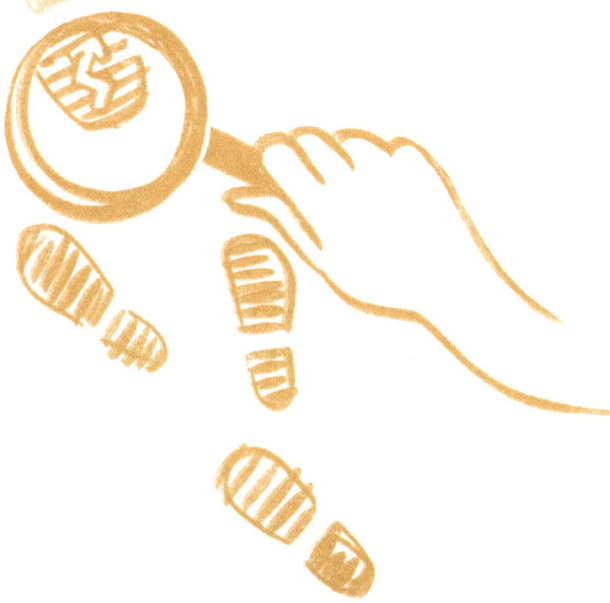

Elektrosmog – Die Geißel der Moderne

Der alltagssprachliche Ausdruck „Elektrosmog" bezeichnet die Gesamtheit der Feldbelastung an einem Ort – durch elektrische sowie magnetische Felder und elektromagnetische Wellen aus Hochspannungsleitungen, Radarwellen, durch TV und Rundfunkfrequenzen, elektrische Geräte, WLAN-Router, Bluetooth, Handys, schnurlose DECT*-Telefone, Sendemasten u. v. m. Dieses ungesunde Potpourri kann sich nach Meinung der Experten mehr oder weniger negativ auf unsere Gesundheit auswirken.

Mittlerweile ist der Elektrosmog zu einem dauerhaften Mitbewohner geworden, dem man kaum kündigen kann. Eigentlich meint der englische Begriff *smog* – aus *smoke* (Rauch) und *fog* (Nebel) – eine starke Schadstoffbelastung in der Luft. Den Elektrosmog können Sie im Gegensatz zur sichtbaren Dunstglocke über Großstädten und Ballungsgebieten jedoch nicht sehen. Trotzdem umgibt er uns alle und das permanent – es sei denn, wir sind irgendwo im Wald im Funkloch.

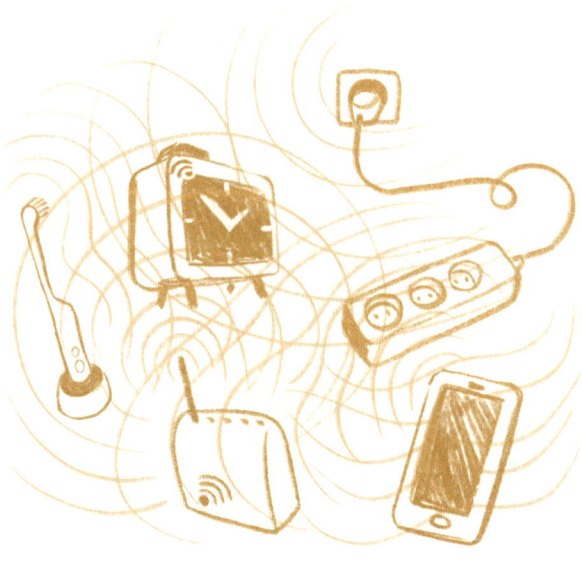

---

* **D**igital **E**nhanced **C**ordless **T**elecommunications (verbesserte digitale schnurlose Kommunikation)

Exkurs: Der „Höhlenmensch" – früher und heute

Der Höhlenmensch hatte ganz andere Sorgen als wir heutzutage. Die Gefahren – wilde Tiere, Hunger und Kälte – waren damals sichtbar, fühlbar, überschaubar und vor allem zeitlich begrenzt. Es gab noch keine Elektrokabel, strahlenden Geräte und Funktürme, wie wir sie heute kennen. Legte sich der Höhlenbewohner doch einmal auf einer geologischen Störzone zur Ruhe, so rückte er – im Falle besonderer Fühligkeit – mit seiner Fellunterlage einfach ein paar Meter weiter.

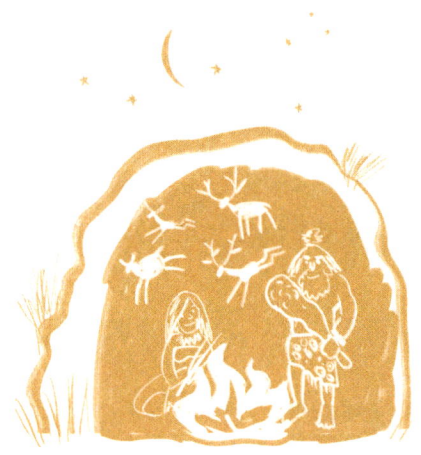 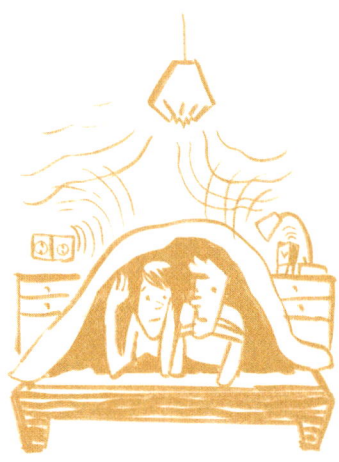

Der „moderne Höhlenmensch" kennt – zumindest in unseren Breitengraden – kaum mehr Hunger und Kälte, lebt er doch in einer Wohlstandsgesellschaft, in der alles im Überfluss vorhanden zu sein scheint. Der gefährliche Säbelzahntiger begleitet ihn zwar in Form von Dauerstress oft rund um die Uhr, dennoch hat er seinen Schrecken verloren: Man sieht ihn nicht, man hört ihn nicht und demnach ist er für viele nicht fass- und greifbar – deshalb ist er aber nicht weniger gefährlich. Die Gefahren heute sind im Gegensatz zu denen aus der Urgeschichte meist unsichtbar, nicht unmittelbar spürbar und nicht zu überschauen.

Seit Elektrizität Eingang in unser Leben hielt – und damit auch in unsere Häuser –, erfuhren wir Menschen Segen und Fluch dieser bahnbrechenden Technologie, die die Großstädte ab etwa 1900 hell erleuchtete und sich in den Goldenen Zwanzigern zumindest in Berlin in voller Pracht zeigte. Die Menschen waren von der Illumination ihrer Großstadt fasziniert. – Ade, ihr schummrigen Gaslaternen, willkommen, elektrischer Glanz und Gloria!

Das große Leuchten hatte allerdings seinen Preis, denn überall dort, wo Elektrizität „produziert, transportiert oder verbraucht wird"[30], überall dort, wo elektrischer Strom zum Verbraucher fließt und es elektrische Spannung gibt, wo Sender rund um die Uhr und rund um den Erdball Handys und Smartphones versorgen, entsteht Elektrosmog. Jedes Elektrokabel, jedes elektrische Gerät, jede Steckdose, jeder Sender verursacht neben den erwünschten Effekten auch Nebenwirkungen – und diese sorgen nicht selten dafür, dass wir durch Elektrosmog dauergestresst werden.

Wenn wir uns bewusst machen, dass unsere Körperzellen auch über elektrische Impulse kommunizieren, bekommt der bis dato abstrakte Begriff „Elektrosmog" auch für den Laien eine schale Note. Diese äußeren Belastungen können nämlich dafür sorgen, dass die sensible Zellkommunikation gestört wird und damit Krankheit entsteht. Und so ist es von allergrößter Wichtigkeit, alles Schädigende vom Körper fernzuhalten, was diese sensiblen Aktivitäten – insbesondere in der Nacht – beeinflussen könnte.

> Die Gefahren sind unsichtbar, nicht unmittelbar spürbar und nicht zu überschauen.

Felder, Wellen und Strahlung – Was ist was?

Spricht man von „Elektrosmog", tauchen immer wieder die Begriffe „Felder", „Wellen" und „Strahlung" auf. Diese unterschiedlichen Bezeichnungen stehen für die folgenden physikalischen Eigenschaften:[31]

- **Feld:** die räumliche Verteilung einer Kraftwirkung, die auf Ströme und auf elektrische Ladungen ausgeübt werden kann
- **Welle:** die Ausbreitung eines zeitlich periodisch veränderlichen Felds im Raum
- **Strahlung:** der Energietransport

Natürliches und künstliches elektromagnetisches Spektrum

Auf der Erde haben wir es im Frequenzbereich unterhalb der Wärmestrahlung natürlicherweise mit vier relevanten Einflussgrößen zu tun:[32]

- mit dem Erdmagnetfeld;
- den elektrischen Gleichfeldern der Atmosphäre und der Materialien (z. B. Kunststoffoberflächen und Synthetikfasern);
- den sogenannten *Sferics** im Frequenzbereich zwischen 3 und 100 Kilohertz.** *Sferics* sind Impulsentladungen bzw. elektromagnetische Entladungen in der Atmosphäre und werden u. a. durch Blitze in Gewittern erzeugt (siehe auch Seite 59 f.),
- und den Schumann-Resonanzen (auch als „Schumann-Wellen" oder „Schumann-Resonanzwellen" bezeichnet) ab 7,8 Hertz. Das sind stehende Wellen[19] entlang des Umfangs der Erde, die aus den Impulsentladungen der *Sferics* gespeist werden. Die Schumann-Wellen sind für die Organisation des Lebens auf der Erde von herausragender Bedeutung.

Und was ist nun „Frequenz"?

Den Begriff „Frequenz" verwende ich immer wieder in diesem Buch: Gemeint ist hier die Anzahl der Wellen pro Sekunde und diese wird in Hertz angegeben. Eine Frequenz von 100 Hertz steht also für 100 Schwingungen oder Durchläufe pro Sekunde.

Das wichtigste Orientierungsmittel für alle Lebewesen ist das natürliche Erdmagnetfeld. Jeder biologische Vorgang, jede Zelle eines Lebewesens orientiert sich am und ordnet sich nach dem natürlichen Magnetfeld unserer Erde. Sogar unsere Stimmungslage ist abhängig von den Veränderungen des Erdmagnetfelds. Auf diese interessante Begebenheit machte der Biophysiker und Autor Dieter Broers in einem seiner letzten

---

* Von englisch *atmospheric,* auch „atmosphärische Impulsstrahlung" oder **AIS**
** Auch „Stehwelle" genannt; eine Welle, deren Auslenkung an bestimmten Stellen immer bei null verbleibt (nach: Wikipedia)

Vorträge aufmerksam:[34] Demnach sollen Sonnenwinde das Erdmagnetfeld verändern und eine direkte Auswirkung auf unsere Stimmung und unser Bewusstsein, auf unsere Gehirnwellen besitzen. Unser Empfinden ist also aufs Engste mit dem Erdmagnetfeld verbunden und wir werden über die Schumann-Resonanzwellen kalibriert.[35] Dazu der Physiologe und Weltraummediziner Prof. Dr. Karl Hecht (* 1924): *„Die Schumann-Wellen gewährleisten das Leben auf unserem Planeten, sie bestimmen tiefgreifend unser Gesundsein. Ohne Schumannwelle könnten wir nicht leben."*[36]

Betrachten wir die zahlreichen im Herbst in den Süden ziehenden Vögel, die im Frühjahr wieder in Scharen zurückkehren, bekommen wir von der Natur eindrücklich und eindeutig den Zusammenhang zwischen dem Erdmagnetfeld und dem zielsicheren Navigieren der Vögel präsentiert. Diese Himmelsbewohner nehmen mit ihrem Magnetsinn das Erdmagnetfeld wahr und können anhand ihres inneren Kompasses ohne Gerätschaften sicher ihr Ziel anpeilen. Wie eine Studie des Fachmagazins *Nature* ergab, stören selbst schwache Felder die Orientierung der Zugvögel.[37] Ist das verwunderlich?

Das Erdmagnetfeld ist und bleibt unser wichtigstes elektromagnetisches Feld und der wichtigste Orientierungspunkt! Was passiert, wenn es mehr und mehr durch technische Felder überlagert wird? Diese Felder breiten sich seit etwa 1880 mit dem Siegeszug der Moderne rasant in unserer Zivilisation aus und wurden Mitte der 1990er-Jahre durch die flächendeckende Mobilfunkstrahlung ergänzt.

> Das Erdmagnetfeld ist unser wichtigster Orientierungspunkt.

Mittlerweile ist längst klar, dass technische elektromagnetische Felder unterhalb der Wärmestrahlung in Abhängigkeit von der Intensität, der Einwirkungsdauer und der Art alle lebenden Systeme beeinflussen, insbesondere bei Langzeiteinwirkungen.

Das natürliche elektromagnetische Spektrum früher[38]

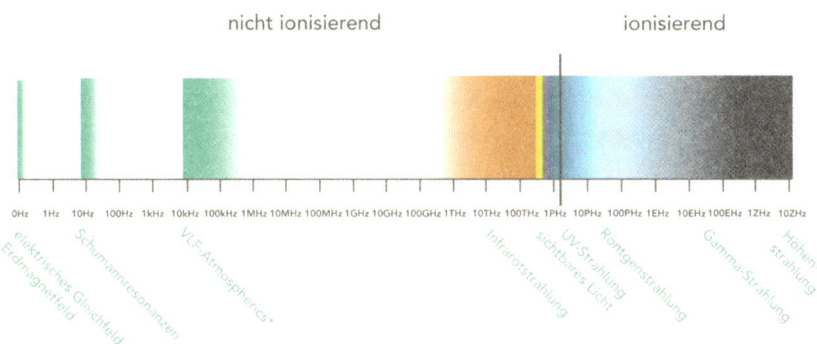

Das elektromagnetische Spektrum heute[39]

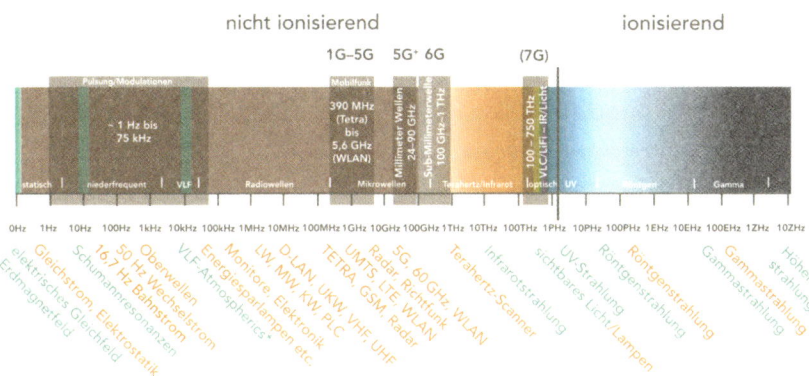

Hz = Hertz (Frequenz in: Schwingungen pro Sekunde)/kHz = Kilohertz, 103 Hertz/ MHz = Megahertz, 106 Hertz/GHz = Gigahertz, 109 Hertz/THz = Terahertz, 1012 Hertz/ PHz = Petahertz, 1015 Hertz/EHz = Exahertz, 1018 Hertz/ZHz =Zeptohertz, 1021 Hertz

---

* *Very low frequencies* (sehr niedrige Frequenzen); *Atmospherics* steht für „elektromagnetische Impulswellen"

Wie die Abbildungen oben zeigen, ist heutzutage das Spektrum fast lückenlos von technischen Feldern gefüllt. Wenn wir die Frequenzbereiche der *Schumann-Resonanzen* (erster türkisfarbener Balken) sowie von *VLF-Atmospherics* (zweiter türkisfarbener Balken) früher und heute vergleichen, so erkennen wir, dass diese Bereiche inzwischen zu einem großen Teil von technischen Feldern überlagert sind. Die Leistungsflussdichte von *VLF-Atmospherics* liegt beispielsweise im Sommer bei nahendem Gewitter (bei einem Abstand von mehr als 100 Kilometern) unter 0,01 Mikrowatt pro Quadratmeter. Die Schumann-Resonanz mit 7,8 Hertz hat eine Leistung von ungefähr 0,0003 Mikrowatt pro Quadratmeter.[40] Im Vergleich dazu kann eine übliche mit LTE[*] und GSM[**] ausgestattete Mobilfunksendeanlage auch in 1 Kilometer Abstand noch einen Immissionspegel von 100 Mikrowatt pro Quadratmeter verursachen![41]

Laut Dieter Broers ist das Erdmagnetfeld unser wichtigster Taktgeber und beeinflusst das biologische Leben und seine organischen Abläufe maßgeblich.[42] Die Schumann-Wellen gelten als Resonanzfrequenz für die Zirbeldrüse (*Epiphyse*), eine wichtige Drüse im Gehirn, die auch als „drittes Auge" bezeichnet wird. Im gesunden Zustand schwingt das Gehirn des Menschen auf 7,83 Hertz und steht demnach in einer natürlichen Resonanz mit der Erde.[43] Bei 7,83 Hertz wird die Zirbeldrüse aktiviert. Diese Wellen können das menschliche Gehirn energisieren und beruhigen und werden auch therapeutisch in Form von pulsierenden Magnetfeldern (7,83 Hertz) genutzt.[***] Es konnte in Doppelblindstudien nachgewiesen werden, dass sich dadurch eindeutig positive Ergebnisse bei verschiedensten Arten von Erkrankungen erzielen lassen.[44] Durch den Strahlencocktail, der uns heutzutage umgibt, ist die oben beschriebene Kalibrierung durch diese Resonanzfrequenz massiv gestört. Sie können sich das so vorstellen, dass die leisen, lebensbejahenden Töne der Erde durch den ohrenbetäubenden Lärm der technischen Felder oft kaum mehr hör- bzw. wahrnehmbar sind.[◇]

---

[*] *Long Term Evolution*, der Mobilfunkstandard der 4. Generation (4G)
[**] 1990 eingeführter Mobilfunkstandard für volldigitale Mobilfunknetze der 2. Generation (2G)
[***] Beispielsweise in Form des NFS 8 (Natur-Feld-Simulator-8-Hertz) nach Dieter Broers
[◇] Dieter Broers hat in Zusammenarbeit mit dem Klangarchitekten Thomas Chochola *AUMEGA* entwickelt – eine Klangkomposition, die die Zirbeldrüse in ihrer Funktionsfähigkeit unterstützt, indem sich das Gehirn auf die ungefähr 8 Hertz einschwingt. (Mehr Informationen zu *AUMEGA* sowie Bezugsquellen, siehe Seite 287 ff.)

Ist unser Körper eine lebende Antenne?

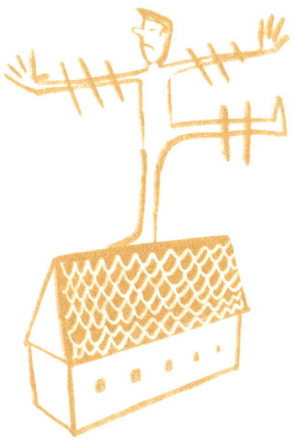

Unser Körper kann die elektrischen Felder seiner Umgebung wie eine Antenne aufnehmen und steht regelrecht unter Spannung, wenn er von der Erde (z. B. im Bett) isoliert ist. Jedes Lebewesen, jedes Organ und jeder Nerv ist eine spezifische Antenne für alle elektromagnetischen Reize und geht mit ihnen in Resonanz.[45] Genauso wie technische Antennen damit in Resonanz gehen, sind auch Mensch, Tier und Pflanze lebende Antennen sowohl für natürliche als auch für künstlich erzeugte Felder.

Und wie jedes Lebewesen solche Felder empfängt, sendet es auch elektromagnetische Felder aus. Unser Körper ist ein elektromagnetischer Sender par excellence: Jeder noch so kleine Prozess im Körper wird primär durch Energieimpulse ausgelöst, d. h., der Ursprung aller stofflichen Prozesse ist Energie in Form eines elektrischen Impulses. Dazu schreibt die *Gesundheitsstiftung Selbstheilung-Online* auf ihrer Website Folgendes: „*Der primäre Stoffwechsel ist energetisch. Jedes Körperatom, jedes Molekül, jede unserer Körperzellen enthält die Informationen bis zurück in den Ursprung des Seins, denn alle gewesenen Informationen sind auch in der aktuellen Manifestation enthalten. Alle Materie ist Energie und Information bzw. Information, die in der zugesandten Energie enthalten ist. Somit verdanken wir unsere Existenz der Photonen-Intelligenz.*"[46]

Die Zellen unseres Organismus kommunizieren pausenlos mittels elektrischer Impulse miteinander, die ein messbares elektrisches Potenzial haben. Dabei wird jedes

Gefühl, jeder Gedanke, jede Regung durch kleinste bioelektrische Reize ausgelöst. Unser Herz generiert das stärkste messbare und umfassendste rhythmische elektromagnetische Feld. Durch künstliche Felder, Wellen und Strahlung wird jeder Organismus aufs Empfindlichste gestört – Mensch, Tier und Pflanze können krank werden.

Übrigens wird bei der baubiologischen Untersuchung von elektrischen Wechselfeldern neben der Feldstärke auch die Körperspannung des im Bett liegenden Menschen in Millivolt (mV) gemessen. Der Baubiologe möchte ganz genau wissen, wie stark ein Mensch durch die zahlreichen ihn umgebenden technischen Felder in dieser positiv aufgeladenen Ionensphäre unter Spannung steht bzw. in welchem Maß er „geladen" ist.

Im Folgenden schauen wir uns genauer an, wodurch Elektrosmog entsteht, und machen einen kurzen Abstecher in die Physik.

Elektrische Wechselfelder (Niederfrequenz)

Elektrische Wechselfelder entstehen durch elektrische Wechselspannung, z. B. in Geräten, Steck- und Verteilerdosen, Leitungen, leitfähigen Bauteilen, elektrisch verstellbaren Betten, Installationen, und das auch dann, wenn keine Stromverbraucher eingeschaltet sind, wenn also kein Strom fließt. Viele von uns denken, dass Kabel und Geräte nur dann problematische Felder erzeugen, wenn sie in Betrieb sind, d. h. wenn die Geräte eingeschaltet sind. Das ist leider nicht so. Und das bedeutet, dass an jedem nicht abgeschirmten, d. h. ungeschirmten Kabel[*] in

---

[*] Kabel ohne speziell isolierte Mantelleitungen, das also nicht gegen niederfrequente elektrische Wechselfelder abschirmt. Ein elektromagnetischer Schirm soll bewirken, dass entweder ein in seinem Inneren erzeugtes elektromagnetisches Feld geschlossen und an seiner Ausbreitung gehindert wird oder ein Raum geschaffen wird, der frei ist von außen kommenden Feldern. Man verwendet hierbei die Begriffe „Schirmung" oder „Abschirmung".

Ihrer Wohnung solche elektrischen Wechselfelder messbar sind – auch wenn kein Gerät eingeschaltet ist und das Licht im Zimmer nicht brennt. Insbesondere am sensiblen Bereich um das Kopfende herum sind oftmals viele Steckdosen zu finden. – Aus baubiologischer Sicht ist das keine gute Sache! Starke elektrische Wechselfelder entstehen z. B. auch, wenn der Stecker einer Lampe falsch herum, also nicht „phasenrichtig" in der Steckdose steckt. Aus baubiologischer Sicht wird dann eine Leuchte zu einer extremen Feldquelle, wenn sie beispielsweise in unmittelbarer Nähe zum Schlafplatz steht. So können an solch einer Lampe je nach Typ schnell einmal Feldstärken von mehr als 300 Volt pro Meter gemessen werden. (Die *TCO*[*] schreibt an Arbeitsplätzen maximal 10 Volt pro Meter vor!)[47]

Die Feldstärke wird in Volt pro Meter (V/m) gemessen und die am Menschen ankoppelnde Spannung in Volt (V) bzw. Millivolt (mV). Dabei ist zu beachten, dass elektrische Wechselfelder eine Frequenz von 50 Hertz haben, und da sie eine biologische Relevanz besitzen, können durch sie eine Vielzahl von Erkrankungen und Beschwerden ausgelöst werden.[48]

Magnetische Wechselfelder (Niederfrequenz)

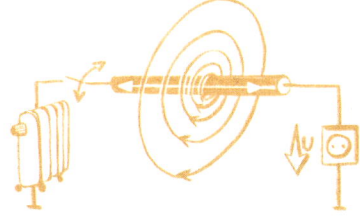

Magnetische Wechselfelder entstehen durch fließenden elektrischen Wechselstrom, und zwar immer dann, wenn Strom verbraucht wird oder Verbraucher eingeschaltet sind. Die Größe des Magnetfelds ist abhängig von der Stromstärke, also vom Verbraucher und nicht von der Spannung.

Feldquellen für magnetische Wechselfelder im Haus sind z. B. Elektroinstallationen, Leitungen, elektrische Heizungen, Musikanlagen, Fernseher, Radiowecker,

---

[*] Die schwedische Angestellten- und Beamtengewerkschaft *Tjänstemännens Centralorganisation* ist Namensgeber eines bewährten Standards für strahlungsarme Computermonitore und andere Bürogeräte.

Heizdecken, Herde, Boiler, Küchengeräte, Netzteile und Energiesparlampen sowie im Außenraum Hochspannungsleitungen, Trafohäuser und Bahnstrom. Die Feldstärke der magnetischen Wechselfelder wird in Ampere pro Meter (A/m) gemessen und die Flussdichte (auch „Induktion" genannt) magnetischer Wechselfelder wird in Tesla (T) – oder, wie in der Baubiologie üblicher, in Nanotesla (nT) – angegeben. Die Frequenz ist Hertz (Hz) bzw. Kilohertz (kHz).

Elektromagnetische Wellen (Hochfrequenz)

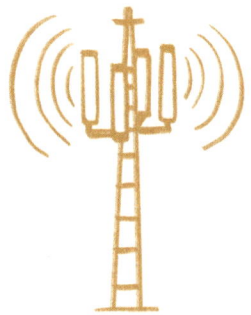

Zu den elektromagnetischen Wellen gehören Radiowellen, Mikrowellen, Licht, Röntgenstrahlung und Gammastrahlung. Bei elektromagnetischen Wellen, auch als „elektromagnetische Strahlung" oder einfach als „Strahlung" bezeichnet, handelt es sich um Wellen, die aus gekoppelten elektrischen und magnetischen Feldern bestehen. Unter physikalischen Gesichtspunkten handelt es sich bei elektromagnetischen Wellen um sich ausbreitende Schwingungen des elektromagnetischen Felds. Als sogenannte Transversalwellen* weisen elektromagnetische Wellen das Phänomen der Polarisation auf: Bei linear polarisierten Wellen stehen die Vektoren der elektrischen und magnetischen Felder senkrecht aufeinander und auf der Ausbreitungsrichtung und haben ein festes Größenverhältnis (siehe Abbildung rechte Seite).[49]

Inzwischen weiß jedes Kind, dass man für ein Handy kein Kabel zur Übertragung von Nachrichten benötigt, sondern dass es unsichtbar in Windeseile ohne jegliches Transportmedium „über die Luft" funktioniert: So können sich elektro-

---

* Wird auch als „Quer-", „Schub-„ oder „Scherwelle" bezeichnet. Gemeint ist eine physikalische Welle, bei der die Schwingung senkrecht zu ihrer Ausbreitungsrichtung erfolgt. Im Gegensatz dazu findet bei einer Längs- oder Lobitudinal-Welle die Schwingung in Richtung der Ausbreitungsrichtung statt.

magnetische Wellen auch über größte Entfernungen im Weltall ausbreiten – anders als der Schall, der zur Ausbreitung ein Medium benötigt. Elektromagnetische Wellen breiten sich im Vakuum wellenförmig unabhängig von ihrer Frequenz mit Lichtgeschwindigkeit (300 000 Kilometer pro Sekunde) aus. Die Ausbreitung in Materie ist ebenfalls möglich (z. B. in einer Flüssigkeit oder einem Gas), wobei ihre Geschwindigkeit allerdings geringer ist. Die Wechselwirkung der elektromagnetischen Welle mit Materie hängt von ihrer Frequenz bzw. Wellenlänge ab, die über viele Größenordnungen variieren kann.[50] Frequenz und Wellenlänge hängen unmittelbar zusammen, d. h., je größer die Wellenlänge, desto geringer ist ihre Frequenz.

Linear polarisierte elektromagnetische Welle im Vakuum[51]

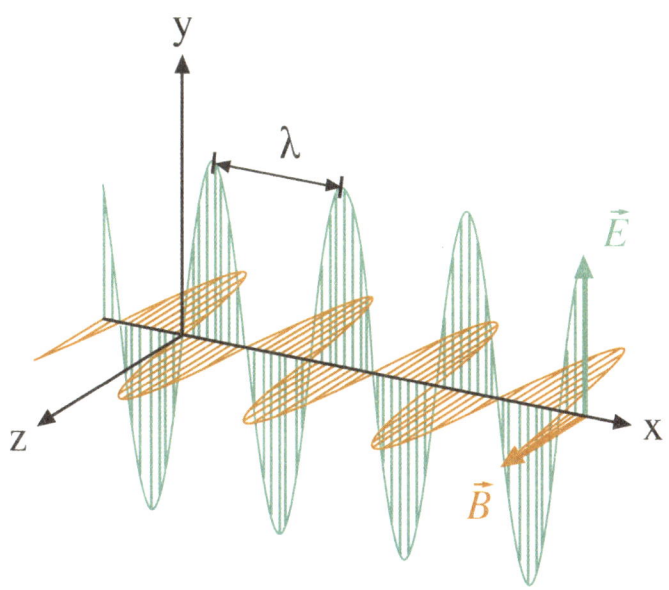

λ = Wellenlänge / E = elektrische Feldstärke / B = magnetische Flussdichte
Die monochromatische Welle mit Wellenlänge λ (Lambda) breitet sich in x-Richtung aus, die elektrische Feldstärke E (in Türkis) und die magnetische Flussdichte B (in Ocker) stehen zueinander und zur Ausbreitungsrichtung im rechten Winkel. (Nach: Wikipedia)

Wie eingangs erwähnt, sind auch die umgangssprachlich als „Funkwellen" bezeichneten Mikrowellen elektromagnetische Wellen. Zum Aussenden von Funkwellen werden Frequenzen zwischen 3 Kilohertz und etwa 3 Terahertz genutzt.[*, 52] (Beachten Sie dazu auch die Tabelle auf der rechten Seite.) Um genau diese elektromagnetischen Wellen, auch als „hochfrequente elektromagnetische Wellen", „elektromagnetische Strahlen", „Hochfrequenz" (Abkürzung: HF) oder „Mobilfunkstrahlung" bezeichnet, geht es im Folgenden. Diese Störenfriede haben es in unserer modernen Zivilisation in sich!

Die Übertragung hochfrequenter elektromagnetischer Wellen erfolgt drahtlos über die Luft. Sie entstehen immer dann, wenn *„Sender senden und Funker funken"*[53], wie Wolfgang Maes es so treffend und einprägsam ausdrückte, z. B. durch Mobilfunknetze, Radio- und Fernsehsender, Amateur- und CB-Funk[**], Radar, Militär-, Daten- und Richtfunk, Taxi, Industrie, Polizei, Feuerwehr, Satelliten, Post, Alarm- und Sicherheitsanlagen, PCs, Tablets, Schnurlostelefone, Babyfone, Smartphones, Mikrowellenherde, Verbrauchszähler, Stereoanlagen, Drucker, Fernseher, Spielzeuge u. v. a. m.

Bereits im Jahre 1932 (!) wurde von Dr. Erwin Schliephake (1894–1995) eine umfangreiche Schrift über die Beeinflussung des Gesamtorganismus durch die freie Hertz'sche Welle im Bereich von starken Kurzwellensendern veröffentlicht. Er konnte in Untersuchungen feststellen, dass es in ihrem Strahlungsfeld zu biologischen Wirkungen kam, die sich nicht ausschließlich durch die Wärmewirkung erklären ließen. Das zeigte sich u. a. in unruhigem Schlaf in der Nacht und in einer extremen Mattigkeit am Tag, einem merkwürdigen ziehenden Gefühl in Kopfhaut und Stirn sowie sich bis zur Unerträglichkeit steigernden Kopfschmerzen. Außerdem kam es bei den Menschen im Umfeld dieser Wellen zu einer verstärkten Aufgeregtheit und Depressivität. Damit gab es erste Indizien für die nichtthermischen Wirkungen elektromagnetischer Felder sowie das in der wissenschaftlichen Literatur beschriebene Mikrowellen- bzw. Rundfunksyndrom.[***, 54]

---

[*] 3 Terahertz ist eher die obere Grenze, aber meines Wissens gibt es keine Anwendung/Nutzung bei 3 Terahertz.

[**] Englisch *citizens band radio*; ein kostenfrei nutzbarer Sprech- und Datenfunk, den jeder nutzen kann. Ihm wird ein Frequenzband um 27 MHz zugewiesen (nach: Wikipedia)

[***] Diese Publikation sowie zahlreiche weitere finden Sie im Internet auf der Website „Diagnose Funk" unter *www.diagnose-funk.org/publikationen/dokumente-downloads/fachpublikationen.*

Die Klassifizierung von Funkwellen[55]

Bezeichnung der Funkwellen	Frequenz	Wellenlänge	Haupt-anwendungen
Langwellenfrequenz	3 kHz–30 kHz	100 km–10 km	
NF (Niederfrequenz)	30 kHz–300 kHz	10 km–1 km	Funkfeuer (Schiff, Flugzeug)
MF (Mittelfrequenz)	300 kHz–3 MHz	1 km–100 m	AM-Funk, Marinefunk, Amateurfunk
HF (Kurzwellen)	3 MHz–30 MHz	100 m–10 m	Kurzwellenfunk, Marine-/Flugzeugfunk, Amateurfunk
VHF (Ultrakurzwellen)	30 MHz–300 MHz	10 m–1 m	Fernsehen, FM, Feuerwehr-/Polizeifunk, Katastrophenwarnfunk
UHF (Dezimalwellen)	300 MHz–3 GHz	1 m–10 cm	Funk mit niedriger Sendeleistung,Mobilfunk, Taxifunk, Amateurfunk, Fernsehen, Wireless LAN
SHF (Mikrowellen oder Zentimeterwellen)	3 GHz–30 GHz	10 cm–1 cm	Satellitenfunk, Radar
EHF (Millimeterwellen)	30 GHz–300 GHz	1 cm–1 mm	Satellitenfunk, FunkastronomieRadar
Submillimeterwellenoder Dezimillimeterwellen	300 GHz–3 THz	1 mm–0,1 mm	

Damit über eine Funkverbindung eine Information übertragen werden kann (wie Bilder, Text oder Sprache), braucht es ein Verfahren, um beides zusammenzubringen: Das wird „Modulation" genannt. Man verwendet also in diesem Falle eine hochfrequente Welle als Träger bzw. Verbreitungsmedium und moduliert* dieser das Informationssignal auf. Dabei haben die aufmodulierten Signale stets eine deutlich niedrigere Frequenz als die Trägerfrequenz.[56] Die Übertragung der Information erfolgt dann z. B. über einen Lichtleiter (Glasfaserkabel) oder einen hochfrequenten Sende- oder Funkkanal, wobei Letzterer durch eine Trägerwelle entsteht. Bei Mobilfunksendern, Richtfunksendern,

---

* „Modulation" bezeichnet in der Nachrichtentechnik einen Vorgang, bei dem ein zu übertragendes Nutzsignal einen „Träger" verändert, wodurch eine hochfrequente Übertragung des niederfrequenten Nutzsignals ermöglicht wird. (Nach: Wikipedia)

Radar, Satelliten, Alarmanlagen, schnurlosen Telefonen, Babyfonen, WLAN-Routern und Bluetooth-Geräten etc. erfolgt die Übertragung elektromagnetischer Wellen drahtlos.

Als Maß für die Stärke elektromagnetischer Wellen dienen

- die Feldstärke in Volt pro Meter (V/m),
- die magnetische Feldstärke in Ampere pro Meter (A/m)
- und die Leistungsflussdichte (auch Strahlungsdichte genannt) als Produkt aus magnetischer und elektrischer Feldstärke in Watt pro Quadratmeter (W/m²).

Viel, mehr und noch viel mehr: Mobilfunk unter der Lupe

An dieser Stelle möchte ich näher auf die hochfrequenten elektromagnetischen Wellen eingehen, da sie ein wesentlicher Faktor für die stete Zunahme an Elektrosmog in unserer modernen Gesellschaft sind.

Weltweit sind sich die Experten einig, dass Elektrosmog und insbesondere heutzutage die massive elektromagnetisch hochfrequente Strahlung durch den Mobilfunk unserer Gesundheit schaden kann. Politik und Industrie verweisen auf die Einhaltung der nach Expertenmeinung viel zu hoch angesetzten Grenzwerte und degradieren elektrosensible Menschen als Hypochonder.

Das Dilemma ist, dass wir uns mit den kleinen Geräten und gleichzeitig großen Störenfrieden, wie WLAN-Routern, DECT-Telefonen, Bluetooth-Boxen & Co., oft unwissend die Übeltäter selbst ins Haus holen und diesen Stress damit nicht nur uns selbst, sondern auch unseren Nachbarn zumuten, sofern wir in einem Mehrfamilienhaus oder in einer dicht besiedelten Umgebung wohnen. Die Geräte strahlen oft mehrere Hundert Meter weit, wobei sich die Hotspots oftmals nur wenige Meter vom Schlafzimmer und damit von der sensibelsten Zone der Wohnräume entfernt befinden. Bedenken Sie bitte, dass Sie – falls Sie solche Geräte nutzen – immer auch andere Menschen damit „beglücken“, ob sie das wollen oder nicht. In Anbetracht der Risiken und Nebenwirkungen solcher Technologien und der rapiden Zunahme an Elektrosensiblen gehört es für mich zum respektvollen und achtsamen Miteinander, auf Dinge zu verzichten, wenn sie anderen schaden könnten. Daher: Hinterfragen Sie, ob Sie Geräte in Ihrem Haushalt auch wirklich benötigen, die für Mensch und Tier nicht als völlig ungefährlich erachtet wurden, und handeln Sie zu Ihrem eigenen Wohl und dem anderer.

Gehen Ihnen die zahlreichen strahlenden Geräte in Ihrer Umgebung auf die Nerven, dann suchen Sie das Gespräch mit Ihren Nachbarn: Erzählen Sie von den Risiken und Nebenwirkungen dieser Technologien und bitten Sie darum, diese wenigstens nachts auszuschalten oder in der Nacht die Sendeleistung zu reduzieren. Manch einer lässt sich vielleicht sogar überzeugen, wird in Zukunft ganz auf die Geräte verzichten und wieder auf kabelgebundene Lösungen umsteigen. Im persönlichen Gespräch von Mensch zu Mensch lässt sich auch über den Gartenzaun hinweg viel erreichen, und manchmal ist es der erste Schritt zu einem guten nachbarschaftlichen Verhältnis.

Exkurs: Von „Drachennachbarn" und „Schreckschrauben"

Wer kennt sie nicht – die berühmt-berüchtigten Nachbarn oder Vermieter, die einem das Leben schwer machen. Dabei kann die Nachbarschaft nebst Stressfaktor durchaus auch eine Wohlfühloase sein – je nachdem, welches Verhältnis man zu den Mitmenschen aus seinem näheren Umfeld hat.

Wie wichtig gute Nachbarschaftsbeziehungen für die Gesundheit sind, belegte unlängst eine 4-jährige Studie an der University of Michigan: [57] *Hierfür wurden die Daten von 5276 amerikanischen Frauen und Männern mit einem durchschnittlichen Alter von 70 Jahren analysiert, die zu Beginn der Studie keinerlei Herzprobleme hatten. Die Studienteilnehmer sollten auf Fragebögen angeben, wie sie die Qualität der nachbarschaftlichen Beziehungen einschätzten. Im 4-jährigen Beobachtungszeitraum kam es zu insgesamt 148 Herzinfarkten unter den Studienteilnehmern. Die Wissenschaftler konnten nach den statistischen Auswertungen der Daten belegen, dass das Herzinfarktrisiko proportional zu den als positiv erlebten Nachbarschaftsbeziehungen sank. Je besser also die Probanden ihre nachbarschaftlichen Beziehungen eingestuft hatten, desto geringer war in diesen 4 Jahren ihr statistisches Herzinfarktrisiko. Konkret führte jede Stufe höher auf dieser siebenstufigen „Nachbarschafts-Wohlfühloasen-Skala" zu einer Reduzierung des Herzinfarktrisikos um satte 17 Prozent! Die Studienleiter kamen zu dem Schluss, dass der freundliche Umgang eine gute Saat sei, bei der das Unkraut antisozialen Verhaltens keine Chance habe. Ein treffender und schöner Vergleich!*

Manchmal reicht ein nettes Wort, ein Lächeln oder ein Kompliment, um vermeintlichen Schreckschrauben ihren Schrecken zu nehmen. Eine frühere Verwalterin war solch ein problematischer Fall. Sie war bei den Mietern der Wohnbaugesellschaft, in deren

Wohnung wir damals lebten, überall als unfreundliche, pingelige und schroffe Dame verschrien. Unserer Hausgemeinschaft machte sie mit immer wieder neuen Aushängen und Anweisungen ebenfalls das Leben schwer. Eines Tages fasste ich mir ein Herz, nahm all meinen Mut zusammen und sprach sie direkt bei einer ihrer Stippvisiten auf dem Grundstück an. Ich atmete einmal tief durch, packte mein nettestes Lächeln aus, bedankte mich für ihre engagierte Arbeit und ihren aufmerksamen Blick und fragte sie augenzwinkernd, ob wir Bewohner irgendetwas tun könnten, um ihr das nicht endende, mühsame Zettelschreiben zu ersparen. Etwas verdutzt über das ihr bis dato unbekannte Phänomen „freundlicher Mieter", kamen wir schnell ins Gespräch: über herumtobende Kinder, die gern auch mal ihr Spielzeug im Garten verteilen; über die im Winter asylsuchenden Blumentöpfe auf den Fensterbänken im Treppenhaus, die den Fensterreinigungsfirmen ein Dorn im Auge waren; über wuchernde Pflanzen, riesige Kürbisse und blühende Biokomposthaufen im wild gewordenen Garten sowie über die arme, verdorrte Fichte vor dem Haus, die aufgrund der Trockenheit der letzten Sommer und dem Überfall der Borkenkäfer nun leider dasselbe Schicksal ereilte wie jüngst ihre einst alles überragende Nachbarin, die Tanne.

Ja – Überfälle von Borkenkäfern und fiese Dürreperioden schweißen zusammen, und schnell war klar, dass man nur gemeinsam Herr bzw. Frau der Lage werden könne – und die Plage mit den kleinen und im Grunde genommen nebensächlichen „Mieter-Vermieter-Problemchen" war im Eifer des Gesprächs vergessen. Aus der Konstellation „nervige, penible Verwalterin" und „unbelehrbarer, unordentlicher Mieter" wurde plötzlich ein Miteinander, das sich in einem herzerfrischenden Gespräch von Mensch zu Mensch zeigte, und ich erkannte, dass wir unsere Miesepeter-Mauern meist selbst durch Vorurteile, mangelnde Akzeptanz und fehlende Empathie hochziehen. Ich brauche nicht zu erwähnen, dass sich ab diesem Zeitpunkt das Verhältnis merklich besserte. ☺

Umweltärzte sehen eindeutige Zusammenhänge zwischen diversen gesundheitlichen Auswirkungen und gepulster hochfrequenter Strahlung, und bereits vor vielen Jahren wurde in Zusammenarbeit mit Wissenschaftlern, Professoren und medizinischen Forschern der *BioInitiative Report* verfasst, in dem sich die Forscher auf etwa 1000 wissenschaftliche Veröffentlichungen berufen. Diese schreiben: *„Die biologischen Effekte der Mobilfunkstrahlung verhindern, dass der Körper geschädigte DNA heilt, und führen zu einer geringeren Widerstandsfähigkeit gegen Krankheiten. Das kann die Stoffwechsel- und Fortpflanzungsfunktionen tiefgreifend beeinträchtigen."*[68]

Außerdem gibt es wissenschaftliche Untersuchungen dazu, dass Parasiten wie Pilze oder Bakterien auf Elektrosmog reagieren. Dazu der Arzt und Wissenschaftler Dr. med. Dietrich Klinghardt (* 1950): „*Wir haben in Kulturen die Giftfreisetzung von Pilzen ermittelt. Provoziert man die Pilze mit dem Handyfunk, steigert sich deren Mykotoxinaktivität um das 600-Fache, es werden also 600-mal mehr Pilzgifte produziert und ausgeschieden als ohne Funkbelastung. Und die Pilze werden mit Elektrosmog noch aggressiver als ohne.*"[59] Dr. Klinghardt ist der Meinung, dass es bei Krankheiten wie *Lyme-Borreliose, Candida*, parasitären Infektionen sowie viralen Erkrankungen nur im Zusammenhang mit einer drastischen Reduktion von Elektrosmog im Umfeld des Patienten zum Heilungserfolg kommen kann.[60]

Wie lang diese Strahlung den Körper beeinträchtigt, das beschreibt Prof. Dr. Karl Hecht. Die Stresswirkungen halten nämlich noch eine ganze Weile an, auch wenn man sich kurzzeitig aus dem Radius dieser Geräte entfernt: „*Die 10-Hertz-Pulsation der WLAN elektromagnetischen Strahlungen ist ein Impuls, aber keine Sinuswelle und sie stört alle Lebensprozesse, ist tiefgreifend gesundheitsschädlich, weil damit analog zum Schmerzgedächtnis ein WLAN-Pulsations-Stressgedächtnis bei permanenter Langzeiteinwirkung ausgebildet werden kann. Das heißt, auch wenn WLAN abgeschaltet wird, ist dann der starke Stresseffekt gegenwärtig!*"[61] Es hat sicher einen guten Grund, weshalb einige Hersteller inzwischen ausdrücklich darauf hinweisen, diese Geräte *nicht* in die Nähe von Kinderzimmer, Schlafraum und Aufenthaltsraum aufzustellen. Oft ist ein ausreichender Sicherheitsabstand aber nicht einhaltbar, denkt man an den deutschen Bürger, der auf durchschnittlich knapp 45 Quadratmetern lebt.

Ich kenne einen sehr schweren Fall von Elektrosensibilität: Eine Freundin hat ein Jahr lang völlig unwissend mit dem Kopf direkt an der Gipskartonwand zur Nachbarwohnung geschlafen, auf deren anderer Seite der WLAN-Router des Nachbarn aufgestellt war. Dieser verrichtete Tag und Nacht seinen strahlenden Dienst – unmittelbar am Kopf der schlafenden Freundin. Sie wurde innerhalb des Jahres so krank, dass sie nicht mehr arbeitsfähig war und sich nicht mehr ohne hochfrequenzabschirmende Kleidung* in der Stadt aufhalten konnte. Mitt-

---

* Beispielsweise durch Unterwäsche, Shirts, Mützen und Schals. Eine Hochfrequenz-Abschirmung durch Kleidungsstücke wird erreicht, indem metallische Materialien (wie Silber, Kupfer, Gold, Aluminium und Nickel) in Textilien eingearbeitet werden. Diese sorgen für eine Reflexion der hochfrequenten elektromagnetischen Strahlung.

lerweile hat sich ihr Zustand durch eine umfangreiche medizinische Behandlung bei diversen Umweltärzten, Heilpraktikern und Umweltzahnärzten etwas stabilisiert, von einer normalen Teilnahme am öffentlichen Leben ist sie jedoch noch immer weit entfernt. Um sich zu regenerieren, schläft sie abwechselnd in hochfrequenzabschirmenden Alu-Zelten, vorzugsweise im Keller oder im Sommer im Freien, fernab von der Zivilisation. Solche Funklöcher sind für sie lebensnotwendige Regenerationsorte, ohne die sie ihren Alltag nicht meistern könnte. Sie suchte zudem wiederholt einen besonderen Raum an der TU-Ingolstadt (TUI) auf, in dem sich ihre Beschwerden merklich besserten. Diese sogenannte anechoische Kabine (das Ruhegeräusch beträgt hier niedrige 27 Dezibel) zeichnet sich durch eine starke Hochfrequenzabschirmung, d. h. eine hohe Funkarmut aus.[62] Es gibt zahlreiche positive Erfahrungen von Menschen, die sich in dieser Kammer aufhielten und von einer Verbesserung ihrer Beschwerden wie *Asthma, Allergien, Arthrose, multipler Sklerose, Tinnitus* sowie chronischen Schmerzen berichten. Bei manchen traten die Besserungen bereits nach einer Sitzung auf.[63] Die Frage ist, ob dieser gesundheitliche Effekt dem Umstand geschuldet ist, dass in diesem Raum annähernd Funkfreiheit herrscht und damit einer der ärgsten Stressoren unserer Zeit – der Mobilfunk – „ausgesperrt" wurde oder ob hier noch andere Faktoren zum Tragen kommen. (Kontaktdaten zu diesem „Tinnitus-Projekt" siehe unter „Wichtige Adressen", Seite 289)

Elektrosensible sind die Warnsignalgeber unserer Zeit.

Meine Freundin ist sicher kein Einzelfall, und tatsächlich kann solch eine hohe Belastung durch hochfrequente elektromagnetische Felder über längere Zeit zu einer ausgeprägten Elektrosensibilität führen. „*Wir Elektrosensiblen sind wie Kanarienvögel*", so Ulrich Weiner (siehe auch Seite 45 f. und 76). „*Die waren früher im Bergbau die Ersten, die tot von der Stange fielen, wenn Gas freigesetzt wurde.*" Dann wussten die Bergleute: Es ist an der Zeit, die Grube auf schnellstem Weg zu verlassen. „*Wir Strahlenfühlige*", fährt Weiner fort, „*sind Vorboten einer neuen Zeit.*"[64]

In Frankreich ist seit 2017 gesetzlich vorgeschrieben, dass Arbeitgeber Strahlungsmessungen am Arbeitsplatz durchführen müssen. So musste etwa in einer Pariser Bibliothek die Sendeleistung des WLANs reduziert werden, weil die Mitarbeiter sich unwohl fühlten.[65]

Elektrosmog kann also unsere Gesundheit aufs Empfindlichste beeinträchtigen, und das nicht nur durch moderne Störenfriede im Haus. Die immer mehr werdenden Mobilfunksender beeinträchtigen inzwischen laut Aussagen Betroffener den Lebens- und Wohlfühlraum der Menschen massiv. Dabei üben Wände aus bestimmten Materialien zwar einen dämpfenden Effekt aus, der sich aber durch die Menge an elektromagnetischen Wellen in vielen Fällen als nicht ausreichend erweist.

Exkurs: Holzgesunde Häuser von Erwin Thoma – Die Kraft der Natur

Thoma-Häuser sind der Inbegriff von kerngesundem Wohnen im Einklang mit der Natur. Auf der Homepage des Pioniers Erwin Thoma wird von einer interessanten Untersuchung im Hinblick auf die Auswirkung niederfrequent gepulster Hochfrequenzsignale auf biologische Vorgänge berichtet.[66] Das Thoma-Forschungszentrum in Goldegg testete hierfür an der Uni der Bundeswehr in München mehr als 100 unterschiedliche Baustoffe sowie Kombinationsformen hinsichtlich der Dämpfungswirkung für hochfrequente Strahlung. Untersucht wurde, wie viel der ausgesendeten Leistung den Prüfkörper durchdringt. Das Ergebnis war, dass nicht, wie vielleicht vermutet, dicke Betonwände am besten abschnitten – erstaunlicherweise lieferten dicke Holzwände die besten Resultate!

Die Dämpfungswerte einer 17,6 Zentimeter dicken Thoma-Holz100-Wand sahen laut Thoma-Häuser wie folgt aus: Durch die Holzwand drangen

- *25 Prozent der Strahlung bei 900 Megahertz (D-Netz);*
- *10 Prozent der Strahlung bei 1800 MHz (E-Netz);*
- *1 Prozent der Strahlung bei 4 Gigahertz*
- *und weniger als 1 Promille ab 6,5 Gigahertz.*

In Großstädten gehört es besonders in den oberen Etagen inzwischen zum normalen Erscheinungsbild, dass der Panoramablick von unzähligen, hässlichen Mobilfunkanlagen verunstaltet ist. Manchmal werden diese sogar verkleidet, damit der kritische und darauf sensibilisierte Bürger sie nicht auf Anhieb ausmachen kann. Ich habe schon die kuriosesten Exemplare gesehen: Sender, die mit Schornstein-Attrappen aus Kunststoff verkleidet wurden, als Palme getarnte Sendemasten und „Mimikry"*, in denen die Sender, einfallsreich in Form eines Kreuzes an einem Kirchenportal platziert wurden: Erst beim zweiten Blick entlarvte sich das Kreuz als Überkreuzung zweier länglicher, rechteckiger Sender und sie dürften damit deutlich weniger Aufmerksamkeit erregt haben, als wenn sie auf dem Kirchendach gethront hätten.

Zur Intensität solcher Anlagen legt der Architekt Jörn Gutbier von *diagnose:funk* folgende dramatischen Zahlen vor: *„In den städtischen Dachgeschossen, z. B. in Stuttgart am Bismarckplatz, messen wir im Hauptstrahl einer Sektor-Sendeanlage auch Immission von weit über 100 000 Mikrowatt pro Quadratmeter. Ein WLAN-Router im selben Zimmer verursacht je nach Abstand und Aufstellungsort Immissionspegel von etwa 100 bis 100 000 Mikrowatt pro Quadratmeter. Ähnliche Werte gelten für die Schnurlostelefone."*[67]

Die kuriose Welt der gesetzlichen Grenzwerte – Werden hier Biologie und Physik vermischt?

Laut Gesetzgeber sollen die geltenden Grenzwerte im Bereich der hochfrequenten elektromagnetischen Felder gewährleisten, dass die Erwärmung von Körpergewebe durch Mobilfunkstrahlung auf ein Maß begrenzt wird, bei dem Gewebeschäden vermieden werden. Derzeit ist der einzige wissenschaftlich nachgewiesene Wirkmechanismus hochfrequenter elektromagnetischer Felder auf den menschlichen Körper die Erwärmung des Gewebes.[68] Andere gesundheitlich relevante Wirkmechanismen werden bislang vom Gesetzgeber völlig außer Acht gelassen, was von Ärzten, Wissenschaftlern und Baubiologen scharf kritisiert wird.

Grenz- oder Richtwerte für hochfrequente Wellen können grundsätzlich entweder in der sogenannten Strahlungsstärke, Strahlungsdichte bzw. Leistungsflussdichte S in Mikrowatt pro Quadratmeter ($\mu W/m^2$) oder in der Feldstärke E in Volt pro Meter (V/m) angegeben werden. Diese kann man jeweils ineinander umrechnen. Seit 1996 wird in Deutschland der Grenzwert in der Feldstärke E in Volt pro Meter angegeben.[69] Sie bezeichnet die Intensität eines elektrischen Felds, etwa bei Mobilfunkantennen. Der Grenzwert für die Feldstärke richtet sich nach der genutzten Frequenz, auf der gefunkt wird.

---

* In der Biologie eine Form der Nachahmung von visuellen, auditiven oder olfaktorischen Signalen, um dem Nachahmer und Fälscher Vorteile durch die Täuschung des Signalempfängers zu schenken (nach: Wikipedia).

Grenzwerte für hochfrequente elektromagnetische Felder

Die folgende Übersicht[70, 71] zeigt eine Liste von Zahlen hochfrequenter elektromagnetischer Wechselfelder aus dem Alltag, aus Studien und offiziellen Grenzwerten.* Man misst hier die Sendeleistung (Watt), die auf einer bestimmten Grundfläche (in Quadratmetern) ankommt. Das Ergebnis wird meist in Mikrowatt pro Quadratmeter ($\mu W/m^2$) angegeben. Der Wert wird auch als „Leistungsflussdichte" bezeichnet. Übrigens entsprechen 10 000 000 Mikrowatt pro Quadratmeter etwa 61 Volt pro Meter und bezeichnen damit den deutschen Grenzwert für UMTS**.

Hier kommt nun die Auflistung:

- 0,000001 Mikrowatt pro Quadratmeter: Natürliche Hintergrundstrahlung (ungepulst)
- 0,001 Mikrowatt pro Quadratmeter: Ausreichend zum Telefonieren mit D- & E-Netz sowie UMTS
- 0,1 Mikrowatt pro Quadratmeter: Erste Veränderung des Kalzium-Stoffwechsels von lebenden Zellen, auch von menschlichen Gehirnzellen! (Bahmeier)
- 200 Mikrowatt pro Quadratmeter: Störung der Zellmembrane (Marinelli, 1999)
- 1000 Mikrowatt pro Quadratmeter: Hirnstromveränderungen, sichtbar im EEG (v. Klitzing, 1994, u. a.)
- 2000 Mikrowatt pro Quadratmeter: Signifikanter Anstieg von Leukämie bei Kindern (Hocking, 1996)
- 2200 Mikrowatt pro Quadratmeter: Grenzwert in Russland (ungepulst)
- 10 000 Mikrowatt pro Quadratmeter: Signifikanter Anstieg von *Alzheimer, Parkinson, multipler Sklerose*, Demenz usw., Öffnung der Blut-Hirn-Schranke (Salford, 2003)
- 13 000 Mikrowatt pro Quadratmeter: Signifikanter Anstieg von Leukämie bei Erwachsenen (Dolk, 1997)

---

* Eine Vielzahl an interessanten Studien zu diesem Thema finden Sie unter *www.diagnose-funk.org*, dort unter „Publikationen", „Studienübersichten".

** Universal Mobile Telecommunications System, der Mobilfunkstandard der 3. Generation (3G)

- 50 000 Mikrowatt pro Quadratmeter: DECT-Telefon in ½ Meter Entfernung, z. T. höher!
- 1 000 000 Mikrowatt pro Quadratmeter: WLAN-Router bzw. WLAN-Notebook in Körpernähe
- 10 000 000 Mikrowatt pro Quadratmeter: Deutscher Grenzwert für UMTS
- 100 000 000 Mikrowatt pro Quadratmeter: Telefonat mit Handy am Ohr[72]

Diese Liste zeigt, dass der Grenzwert eigentlich bereits bei 0,1 Mikrowatt pro Quadratmeter angesetzt werden müsste, weil hier die ersten pathologischen Veränderungen im Körper auftreten. Dieser Wert ist in der Baubiologie der Richtwert für Schlafräume bei hochfrequenter Strahlung. Die Mobilfunkgrenzwerte beziehen sich aber ausschließlich auf die Erwärmung von Gewebe, wie eingangs erwähnt: Die These hinter dem sogenannten thermischen Effekt lautet, dass erst bei einer messbaren Erhöhung der Körpertemperatur für die bestrahlten Lebewesen Gefahr im Verzug sei. Und das, *obwohl* die internationale Studienlage eindeutig darauf hinweist, dass gesundheitliche Schäden bereits ab 0,1 Mikrowatt pro Quadratmeter zu erwarten sind! Die Baubiologie geht hier anders vor: Neben der Feldstärke, d. h. dem thermischen Effekt, werden sowohl die Frequenz als auch der Inhalt des Felds, also die Modulation berücksichtigt.

Kritiker der Theorie des thermischen Effekts – darunter auch Ulrich Weiner, der wohl bekannteste Funkspezialist Deutschlands – sind der Ansicht, dass hier einfach Biologie mit Physik vermischt werde. In einem spannenden Vortrag, den Ulrich Weiner 2019 in Dresden hielt, sprach er vom „Giftpilz-Prinzip": Wird einem ein Giftpilz an den Kopf geworfen (physikalischer Vorgang), so sind – bis auf einen kleinen Schreck – mit großer Sicherheit keine Folgen zu erwarten. Isst man dagegen einen Giftpilz (biologischer Vorgang), dann würde man vergiftet. Verfechter der Theorie des thermischen Effekts beziehen lediglich physikalische Reaktionen wie Reibung, Hitze oder Druck in ihre Bewertungen mit ein, klammern jedoch biologische Reaktionen aus. Dementsprechend würden von ihnen, so Weiner, nur Studien berücksichtigt, die Schäden durch Hitze untersuchten.

Die Krux mit der getakteten Pulsung

Das Neue und gleichzeitig Tückische an den modernen Funktechnologien wie WLAN, DECT, GSM, UMTS, LTE* ist, dass deren hochfrequente Mikrowellen mit niedrigen Frequenzen „moduliert" sind, d. h. zusätzlich mit niedrigen Frequenzen an- und abgeschaltet werden. Diese liegen hauptsächlich in einem Frequenzbereich bis 1000 Hertz und decken damit genau jenen Frequenzbereich ab, auf dem all unsere Vorgänge im Körper stattfinden: Unsere komplette Zellkommunikation basiert nämlich auf elektromagnetischen Impulsen in einem Frequenzbereich zwischen 10 und 1000 Hertz.[73] Die wichtigsten gesundheitlich relevanten Probleme dieser modernen Technologien sind die niederfrequenten Takte, die im Wesentlichen für das biologische Risiko verantwortlich sind, und weniger der thermische Effekt, vor denen uns die Grenzwerte schützen sollen (siehe Seite 75 f.).

Diese Funkwellen werden in streng periodischen Rhythmen „gepulst" und greifen viel stärker in Körperprozesse ein als die ungepulste Strahlung derselben Frequenz und Intensität. Mit „Pulsung" ist das An- und Abschalten der Trägerwellen in streng periodischen Rhythmen gemeint. Die gepulste Strahlung besteht demnach aus Einzelpulsen, die in einem starren Takt aufeinanderfolgen. So etwas gibt es in der Natur nicht. Wolfgang Maes warnt vor Techniken, die mit *„solch ähnlichen Pulsvorgängen in diesem sehr niedrigen Frequenzspektrum agieren, das zudem mit unnatürlich starken Intensitäten"*[74]. Vor diesen niederfrequenten Takten schützt uns leider kein Grenzwert und genau diese sind es, die zu den starken Beeinträchtigungen bei Mensch, Tier und Pflanze führen. Das sagte der australische Neurowissenschaftler Prof. Dr. William Ross Adey (1922–2004) von der Loma-Linda-Universität in Kalifornien bereits im Jahr 1970: *„Wir wissen sehr gut, dass gepulste Signale auf den Menschen stärker einwirken als ungepulste. Gepulste Mikrowellen greifen tief in biologische Prozesse ein."*[75] Und Wulf-Dietrich Rose (*1940), Leiter der Internationalen Gesellschaft für Elektrosmog-Forschung IGB, schrieb dazu: *„Gepulste Mikrowellen werden bei der Genmanipulation dazu benutzt, um die Zellmembran zu öffnen und dann fremde Gene in die Zelle einzuschleusen. Gentechniker befürchten deshalb, dass flächendeckender Mobilfunk (NATEL) auch flächendeckende Erbgutveränderungen verursacht."*[76]

---

* Siehe auch Fußnoten auf den Seiten 45, 54, 60 und 75

Im Dezember 2020 wurde das gentoxische Potenzial von Mobilfunk gerichtlich bestätigt. Die Studienergebnisse der REFLUX-Studie zu Mobilfunkstrahlung vom Oberlandesgericht Bremen wurden damit anerkannt und als richtig eingestuft.[77] Mit dieser Studie wurde nachgewiesen, dass es durch Mobilfunkstrahlung unterhalb der geltenden Grenzwerte von 2 Watt pro Kilogramm u. a. zu einer Zunahme von Einzel- und Doppelstrangbrüchen in der DNA in menschlichen Fibroblasten* kommt, sowie zu einer Veränderung der Genexpression** bei mehreren Zellarten.[78] Andere groß angelegte Studien bestätigen diese Auswirkungen.

Mit der Einführung der 5G-Technologie und dem Beginn der „smarten Zukunft" wird auch das *Smarthome* mit *Alexa, Siri* & Co. in eine neue Dimension eintreten, in der wir noch mehr an Mikrowellenstrahlung in unser Heim holen, als es unserer Gesundheit zuträglich ist. Und es wird nicht weniger: Inzwischen sind bereits in einigen Städten Deutschlands die neuen 5G-Antennen installiert und in Betrieb, in manchen Ländern wird schon an 6G und 7G geforscht. Parallel dazu wächst in der Bevölkerung die Unsicherheit, ob diese Technologie für Mensch, Tier und Umwelt zuträglich ist. Es gibt inzwischen zahlreiche Bürgerinitiativen und auch Ärztevereinigungen, die dringend einen Ausbaustopp für 5G fordern, solange nicht zweifelsfrei bewiesen werden kann, dass diese Technologie unschädlich ist.

Exkurs: Lebendiges Wasser und der Stein der Harmonie – Zum Schutz der Gesundheit und für Kraft

Wir haben es also es heutzutage mit einer geballten Ladung an Frequenzen zu tun, die natürliche und lebensaufbauende Strukturen stark und in ungeahntem Maß beeinflussen. Als „lebensfördernd" kann grundsätzlich das bezeichnet werden, was Harmonie und Ordnung erzeugt, als schädigend das, was Chaos und Destruktivität anrichtet.

Laut Ingenieur Dr. Wolfgang Fick weisen die neuen Mobilfunknetze zusätzlich eine hochfrequente Pulsation auf, die im Körper des Menschen zu noch stärkeren Verformungen führen kann.[79] Unter normalen Umständen kann der menschliche Körper, der ein

---

* Spezifische Zelle des Bindegewebes; spielen eine wichtige Rolle beim Auf- und Abbau der Zwischenzellsubstanz, der extrazellulären Matrix. Zu den Produkten von Fibroblasten gehören hauptsächlich Kollagenfasern (nach: Wikipedia)
** Bezeichnet, wie die Information eines Gens (eines Abschnitt der DNA) in Erscheinung tritt, also wie der Genotyp eines Organismus oder einer Zelle als Phänotyp ausgeprägt wird (nach: Wikipedia)

wahres Wunderwerk in Sachen Regeneration ist, sich erholen und sogar selbst „reparieren". Jedoch stehen wir aufgrund der steigenden Belastung durch verschiedenartigste Frequenzen inzwischen meistens rund um die Uhr unter „Dauerstrom", wodurch die Regenerationsfähigkeit unseres Körpers drastisch abnimmt.

Besonders gut können wir die harmonische Ordnung und Struktur natürlicher Kräfte in lebendigem Wasser erkennen. Als lebendiges Wasser wird beispielsweise Quellwasser oder artesisches Wasser betrachtet, das aus eigener Kraft den Tiefen der Erde entspringt. Wenn Sie so ein Wasser trinken, werden Sie sofort schmecken und spüren, wie Sie sich dadurch energetisiert und erfrischt fühlen. Unsere Zellen dürsten nach solch einem Wasser und es verdient die Bezeichnung „Lebenselixier"! Auch Tiere würden dieses Wasser normalem Leitungswasser instinktiv vorziehen, das kaum mehr etwas mit lebendigem Wasser zu tun hat, und Pflanzen gedeihen besonders gut, wenn sie damit gegossen werden. Lebendiges Wasser wird oft in einem Atemzug mit „hexagonalem Wasser" bzw. „EZ-Wasser"* genannt: Dieses besitzt eine hexagonale Struktur und weist eine kleinere Clusterbildung auf, es gilt als selbstordnend sowie selbstreinigend, optimal zellgängig und besitzt eine positive Wirkung auf alle Organismen. Vielleicht kennen Sie ja die wunderschönen Wasserkristall-Bilder des Wasserforschers Masaru Emoto (1943–2014)?

Wenn wir uns vergegenwärtigen, dass der Mensch zu 85 Prozent (beim Kleinkind) bis 50 Prozent (beim alten Menschen) aus Wasser besteht, wird deutlich, wie wichtig es für den Körper ist, ihn mit gutem, optimal zellgängigem Wasser zu versorgen. Er benötigt es für Stoffwechselprozesse, um Nahrung zu verwerten und um Abfallstoffe zu beseitigen. Außerdem wird es sowohl für den Aufbau als auch für die Erneuerung von Zellen und Gewebe gebraucht. Ohne Wasser läuft im Organismus nichts! Ganz zu schweigen davon, dass organisches Leben nur in Wasser entstehen und sich nur mit Wasser entfalten kann!

An dieser Stelle kommt nun der von dem Natur- und Wasserforscher Josef Schwarzkopf entwickelte Stein der Harmonie ins Spiel, denn er ist sozusagen aus dem Wasser geboren. In einem aufwendigen Herstellungsprozess „reift" der Stein der Harmonie

---

* „Exclusion Zone"; H_3O_2. Entdeckt wurde dieses Wasser von dem amerikanischen Ingenieur für Elektrotechnik und Biowissenschaften sowie Professor of Bioengineering an der University of Washington, Gerald Pollack. In der Natur begegnet uns EZ-Wasser z. B. in Form von Gletscherwasser oder Schneeflocken, und natürliches Quellwasser besitzt ebenfalls einen hohen Anteil an EZ-Wasser.

aus versteinertem Holz mindestens sieben Monate bis mehrere Jahre lang an dem soge-
nannten Jungbrunnen-Wasser, das laut Josef Schwarzkopf als Urprinzip des Wassers
gilt. In dieser Zeit mit all den natürlichen Wasserbewegungen, Verwirbelungen und der
regenerativen Kraft des lebendigen und hochschwingenden Wassers können alle Infor-
mationen des Wassers auf den Stein der Harmonie *übertragen werden. Das Ergebnis*
ist der Stein der Harmonie, *der die in der verdichteten Kohlenstoffstruktur gespeicherte*
Urkraft des Wassers stabil in sich trägt: Damit ist dieser Stein ein Naturprodukt vom
Feinsten. Schon in früheren Zeiten wussten Heilkundige um die Wirkung solcher Steine
oder versteinerten Hölzer und haben diese für heilsame Behandlungen eingesetzt.

Laut Dr. Wolfgang Fick ist der Stein der Harmonie *nichts anderes als das Ur-*
prinzip der lebenden Zelle und kann seiner Meinung nach Schutz gegenüber äußeren
Einflüssen bieten, die eine Verformung des Felds beim Menschen hervorrufen, sei das
nun durch Elektrosmog, geopathische Störfelder oder durch emotionale Angriffe. Durch
seine stabilisierende Wirkung kann der Stein die Zellen dabei unterstützen, sich wieder
selbstständig zu regenerieren. Dabei ist seine Energie stets sanft und ausgleichend, wo-
durch sich beim Menschen eine Entschleunigung und Entspannung ausbreitet. Und das
ist genau jener Zustand – der „parasympathische Modus" –, in dem die Selbsthei-
lungskräfte am wirksamsten arbeiten. So kann der Stein der Harmonie, *als Hals-*
schmuck getragen, in der Hosentasche oder unter dem Kopfkissen platziert, ein wertvoller
Begleiter sein, um in den ursprünglichen Zustand der Harmonie und der inneren Ord-
nung zu kommen. Und was man isst, trinkt oder einatmet, wird ebenfalls in diese har-
monische Struktur gebracht. Mit diesem Stein tragen Sie Ihren persönlichen Kraftort
immer bei sich – ganz egal, wo sie sind. Für mich ist er inzwischen zu einem wertvollen
Begleiter geworden. (Bezugsquellen siehe Seite 287 ff.)

Elektrische Gleichfelder (Elektrostatik)

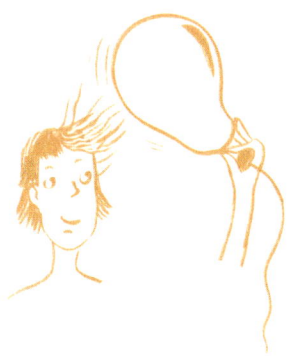

Sicher kennen Sie diesen „Trick" aus Ihrer Kindheit: Ein Luftballon wird an einem Wollpullover gerieben, anschließend an den Kopf gehalten, wodurch sich die Haare wie durch Zauberei aufstellen. Natürlich ist hier keine Spur von Magie im Spiel, dieser Effekt beruht lediglich auf der sogenannten elektrischen Gleichspannung. Diese sorgt dafür, dass sich der Ballon durch die Reibungsenergie elektrostatisch auflädt, d. h., negativ geladene Elektronen wandern in diesem Falle vermehrt vom Ballon zur Wolle und führen zu einer überwiegend positiv geladenen Oberfläche des Ballons. Diese überflüssigen Elektronen möchte der Ballon wieder loswerden. Deshalb zieht er die Haare „magisch" an und gibt damit die überflüssige Ladung ab. Entgegen der bisherigen Lehrmeinung haben Forscher nun herausgefunden, dass es immer ein Mix aus positiver und negativer Ladung ist und es nie zu einer rein positiven oder negativen Ladung der Substanzen kommt, wie bislang fälschlich vermutet wurde.[80] Auch Blitze entstehen übrigens durch dieses Phänomen. Das ist damit zu erklären, dass positive und negative elektrische Ladungen durch starke Luftströme auseinandergerissen werden. Dadurch kommt es zu einer starken Spannung, die sich im Blitz entlädt.

Elektrische Gleichspannungen entstehen im häuslichen Bereich an Synthetikfasern, Kunststoffoberflächen, Kleiderstücken, Kuscheltieren aus Synthetik, Laminat, Kunstfaserteppichen, mit Kunststoffen beschichteten Möbeln, Bildschirmen, Computern ... Aber auch reine Wolle oder Katzenhaare können sich elektrostatisch aufladen. Man spricht bei elektrischen Gleichfeldern auch von „Elektrostatik" oder „elektrostatischen Ladungen". Die Spannung solcher elektrostatisch geladenen

Oberflächen wird in Volt (V) angegeben. Die Feldstärke der Gleichfelder im Raum, die man auch als Luftelektrizität bezeichnet, wird in Volt pro Meter (V/m) angegeben. Durch Elektrostatik wird das gesamte Raumklima stark negativ verändert, Staub wird angezogen und verwirbelt und Luftionen, die ein wesentlicher Teil eines optimal funktionierenden natürlichen Gleichgewichts sind, werden gestört.

Magnetische Gleichfelder (Magnetostatik)

Wie bereits erwähnt, verursacht fließender Strom magnetische Felder. Durch Wechselstrom werden Wechselfelder verursacht, durch Gleichstrom Gleichfelder. Die Erde beispielsweise erzeugt ein magnetisches Gleichfeld, das Erdmagnetfeld. Es ist der Maßstab und liegt in Mitteleuropa bei einer magnetischen Flussdichte von 45 bis 50 Mikrotesla (μT). Mit einem Kompass können wir uns daher wunderbar an diesem orientieren und zurechtfinden. Neben diesem natürlichen magnetischen Gleichfeld gibt es auch künstliche magnetische Gleichfelder durch magnetisierte Metalle wie Eisen oder Stahl sowie durch Gleichstrom in Leitungen, beispielsweise bei der Straßenbahn. Im häuslichen Umfeld begegnen uns magnetische Gleichfelder z. B. durch Metallkleiderbügel, Stahlrahmen, Scharniere, Betonarmierungen aus Baustahl, Stahlrohre, Heizkörper, Magnetdecken, Federkernmatratzen. Magnetische Gleichfelder können das natürliche Erdmagnetfeld überlagern und verzerren und durchströmen ungehindert die meisten Materialien sowie unseren Körper. Hierdurch können unser natürlicher Eigenmagnetismus sowie unsere Orientierungsfähigkeit empfindlich gestört werden. Die Feldstärke der magnetischen Gleichfelder wird in Ampere pro Meter (A/m) angegeben, die Flussdichte in Tesla (T), wobei in der Baubiologie bevorzugt die Maßeinheit Mikrotesla (µT) verwendet wird. Man kann die Stärke von magnetischen Gleichfeldern auch mit dem Kompass messen. Hier gibt man die Abweichung der Kompassnadel vom Nordpol in Grad (°) an.

Mögliche gesundheitliche Folgen von Elektrosmog

Mittlerweile gibt es eine ganze Reihe von Studien, die über die Gefahren und Auswirkungen solcher elektrischer und elektromagnetischer Felder und Wellen hinweisen (siehe unter „Interessantes im Internet", Seite 290 f.). Elektrosmog kann laut verschiedener Quellen folgende negativen Effekte haben sowie die genannten gesundheitlichen Beschwerden auslösen:[81, 82, 83, 84, 85, 86, 87, 88, 89]

Mögliche gesundheitliche Folgen von elektrischen Wechselfeldern:

- Beeinträchtigung von Lymphozyten
- *Depressionen*
- Herzrhythmusstörungen
- Kopfschmerzen
- *Leukämie* und Krebs (erhöhtes Risiko)
- plötzlicher Kindstod
- verringerte Produktion des Hormons Melatonin
- Vitalitätsverlust

...

Mögliche gesundheitliche Folgen von magnetischen Wechselfeldern:

- erhöhte *Leukämie*-Anfälligkeit bei Kindern
- häufiger auftretende degenerative Erkrankungen, z. B. Krebs
- Herz-Kreislauf-Erkrankungen
- *Hyperaktivität*
- Immunschwäche
- *Migräne*
- Schlafstörungen
- Sehstörungen
- Verhaltensstörungen

...

Mögliche gesundheitliche Folgen von hochfrequenten elektromagnetischen Wellen:

- Brüche in den DNA-Strängen
- *Depressionen*
- Eizellen- und Embryonenschädigung
- erhöhtes Tumorrisiko
- Gehirntumoren
- geschwächtes Immunsystem
- häufiger auftretende Antibiotikaresistenzen sowie Therapieresistenzen
- höhere Schmerzempfindlichkeit
- Kopfschmerzen
- Krebs
- Lern- und Gedächtnisstörungen
- mehr chronische Infektionskrankheiten
- Öffnung und Störungen der Blut-Hirn-Schranke
- Schädigungen der Chromosomen
- Schlafstörungen
- signifikanter Anstieg der Häufigkeit von *Leukämie* bei Kindern und Erwachsenen
- Störung der Melatoninproduktion
- Störung der Regulationsfähigkeit
- Störung der Zellmembranaktivitäten
- strukturelle Veränderungen in den Hoden
- Unfruchtbarkeit
- Veränderungen im Kalziumionen-Haushalt (beeinflusst Zellkommunikation und Zellwachstum)
- Zähneknirschen

…

Mögliche gesundheitliche Folgen von elektrischen Gleichfeldern:

- *Allergien*
- *Asthma*
- *Depressionen*
- Konzentrationsstörungen

- Kopfschmerzen
- Schwindel
- Stirnhöhlen- und Nasennebenhöhlenentzündungen
- Verspannungen

…

Mögliche gesundheitliche Folgen von magnetischen Gleichfeldern:
- Gebärmutter- und Eierstockerkrankungen
- Gehirntumoren
- *Migräne*
- *Prostata*-Probleme und Blasenbeschwerden
- Rückenschmerzen
- Schlafstörungen
- veränderte Produktion des Schlafhormons Melatonin

…

Die Übeltäter entlarven

Überall dort, wo Elektrizität vorhanden ist, werden elektrische oder auch elektromagnetische Felder erzeugt. Es wird dabei zwischen Nieder- und Hochfrequenzen unterschieden. Bei den Niederfrequenzen handelt es sich um elektrische oder elektromagnetische Felder, die man in der Nähe von Elektrizität messen kann. Im Gegensatz dazu handelt es sich bei den Hochfrequenzen um elektromagnetische Wellen, die von WLAN-Routern, DECT-Telefonen, Bluetooth-Geräten, Mobilfunksendeanlagen etc. erzeugt werden.

Um die Art und Intensität der Strahlungsbelastung zu messen, nutzt der Baubiologe spezielle Geräte, die durch die Paul-Schmidt-Akademie zertifiziert sind.[90] Der versierte Baubiologe macht sich u. a. mit den im Folgenden aufgeführten Geräten auf die Suche nach den Übeltätern aus dem Bereich Elektro-smog, um diese zu entlarven.[91]

Zum Aufspüren **elektrischer Wechselfelder** verwendet er
- Feldsonden
- und Niederfrequenz(NF)-Antennen.

Feldstärkemessungen werden sowohl erdpotenzialfrei als auch dreidimen-sional durchgeführt. Dabei werden selektiv Felder gemessen: Bahnstrom mit 16,7 Hertz sowie Hausstrom mit 50 Hertz, ebenso breitbändig das TCO-Band I (5 Hertz bis 2 Kilohertz) sowie das TCO-Band II (2 Kilohertz bis 400 Kilohertz). Darüber hinaus können noch weitere Frequenzbereiche gemessen werden.[92]

Zum Aufspüren **magnetischer Wechselfelder** verwendet er
- isotrope Magnetfeldsonden, möglichst mit Datenaufzeichnung und mit Frequenzfilter, getrennt für Bahnstrom mit 16,7 Hertz und Hausstrom mit 50 Hertz und/oder TCO-Band I sowie TCO-Band II (Es sollte ggf. noch frequenzselektiv gemessen werden[93]),
- und Induktionsspulen.

Zum Aufspüren **elektromagnetischer Wellen** und zu deren frequenzselektiver Messung verwendet er
- Spektrumanalyser bzw. Spektrumanalysatoren (zur Differenzierung, Analyse und exakten Zuordnung der Strahlungsquelle der einzelnen Signale)
- und Breitbandmessgeräte (zur Erfassung eines undifferenzierten Summen-pegels[94]).

Wichtig ist es, zu beachten, dass die Messungen abhängig von der aktuellen Aus-lastung der Sender sind. Je nachdem, wie hoch diese ist, können die Messergebnisse höher oder niedriger ausfallen.

Während die professionellen Spektrumsanalysatoren einige Tausend bis zehntau-send Euro kosten, gibt es für den interessierten Laien auch schon qualifizierte Breit-bandmessgeräte ab etwa 300 Euro.[95]

Zum Aufspüren **elektrischer Gleichfelder** verwendet er

- Elektrofeldmeter,
- Elektrostatiksensoren
- und Feldmühlen.

Mit diesen Hilfsmitteln kann die Feldstärke im Raum sowie die Feldstärke in der Umgebung elektrostatisch auffälliger Objekte bzw. deren Oberflächenspannung gemessen werden.[96]

Zum Aufspüren **magnetischer Gleichfelder** verwendet er

- Magnetometer, sowohl 1-D (vertikal) als auch 3-D (Ergänzt werden kann die Messung durch eine bildliche Darstellung der Magnetfeldverzerrungen.)
- und einen Kompass, um die Feldauffälligkeit von Materialien und an Oberflächen einschätzen zu können.

Mehr zum Thema „Elektrosmog effektiv in Wohnräumen reduzieren" können Sie auf Seite 166 nachlesen.

Geologische Störfelder – Stress aus Erde und Kosmos

Nicht nur überirdisch, sondern auch unterirdisch kann sich unser Umfeld negativ auf das Innere des Hauses und damit das Wohlergehen der Hausbewohner auswirken. Unter „geologischen Störfeldern", auch „geopathische Felder" bzw. „geopathogene Zonen" genannt, versteht man unterirdische Verwerfungen, Gesteinsbrüche oder Wasserläufe, die zu messbaren Abweichungen, d. h. zu physikalischen Veränderungen, des natürlichen Erdmagnetfelds führen können. Daneben gibt es die sogenannten Gitternetze, die sich in regelmäßigen Abständen über die ganze Erde erstrecken und in Verbindung mit kosmischer Strahlung entstehen. Diese Gitternetze interagieren stets mit der Erde. Bislang ist es so, dass diese Art von Strahlung wissenschaftlich noch nicht anerkannt ist, weil man sie mit herkömmlichen Messverfahren (noch) nicht nachweisen kann. Im Volksmund werden sowohl Wasseradern, Verwerfungen und Gesteinsbrüche als auch Gitternetze umgangssprachlich als „Erdstrahlen" oder „Erdstrahlung" bezeichnet, wobei es sich bei den Gitternetzen, wie bereits erwähnt, nicht um reine Erdstrahlung handelt.

Bei geopathischen Störfeldern handelt es sich um geomagnetische Störungen, d. h. Abweichungen im Erdmagnetfeld, dem wichtigsten elektromagnetischen Feld, dem wir uns im Laufe der Evolution angepasst haben. Es sind Zonen veränderter Erdstrahlung, an denen auffällige Abweichungen messbar sind, eine veränderte radioaktive Erdstrahlung oder eine disharmonische Zu- oder Abnahme des Erdmagnetfelds etwa. An diesen „Reizzonen" reagieren Organismen in der Regel negativ – mit den wenigen Ausnahmen der „Strahlensucher" (siehe auch Exkurs Seite 105 f.).

Geologische Störzonen stehen im Verdacht, dem Menschen Energie zu entziehen, den Organismus zu stören, das Ionenverhältnis in der Raumluft zu verändern und zudem zu einer Depolarisierung der Zellen zu führen.[97] Laut Dr. Victor Rambeau (1897–?), der in der ersten Hälfte des 20. Jahrhunderts Vorsitzender der Ärztekammer Marburg war, gibt es keinen einzigen Fall von Krebs, der nicht mit einem geologisch gestörten Gebiet zu tun hat: *„Wir haben in unserer statistischen Arbeit ein Haus gesucht, das auf geologisch nicht gestörtem Gelände liegt und trotzdem Erkrankungen von Krebs aufweist, und dieses Haus haben wir nicht gefunden."*[98] Aus diesem Grund sollte bei jeder Behandlung einer chronischen Erkrankung der Schlafplatz auch nach diesen Stressoren überprüft werden. Dazu auch Sebastian Krüger, Baubiologe, Heilpraktiker und geprüfter Rutengänger: *„In weit über 1200 selbst durchgeführten Schlafplatzanalysen ist mir noch nicht ein einziger Fall begegnet, bei dem es zu einer ernsthaften Erkrankung gekommen ist, der Schlafplatz jedoch unbelastet war."*[99]

Viele Menschen glauben, dass die Belastung durch Erdstrahlen in Erdgeschossen niedriger ausfällt als in den oberen Etagen. Das ist bei Weitem nicht der Fall: Die Belastung durch Erdstrahlen nimmt nach oben hin nicht ab. Rutengänger messen beispielsweise in Hochhäusern im obersten Stock dieselbe Belastung wie im Erdgeschoss. Störungen im Erdmagnetfeld sind auch noch weit über der Erdoberfläche genauso groß, d. h., es treten kaum Änderungen in der Belastung auf, auch wenn man in einem der oberen Stockwerke wohnt. Das merkt auch der Storch auf dem Dach und meidet Häuser, die auf geologischen Störfeldern stehen.

Wichtig: Treffen solche geologischen Störzonen mit technischen Feldern wie denen des Mobilfunks von Sendemasten, WLAN oder DECT-Telefonen oder von Elektroinstallationen zusammen, entstehen u. U. enorme Potenzierungen.[100] Aus diesem Grund gilt es, Strahlungsquellen so gut wie möglich zu eliminieren.

Wasseradern

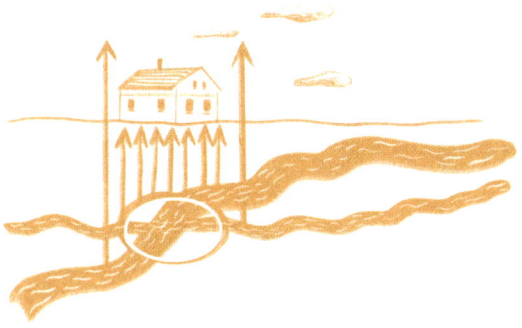

Hierbei handelt es sich um die bekanntesten und häufigsten Verursacher von Erdstrahlen. Unter einer Wasserader versteht man fließendes Wasser im Bodenreich. Es handelt sich um kleine Bäche oder Flüsse, die auf einer wasserundurchlässigen Gesteinsschicht mit unterschiedlicher Geschwindigkeit fließen und je nach Fließgeschwindigkeit, Löslichkeit und Kontaktelektrizität des Wassers[101] in Form von Reibungsenergie ein elektromagnetisches Feld erzeugen, so die wissenschaftliche Erklärung. Es wird vermutet, dass diese Energie durch die Ionenstrahlung der Erde verstärkt wird und vertikal in alle darüber liegenden Bereiche strahlt.[102] Entscheidend für die Stärke des Felds ist weniger die Menge des durchfließenden Wassers, sondern vielmehr, wie positive und negative Ionen (Wassermoleküle) aufgeteilt sind: Durch wenig Wasser in einem porösen Erdreich wird ein stärkeres Feld erzeugt als durch viel Wasser in einem Kanal.[103]

Nicht alle Wasseradern haben eine ähnlich destruktive Wirkung – manche beeinträchtigen das Lebensumfeld des Menschen weniger, andere mehr. Ausschlaggebend ist die Polarisation – die Drehrichtung des elektromagnetischen Felds –, hier werden linksdrehende von rechtsdrehenden Wasseradern unterschieden. Die Feldrichtung kann also unterschiedlich sein und hängt davon ab, ob mehr positive oder mehr negative Wassermoleküle erzeugt werden.[104]

Linkdrehende Wasseradern

Bei etwa 90 Prozent der aufgespürten Wasseradern handelt es sich um diese abbauende und energienehmende Form. Meist haben diese Wasseradern einen

Bovis-Wert zwischen 2500 und 5500 Bovis-Einheiten (BE) (siehe Exkurs Seite 92) und rauben dem Menschen daher Energie.[105] Der Bovis-Wert eines gesunden Menschen liegt bei ungefähr 7000 bis 8000 Bovis-Einheiten.

Folgende Eigenschaften liegen linksdrehenden Wasseradern zugrunde:[106]
- Sie sind positiv oder + (plus).
- Die Feldlinien gehen von einer positiven elektrischen Ladung (Quelle des Feldes) aus. (Definition in der Physik)
- Es liegt ein Elektronenmangel vor.
- Sie haben einen abladenden, entziehenden, energieraubenden Charakter.
- Energie geht von oben nach unten.

Werner Hartung und Anna Stallkamp von *NEUE GEOMANTIE* beschreiben eine weitere, zweite Art der linksdrehenden Wasserader: die natürlich linksdrehende Wasserader. Diese soll laut Aussage der beiden Geomanten ein um die Hälfte geringeres Energiepotenzial aufweisen als das einer natürlich rechtsdrehenden Wasserader und sei sozusagen „schwach" linksdrehend. Das bedeutet, dass es sich um eine biologisch nicht schädliche Wasserader handelt, die lediglich dazu dient, verbrauchte Energie abzuleiten.[107] Wenn in *Wohn dich gesund* also die Rede von einer „linksdrehenden Wasserader" ist, dann ist immer die pathogen wirkende, künstliche, linksdrehende Wasserader gemeint, die u. a. aufgrund von Störungen oder Verletzungen durch Unkenntnis beim Bauen entstanden ist. Es soll heutzutage kaum mehr natürliche links- oder rechtsdrehende Wasseradern geben; fast alle Wasseradern in unseren Städten oder Häusern sollen energetisch gestört sein und extrem schwächend wirken.[108]

Mögliche gesundheitliche Wirkungen linksdrehender Wasseradern
Linksdrehende Wasseradern können laut verschiedener Quellen die im Folgenden aufgeführten negativen Effekte haben sowie die genannten gesundheitlichen Beschwerden auslösen:[109, 110, 111, 112, 113]
- anhaltende Müdigkeit
- *Depressionen*
- Energielosigkeit
- Frieren
- Gelenk- und Kreuzschmerzen

- Herz-Kreislauf-Probleme
- *Ischialgie*
- Krebs
- mangelndes Selbstwertgefühl
- *Migräne*
- Schlafstörungen
- Schmerzzustände
- Schwindelgefühle
- *vegetative Dystonie*

Rechtsdrehende Wasseradern

Im Gegensatz zu den linksdrehenden Wasseradern werden rechtsdrehende als aufbauend und regenerierend bezeichnet und bilden das Lebensnetz der Erde. In der Regel hat eine rechtsdrehende Wasserader Bovis-Werte von mehr als 8000 Bovis-Einheiten.[114] An Kreuzungspunkten von rechtsdrehenden Wasseradern misst man sogar Werte von um die 20 000 Bovis-Einheiten. Rechtsrehende Wasseradern findet man häufig in anerkannten Kurorten unter Heilquellen, jedoch ist eine rechtsdrehende Wasserader nur für eine gewisse Zeit geeignet, um unserem Körper Energie zuzuführen. Mit der Zeit erhält man einen Energieüberschuss, was eine Überlastung des Nervensystems zur Folge haben kann: Für den ungestörten, harmonischen Schlafplatz sind rechtsdrehende Wasseradern daher auch ungeeignet.[115]

Folgende Eigenschaften liegen rechtsdrehenden Wasseradern zugrunde:[116]
- Sie sind negativ oder − (minus).
- Die Feldlinien münden in eine negative Ladung (Senke des Felds). (Definition in der Physik)
- Es liegt ein Elektronenüberschuss vor.
- Sie haben einen aufladenden, aufbauenden, energieerzeugenden Charakter.
- Energie geht von unten nach oben.

Mögliche gesundheitliche Wirkungen rechtsdrehender Wasseradern
Folgende Symptome können durch rechtsdrehende Wasseradern laut der mir vorliegenden Quellen hervorgerufen werden, wenn man sich zu lange auf ihnen aufhält (z. B. beim Schlafen, wenn das Bett über einer rechtsdrehenden Wasserader liegt):[117, 118]

- Aggressivität
- Herzerkrankungen
- *Hyperaktivität*
- Magenleiden
- starkes Schwitzen
- Übernervosität

Exkurs: Linksdrehendes und rechtsdrehendes Wasser

Übrigens trifft bei Wasser prinzipiell die Aussage zu, dass linksdrehendes Wasser einen schwächenden, abbauenden Charakter auf den Menschen ausübt und rechtsdrehendes Wasser ihn stärkt und ihm Energie zuführt. Generell kann zwischen drei verschiedenen Kategorien von Wässern unterschieden werden:[119]

- *linksdrehendes Wasser,*
- *Heilwasser (kann unter besonderen Umständen mit der Zeit auch seinen rechtsdrehenden Spin ändern und zu linksdrehendem Wasser werden)*
- *und heiliges Wasser (kann grundsätzlich nicht umpolarisiert werden und bleibt immer rechtsdrehend).*

Durch einfache Möglichkeiten, wie Hexagonwasser-Handwirbler oder hyperbolische Trichter nach Viktor Schauberger (1885–1958) kann man aus linksdrehendem Trinkwasser auch rechtsdrehendes hexagonales Wasser machen, das für die Gesundheit enorme Vorteile besitzt.[120] Die Energie eines solchen Wassers lässt sich auch mit dem Bovis-Wert beschreiben.

Exkurs: Die Welt der Bovis-Einheiten – Schwingungsenergie, auf den Punkt gebracht

In der Radiästhesie wird die Stärke der Lebensenergie bzw. feinstofflichen Energie von Substanzen, Organismen oder Örtlichkeiten in Bovis-Einheiten (BE) angegeben. Sie gehen auf den französischen Radiästhesisten André Bovis (1871–1947) zurück, der davon ausging, dass jede Materie eine bestimmte Strahlung aussendet. Mittels Tensoren oder Pendel kann der Bovis-Wert, d. h. der Wert der energetischen Schwingung des zu messenden Objekts, über „Pendel-Tabellen" gemessen werden. Als Eichwert dient das Bad Rei-

chenhaller Kristallsalz mit einem Bovis-Wert von exakt 7000 Bovis-Einheiten.[121] Ge-sunde Menschen haben einen durchschnittlichen Wert von 7000 bis 8000, kranke von um die 3000 Bovis-Einheiten.

Selbstanwender nutzen gern die unten stehende Tabelle, um die energetische Schwingung von Lebensmitteln zu testen. Demnach wird ein Nahrungsmittel erst dann als Lebens- oder sogar als Heilmittel bezeichnet, wenn es einen Wert von mehr als 9000 Bovis-Einheiten auf-weist, d. h., wenn es dem Menschen Energie spendet und dessen Selbstheilungskräfte stärkt.

Die Bovis-Einheiten eines Nahrungsmittels hängen maßgeblich davon ab, wie es beispiels-weise angebaut wurde, wie lange es in der Sonne reifen konnte, mit wie viel Liebe es behandelt wurde u. v. m. Je nachdem, wie hoch dieser Wert ist, kann es uns als Lebensmittel Energie zuführen (z. B. eine liebevoll gehegte und gepflegte, sonnengreifte Tomate) oder als Nahrungs-mittel ohne lebendige Energie eben diese rauben (wie etwa genmanipuliertes, mit Giften be-sprühtes, unachtsam behandeltes Getreide). Und: Je höher unsere Lebensenergie ist, desto belastbarer, gesünder und energiegeladener fühlen wir uns. Ab einem Wert von etwa 8000 Bovis-Einheiten gelten Räume übrigens als energetisch aufbauend, nährend und gesund. Ein opti-maler Schlafplatz sollte daher um die 8000 bis 9000 Bovis-Einheiten aufweisen. Alles, was darunter liegt, entzieht dem Körper zu viel Energie, alles Darüberliegende führt auf Dauer zu einer Überenergetisierung. Das gesunde Maß liegt also wie immer in der Mitte.

Messung von Lebensenergie in Bovis[122]

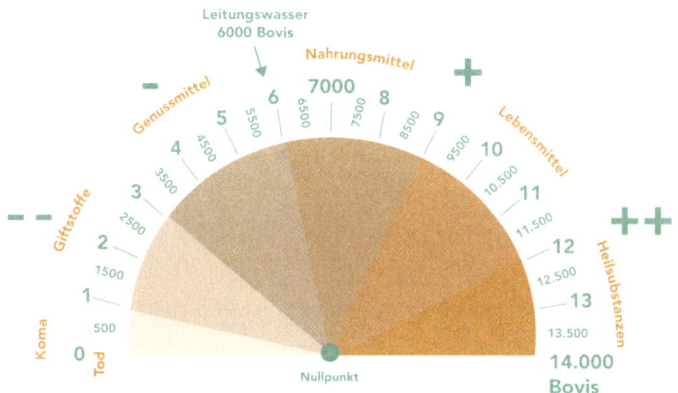

- - = sehr niedrige Energie / - = niedrige Energie / + = hohe Energie / ++ = sehr hohe Energie

Anhand dieser Pendel-Tabelle kann man die folgende Frage stellen: „Wie viel Bovis-Einheiten Energieschwingung hat [z. B. eine Tomate] nach dieser Tabelle?"

Gesteinsbrüche und Verwerfungen

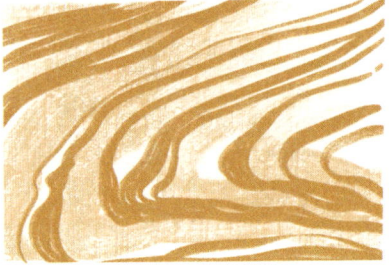

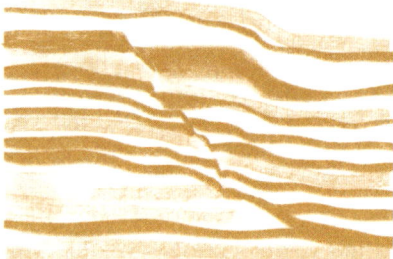

Verwerfung

Gesteinsbrüche

Gesteinsbrüche finden wir überall, sowohl unter einer Großstadt als auch im Gebirge. Sie entstehen durch Aktivitäten in der Erde – Erdbeben, Vulkanausbrüche oder Erdrutsche –, die zur Folge haben, dass sich die verschiedenen Erdschichten gegeneinander verschieben bzw. das Gestein auseinanderbricht. An den Bruchstellen oder Bruchlinien können unterschiedliche Arten von Erdstrahlungen entstehen:[123]

- Es kann zwischen unterschiedlich geladenen Schichten ein elektrisches Spannungsfeld erzeugt werden. Je größer die Berührungsfläche ist, desto größer ist die Strahlung an dieser Stelle.
- Magmastrahlung kann aus dem flüssigen Erdkern entweichen.
- Fließendes Wasser kann auf dem Boden des Gesteinsbruchs Wasseradern entstehen lassen.

Wichtig: Wenn alle drei Faktoren zusammenfallen, können Gesteinsbrüche zur größten Quelle für Erdstrahlung werden.

Eine **Verwerfung** entsteht, wenn Erdplatten sich aufeinander zubewegen und sich die Erde dadurch faltet oder übereinander schiebt. Dabei werden Gesteine ineinander verwirbelt und verschoben, und es können Strukturen entstehen, die an die Windungen eines Schneckenhauses erinnern. Durch die unterschiedlich geladenen elektrischen Gesteinsschichten können sich riesige unterirdische Kondensatoren bilden.[124] Die Ausmaße der strahlenden Fläche betragen im Gegensatz zu Gesteinsbrüchen oft mehrere Hundert Meter in der Breite und können kilometerlang sein.[125] Verwerfungen können stark energieraubend sein und es werden nicht selten Bovis-Werte von weniger als 2500 Bovis-Einheiten gemessen. Durch eine Verwerfung kann sich übrigens auch die Ionisierung der Raumluft darüber in eine ungesunde Richtung verschieben.[126]

Durch Verwerfungen oder Gesteinsbrüche treffen unterschiedlich gepolte Erdschichten oder Gesteinsschichten aufeinander, wodurch messbare, starke elektromagnetische Felder entstehen. Es kommt dabei zu einer Art „Batterieeffekt", aber mit weit größerem Ausmaß. Der Effekt wird durch die Feuchtigkeit im Erdboden zusätzlich verstärkt. Solche Störfelder verändern die vom Erdkern kommende natürliche Strahlung, was für Mensch, Tier und Pflanze negative Effekte haben kann. Zusätzlich kann eine in einer Verwerfung vorkommende Wasserader die Feldbelastung weiter erhöhen.

Oft sind Risse in Mauern, Wänden oder auf der Straße ein Indiz für Verwerfungen oder Gesteinsbrüche.

Mögliche gesundheitliche Folgen von Verwerfungen

Wenn Ihr Bett auf einer Verwerfung steht, kann das laut verschiedener Quellen die im Folgenden aufgeführten negativen Effekte haben und die genannten gesundheitlichen Beschwerden auslösen:[127, 128, 129, 130]

- Angstzustände
- *Depressionen*
- Gereiztheit
- Mangel an Lebensenergie
- Nervenleiden
- psychische Probleme

Mögliche gesundheitliche Folgen von Gesteinsbrüchen

Mit Gesteinsbrüchen werden laut verschiedener Quellen die folgenden Beeinträchtigungen und Erkrankungen in Verbindung gebracht:[131, 132, 133]

- Albträume
- *Allergien*
- Hauterkrankungen
- Kopfschmerzen
- Nervenleiden
- *Rheuma*

Übrigens zählt die Verwerfung zu der einzigen Erdstrahlenform, die hauptsächlich auf die Psyche des Menschen wirkt und weniger auf seinen Körper. Sie gilt als Verstärker bereits vorhandener Symptome.[134]

Gitternetze

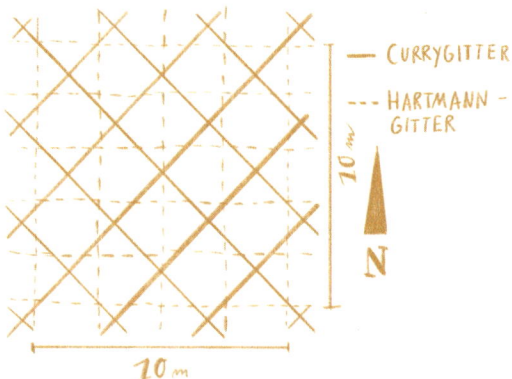

Im Wesentlichen wird zwischen den folgenden drei Gitternetzen unterschieden: Hartmann-Gitter, Curry-Gitter und Benker-Gitter.[135] Daneben gibt es weitere Gitternetze, z. B. das PWL-Gitter, die Groß-Gitternetze, das Raumgitter, das Hagal-Gitter sowie die Ley-Linien.[136] (Zu Ley-Linien siehe auch Exkurs Seite 101 ff.) Über die Entstehung, die Ursache und den Zweck der Gitternetze wird noch immer geforscht. Höchstwahrscheinlich stehen sie in Zusammenhang mit der statischen Elektrizität innerhalb unserer Atmosphäre.[137]

Jedes dieser Gitternetze hat seine spezifischen Merkmale, allen gemeinsam ist jedoch, dass sie Kreuzungs- oder Knotenpunkte aufweisen. Diese entstehen, wenn sich zwei Linien kreuzen. Dort verdoppelt sich logischerweise durch Überlagerung der beiden Linien die Strahlungsstärke, die in Reizeinheiten (RE) beschrieben wird, von 700 auf 1400 Reizeinheiten.[138]

Sowohl die Linien als auch die Knoten- bzw. Kreuzungspunkte wirken je nach Art des Gittersystems auf den menschlichen Organismus, wobei es die Knotenpunkte besonders in sich haben. Das ist damit zu erklären, dass diese Punkte je nach Gittersystem oftmals äußerst niedrige Bovis-Einheiten aufweisen und der menschliche Organismus, der bei einem gesunden Menschen bei einem Wert von

7000 bis 8000 Bovis-Einheiten schwingt, beständig darum bemüht ist, dieses extreme Gefälle auszugleichen. Und das kostet Energie, die uns dann für andere Regenerationsprozesse fehlt.

Besonders nachts laufen in unserem Körper Reparaturprozesse ab, und daher sollten wir darauf achten, dass sich seine Energietanks auffüllen können und diese nicht noch mehr geleert werden. Wer gern im Wald oder in der freien Natur spazieren geht, dem wird eine hohe Energie mitgeliefert, die eventuelle Energiedefizite ausgleichen kann. Wir können direkt spüren, wie gut uns ein Waldspaziergang tut: Er erfrischt, nährt und wir fühlen uns aufgetankt.

Es kann auch vorkommen, dass die Knotenpunkte einzelner Gitternetze auf ein und demselben Punkt liegen, wodurch sich die einzelnen Kräfte und so eine besonders hohe Intensität verzeichnen. Daher sollte sich der sensible, störungsfreie Schlafbereich nicht an einem solchen Orte befinden. Auch hier gilt: In Kombination mit Verwerfungen und Wasseradern kann es zu Verstärkungen an den Kreuzungspunkten kommen.[139]

Globalgitter gehören, wenn man es genau nimmt, nicht zu den Erdstrahlen, sondern zu den kosmischen Strahlen.[140] Das zeigt sich auch darin, dass weder das Curry-Gitter noch das Hartmann-Gitter in Tunnels oder Höhlen messbar sind.[141] Anders dagegen die „echten" Erdstrahlen wie Wasseradern oder Verwerfungen, die in Höhlen genauso messbar sind wie über der Erde.

Hartmann-Gitter bzw. Globalnetzgitter

Das Hartmann-Gitter oder **G**lobal**n**etz**g**itter (Abkürzung: GNG; auch: GGN, **G**lobalgitter**n**etz) ist nach dem Entdecker Dr. med. Ernst Hartmann (1915–1992) benannt. Er war es, dem es erstmals gelang, die medizinischen Zusammenhänge zwischen Erkrankungen und Gitternetzen nachzuweisen. Die Entstehung solcher Phänomene wird damit erklärt, dass die ständig u. a. von der Sonne erzeugte, elektromagnetische kosmische Strahlung permanent auf die Erde auftrifft und vom Erdmagnetfeld fokussiert und polarisiert wird.[142] Durch Resonanzen und Interferenzen sollen sich stehende, hochfrequente Wellen bilden, die die gesamte Erde netzartig umspannen. Diese Wellen sind messbar.

Die Linien des erdmagnetisch ausgerichteten Hartmann-Gitters verlaufen von Norden nach Süden sowie orthogonal dazu von Osten nach Westen und haben jeweils einen Abstand von 2 bis 2,5 Meter sowie eine Linienbreite von 10 bis 20 Zentimetern, das Netz ist jedoch nicht stabil. Durch topografische und kosmische Einflüsse wie Vollmond, Jahreszeiten und Erdbeben kann es sich verändern bzw. verschieben und ist je nach Breitengrad nicht immer gleich.[143] So gibt es Abweichungen in nordsüdlicher Richtung von 10 bis 15 Grad.[144] Die Linien gelten als ungefährlich, dennoch sollte man die Kreuzungspunkte im Schlafbereich unbedingt meiden. Je nach Ladung können die Kreuzungspunkte des Hartmann-Gitters unterschiedliche Werte aufweisen: So haben die Kreuzungspunkte zweier positiv geladener Linien hohe Bovis-Werte von um die 14 000 Bovis-Einheiten und hohe magnetische Werte.[145] Hier kann man zwar wunderbar kurz Energie auftanken, für einen längeren Aufenthalt sind sie ungeeignet – also auch zum Schlafen.

Curry-Gitter bzw. Diagonalgitter

Das Curry-Gitter wurde erstmals zwischen 1945 und 1951 von dem deutschen Ingenieur Dr. Siegfried Wittmann als ein weiteres Interferenzmuster der kosmischen Strahlung beschrieben und später von seinem Namensgeber Dr. Manfred Curry (1899–1953) in der Literatur veröffentlicht. Hier verlaufen die ebenfalls zueinander orthogonal liegenden Linien zwischen Nord–Ost nach Süd–West sowie von West–Nord nach Ost–Süd. Dementsprechend verlaufen sie diagonal zum Hartmann-Gitter in einem Winkel von 45 Grad. Die Linien des Curry-Gitters sind bis zu 70 Zentimeter breit und erscheinen in einem Abstand von jeweils 3 bis 3,5 Meter. Auch ihre Intensität ist abhängig von äußeren Einflüssen wie Mondphasen: Bei Vollmond ist der Kreuzungspunkt fast doppelt so stark wie ein Kreuzungspunkt des Globalgitters.[146] Dieses Netz ist am Tag etwa zwei Drittel schwächer als in der Nacht, was sehr oft zu Schlafstörungen führen kann. Kreuzt das Curry-Gitter eine Wasserader, so ist das besonders problematisch.[147] Das Curry-Gitter soll im Vergleich zum Globalgitter als biologisch wirksamer gelten.[148] Hier sollen die Kreuzungspunkte äußerst stark belasten. Sie werden auch als „Krebspunkte" bezeichnet, da Menschen häufig an Krebs erkranken, wenn ihr Bett auf solch einem Kreuzungspunkt steht.[149] An diesen Kreuzungspunkten, die als stark entladend, d. h. energieraubend gelten, misst man Bovis-Werte von um die 2000 Bovis-Einheiten.[150] Solche Zonen sollte man unbedingt als Schlafbereich meiden!

Kreuzungspunkte sollten im Schlafbereich unbedingt vermieden werden!

Die Auswirkungen dieses Gitters ist insbesondere durch die Pionierin, Erd-strahlen-Forscherin und Autorin Käthe Bachler (1923–2019) in Tausenden von Fällen wissenschaftlich dokumentiert und in ihren Büchern eindrucksvoll beschrieben worden. Der Baubiologe und Heilpraktiker Sebastian Krüger gibt an, dass so gut wie bei jedem der von ihm untersuchten Fälle von Krebs, ausnahmslos bei Kinderlosigkeit und *Multiple Sklerose*-Erkrankungen der Curry-Gitterkreuzungs-punkt eine Rolle gespielt habe.[151]

Benker-Gitter bzw. Benker-Kubensystem

Das Benker-Gitter ist nach seinem Entdecker Anton Benker (1895–1983) benannt. Dieses kubische, magnetische Netzwerk bzw. Kubensystem ist wie das Hartmann-Gitter von Norden nach Süden und von Osten nach Westen ausgerichtet. Im Grunde genommen handelt es sich hierbei um aneinandergereihte Würfel, die abwechselnd positiv und negativ geladen sind. Die Kanten der einzelnen Quader messen ungefähr 10 Meter. Die Linien des Benker-Gitters sind ungefähr 50 Zentimeter bis 1 Meter breit und werden auch als „Doppellinie" bezeichnet.[152] Diese Benker-Linien, die ja unterschiedlich geladene Kuben voneinander trennen, weisen einen Wert von ungefähr 6000 Bovis-Einheiten auf und depolarisieren den Körper, wenn man Nacht für Nacht darauf liegt.[153] Das kann auf lange Sicht zu Energie-verlust und einer Schwächung des Organismus führen.

Auch hier sind wieder die sogenannten Benker-Kreuzungspunkte zu beachten. Sie gelten nach dem Baubiologen Sebastian Krüger als „geopathischer Super-gau":[154] Hier sind nur Werte von um die 1000 Bovis-Einheiten zu messen, d. h., der Körper wird konstant gestresst und das Nervensystem permanent im *Sympa-thikus* gehalten. Der Baubiologe gibt an, dass seine schwersten gesundheitlichen Fälle meist solch ein Benker-Kubenkreuz im Schlafbereich aufwiesen – zusätzlich kombiniert mit weiteren geologischen Störungen wie Wasseradern, Verwerfungen oder anderen Kreuzungspunkten.

Hochinteressant finde ich seine Beobachtung in Bezug auf schwere, chronische Erkrankungen wie *multiple Sklerose*: Demnach hatte er in seinen Untersuchungen aus den letzten Jahren keinen einzigen Fall von *multipler Sklerose* ohne eine Belastung im Schlafbereich des Betreffenden durch einen Benker-Kubenkreuzungspunkt. Er vermutet, dass durch die dauerhafte Depolarisierung des Nervensystems bereits bestehende entzündliche Prozesse nicht mehr zur Heilung kommen.[155] Das, kombiniert mit einer Quecksilberbelastung und traumatischen Erlebnissen, könne seiner Meinung nach zur Entwicklung von *multipler Sklerose* führen.

Wichtig: Aus wissenschaftlicher Sicht gibt es bislang keinen Zusammenhang zwischen Erdstrahlung und Erkrankungen, obwohl es unzählige Hinweise darauf und Dokumentationen gibt. Es wäre wünschenswert, wenn Therapeuten bei schweren chronischen Erkrankungen auch das häusliche Umfeld auf solche Störzonen überprüfen lassen könnten, und dann Spezialisten, etwa einen Radiästheten, konsultierten. Damit könnte man solche wesentlichen Auslöser eliminieren und dem Körper die Chance geben, seine Selbstheilungskräfte zu aktivieren. Jeder Stressor weniger – und dabei besonders solche gravierenden – kann ein Meilenstein in Richtung „Heilung" sein!

Mögliche gesundheitliche Folgen von Gitternetzen

An den Linien und Knotenpunkten solcher Gitternetze können laut verschiedener Quellen folgende negativen Effekte auftreten sowie die genannten gesundheitlichen Beschwerden ausgelöst werden:[156, 157, 158, 159, 160, 161]

- Allergien
- *Arthritis*
- *Burn-out*
- chronische Müdigkeit
- chronische Schmerzen
- chronisches Erschöpfungssyndrom (CFS; *chronic fatigue syndrome*)
- Geschwüre
- innere Unruhe
- Kinderlosigkeit
- Kopfschmerzen
- Krebs
- Lähmungserscheinungen
- Magen-Darm-Beschwerden
- *Migräne*
- *multiple Sklerose*
- *Neuroborreliose*
- Nierenleiden
- Probleme mit Nasennebenhöhlenentzündungen

- Rückenschmerzen
- Schlafstörungen
- Therapieresistenz
- Unterleibsbeschwerden
- Verspannungen
- Zysten

...

Exkurs: Kraftorte – Besondere Energietankstellen in der Natur

Als Kraftorte werden häufig Bergspitzen, (Heil-)Quellen, Steinkreise, Dolmen, Felsformationen, Höhlen, Menhire sowie Kreuzungspunkte mehrerer Kraftlinien bezeichnet. Auch in sakralen keltischen Bauwerken, bei Hünengräbern oder bronzezeitlichen Megalithgräbern sind Kraftfelder wahrnehmbar. Übrigens befinden sich die meisten Wegkreuze und alte Kirchen auf Kraftorten, wobei die größten und bedeutendsten Kirchen auf besonders starken Kraftfeldern stehen sollen. Laut Volksglauben und Sagen leben an solchen natürlichen Kraftorten oft sogenannte Elementarwesen oder Naturgeister wie Elfen, Feen und Zwerge. Der Glaube an solche Wesen ist z. B. in Island bis heute so stark, dass eine staatliche Elfenbeauftragte vor wesentlichen Eingriffen in die Natur wie den Bau eines Gebäudes oder einer Straße prüft, ob dort Naturwesen leben, und sicherstellt, dass darauf Rücksicht genommen wird.

In verschiedensten Kulturkreisen wurden sakrale Bauten und Kultstätten auf Orten mit besonders starken positiven Energien erbaut und nach diesen ausgerichtet. Der richtige Standort für einen Kultplatz konnte für das Wohlergehen einer Gemeinschaft von außerordentlicher Bedeutung sein. Man wusste in früheren Zeiten, dass bestimmte Energien das Gelingen von Ritualen, das allgemeine Wohlbefinden und die Gesundheit fördern oder schwächen konnten und dass bestimmte Orte nicht dafür gemacht waren, sich dort längere Zeit aufzuhalten.

Auch die sogenannten Ley-Linien kann man als lebendige, natürliche Kraftfelder bzw. Kraftorte bezeichnen. Es handelt sich hierbei um ein Netzwerk, dessen Linien sich in unregelmäßigen Abständen über die Erde ziehen. Diese können bis zu 25 Meter breit sein, der Abstand zwischen ihnen beträgt in der Regel mehrere Kilometer. Die Linien laufen nicht in einem bestimmten Raster, sondern passen sich organisch der Landschaft an, sie verzwei-

gen sich, machen Kurven und werden mitunter auch von Hochspannungsleitungen abgelenkt. Ley-Linien können auch miteinander verbunden sein und sorgen dadurch für einen energetischen Austausch zwischen den betreffenden Orten.[162] Das zeigt, wie wunderbar alles mit allem verbunden ist und wie solch ein Netzwerk von hochschwingenden Orten global miteinander interagiert.

Die Kräfte der Ley-Linien mögen früher deutlich stärker gewesen sein als heute, sie wurden wie das Erdmagnetfeld im Laufe der letzten Jahrtausende immer schwächer. Ihre Energie wird als fein, sanft und kaum spürbar beschrieben und so sind sie auch für Radiästheten u. U. schwierig zu finden. Auf diesen Linien wurden in früheren Zeiten, wie bereits erwähnt, wichtige sakrale Bauten sowie prähistorische Heiligtümer errichtet. Bekannte Orte, die auf Ley-Linien liegen, sind die Steinalleen von Carnac, das Freiburger Münster, Notre Dame in Paris, Stonehenge[163] u.v.a.m.

Man sagt, dass es einem auf Ley-Linien leichter falle, in sich zu gehen, zu meditieren, sich zu entspannen und zu konzentrieren. Die Kreuzungspunkte der Ley-Linien gelten energetisch als besonders hochschwingend. Bereits die Atlanter und Lemurier sollen davon gewusst und ihre megalithischen Anlagen auf diesen hochschwingenden und heiligen Orten errichtet haben.[164]

Halten Sie Ausschau nach solchen Orten in Ihrer Umgebung und spüren Sie in sich hinein, ob Sie deren Energie wahrnehmen können.

Sie finden solche Kraftorte oft …

- *bei seltsam wachsenden Bäumen (Diese verdrehen sich häufig ineinander, wachsen zusammen oder bilden seltsame Formen aus);*
- *an prächtigen und mächtigen Bäumen, die auf Kreuzungspunkten von Ley-Linien besonders gut gedeihen. Je stärker ein Kraftort, desto mächtiger der Baum, der an dieser Stelle wächst;*
- *dort, wo besondere Pflanzen, z. B. Misteln, Eiben, Wacholder, Weißdorn, wachsen:[165] Diese Pflanzen weisen darauf hin, dass ein Austausch mit der Erde möglich ist. Wachholderbüsche galten bei den Germanen als heilig und Weißdorn wuchs in vielen Fällen an Kultplätzen. Misteln können Reizstrahlung neutralisieren und helfen ihrem Wirt, auf schwierigen Plätzen zu überleben;*
- *an Ameisenhügeln: Ameisen leben oft an besonderen energetischen Orten, an denen man sich nicht länger als eine halbe Stunde aufhalten soll.[166] Für diese kurze Zeit soll es möglich sein, mit der Erde in Kontakt zu treten und dabei eine heilsame*

Energie aufzunehmen, wenn man dabei auf seine Körperempfindungen und seine innere Stimme achtet;

- dort, wo mehrere natürliche, besondere Merkmale aufeinandertreffen, etwa wenn an einer Quelle auffallende Baumformationen wachsen oder ein markanter Fels zu sehen ist;

- auf Bergspitzen, wo sich besonders viel Energie sammelt. Die Gipfel wirken wie eine Art Sendeantenne und geben Energie ab;[167]

- und an besonderen, „heiligen Bäumen" wie allen voran bei der Eiche, gefolgt von Esche und Buche.[168]

Es gibt übrigens auch im Internet zahlreiche gute Karten, in denen weltweit besondere Kraftorte eingezeichnet sind. Dort werden Sie fündig, wenn Sie auf Kraftort-Expedition gehen möchten (siehe unter „Wichtige Adressen", Seite 289). Kleinere Kraftorte sind jedoch wahrscheinlich auch direkt in Ihrer Nähe zu finden. Mit einer Wünschelrute und dem notwendigen Gespür können Sie diese aufspüren und ein wenig dort verweilen.

Natürlich können Sie sich auch daheim einen persönlichen Kraftplatz einrichten, den Sie z. B. liebevoll mit Steinen, Kristallen, Blumen, Symbolen o. Ä. dekorieren. Dort lässt sich gut meditieren, auftanken oder zur Ruhe kommen. Solch ein Ort kann sich auch positiv auf die Umgebung auswirken (siehe Seite 265). Erwin Thoma (siehe Exkurs Seite 73) bezeichnet auch Holz als eine Kraftquelle: So würde er z. B. Eichenholz all jenen „verschreiben", die einen Ort der Kraft in ihrem Wohnbereich benötigen.[169]

Gegenstände im Erdreich

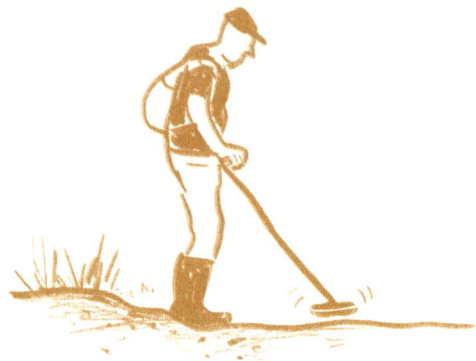

Es kommt nicht selten vor, dass Rutengänger bei Grundstücksuntersuchungen auf Gegenstände im Erdreich stoßen. So mögen metallisch leitende Gegenstände zu geringfügigen elektrischen Feldverzerrungen führen, die sich auch negativ auf den Wohn- und Schlafbereich auswirken können.

Die Übeltäter entlarven

Geologische Störfelder können durch folgende Methoden aufgespürt werden:
a) Baubiologische Messmethoden:[170]
- Der Szintillationszähler erfasst die radioaktive Erdstrahlung.
- Das 3-D-Magnetometer misst das Erdmagnetfeld.

Wenn die beiden Messparameter – radioaktive Erdstrahlung und Erdmagnetfeld – im absoluten Gleichgewicht sind, gilt der Raum oder das Grundstück als geologisch ungestört.[171]

Wichtig: Die Baubiologie stößt bei kosmischen Gitternetzen (die physikalisch nicht messbar sind) an ihre messtechnischen Grenzen und hält sich nur an messbare Auffälligkeiten. Daher lohnt es sich hier, auf zusätzliche Messmethoden zurückzugreifen, wie:

b) radiästhetische Messmethoden

- mit Ruten oder Biotensoren;

c) sowie Bioresonanzgeräte

d) oder eben durch eine besondere Sensitivität (z. B. Hellfühlen); hier helfen Geomanten und hochsensible Menschen.

Wichtig: Wird eine Untersuchung von einem Rutengänger durchgeführt, kann das Ergebnis der Rutenuntersuchung u. U. stark schwanken, je nachdem, wer sie macht, und ist mit wissenschaftlich anerkannten Messmethoden nicht verifizierbar. Wenn Sie unsicher sind, holen Sie sich eine Zweit- oder Drittmeinung ein, vergleichen Sie die Ergebnisse und ziehen Sie gegebenenfalls Rückschlüsse in Bezug auf Ihre Beschwerden! (Zum Berufsbild des Radiästheten siehe Seite 141 ff.)

Exkurs: Von Strahlensuchern und Strahlenflüchtern – Beobachten Sie die Pflanzen- und die Tierwelt!

Pflanzen und Tiere sind gute Indikatoren für geopathische Störzonen aller Art. Diese zeigen in den meisten Fällen ein eindeutiges Symptom-Bild: Pflanzen weisen infolge einer erdmagnetischen Deformierung einen Flucht- oder Drehwuchs auf, verkümmern schneller oder bilden Gabelungs- und Krebsknoten. Aus diesem Grund werden sie auch „Strahlenflüchter" genannt.[172] Des Weiteren ist das Wachstum mitunter negativ beeinflusst und es kann außerdem zu Fehlbildungen und vermehrtem Schädlingsbefall kommen. Daneben gibt es auch Pflanzen, die wiederum sehr gut auf Wasseradern gedeihen, beispielsweise Steinobst, Holunder, Mistel, Farne und Kastanienbäume.[173] Sie werden dementsprechend als „Strahlensucher" bezeichnet. Die Eiche ist ebenfalls ein Strahlensucher: Sie gedeiht also prächtig auf Wasseradern-Kreuzungspunkten – oftmals mit weniger als 3000 Bovis-Einheiten. Dort entwickelt sie sich nicht selten zu einem hoch strahlenden Baum mit mehr als 14 000 Bovis-Einheiten und strahlt damit noch höher als der durchschnittliche Baum mit seinen 10 500 Bovis-Einheiten.[174] Man kann die Eiche demnach auch als Katalysator bezeichnen, d. h. als natürlicher „Strahlungsumwandler".

Im Tierreich werden wir in Sachen „Strahlenindikatoren" ebenfalls fündig: So gibt es Tiere, die unter die Kategorie „Strahlenflüchter" fallen, dazu gehören Hunde, Kühe, Schweine, Vögel und Pferde. Sie meiden Wasseradern generell. Wo immer sie sich gern zum Schlafen hinlegen, sind vermutlich keine negativen Störungen vorhanden.

Die „Strahlensucher" leben dagegen an Orten mit einem hohen Reizpotenzial besonders gut. Hierzu sind Wespen, Mücken, Ameisen, Maulwürfe, Schlangen, Bakterien und Insekten zu zählen. Schädlinge in den Häusern, wie Silberfischchen und Kleidermotten, zählen ebenfalls zu den Strahlensuchern. In früheren Zeiten wurde an Plätzen, an denen sich Ameisen ansiedelten, keine Häuser gebaut, weil man wusste, dass hier Störungen vorlagen.[175]

Der Storch auf dem Dach oder das Schwalbennest am Haus gelten dagegen seit eh und je als Garant für eine störungsfreie Zone. Die Legende, dass der Storch die Kinder bringe, kommt nicht von ungefähr, denn wenn man weiß, dass Erdstrahlen zu Unfruchtbarkeit führen können,[176] liegt der Schluss nahe, dass der wählerische Storch auf dem Dach ein Zeichen für eine störungsfreie Zone ist. Er würde kein Nest auf einer Wasserader, Verwerfung oder dergleichen wählen. Die Katze gilt übrigens tendenziell eher als Strahlensucher: Wo sie sich am liebsten schnurrend liegt, sollte man sich besser nicht zur Ruhe betten. Aber sie ist nicht unbedingt konsequent bei ihrer Suche nach einem angenehmen Plätzchen und verschmäht auch störungsfreie Zonen nicht: So hatte unsere Katze immer gleich mehrere Lieblingsplätze und ihr bevorzugter war stets bei uns auf dem Schoß – egal wo wir saßen. Als Indikator für Störzonen ist die Katze also wohl eher ungeeignet. Ihr wird auch nachgesagt, sie könne energetisch gestörte Orte heilen und uns Menschen gleich mit.

Wasseradern hin oder her: Legt sich eine Katze schnurrend neben Sie oder sogar auf Ihren Schoß, wie unsere Katze das am liebsten bei meinem Mittagschlaf tat, so kann das – trotz eventueller Wasserader – zutiefst entspannend und heilsam wirken. Das Schnurren soll Glückshormone wie das Wohlfühlhormon Serotonin freisetzen, was sowohl auf die Katze selbst als auch auf Mensch und Tier in ihrer Umgebung beglückend und beruhigend wirken kann. Aus diesem Grund werden Katzen auch bei der Therapie von traumatisierten Patienten und Patienten mit psychosomatischen oder chronischen Erkrankungen eingesetzt. Das Ergebnis einer Studie des Schlaganfallzentrums der Universität von Minnesota zeigt, dass das Schnurren einer Katze das Herzinfarktrisiko reduziert und den Blutdruck senkt.[177] Grund genug, sich immer mal mit seiner Katze zum regenerierenden Wellness-Mittagsschlaf auf dem Sofa zu verabreden.

Zum Thema „Geologische Störfelder effektiv in Wohnräumen reduzieren" siehe Seite 174 f.

Radioaktivität und Radon – Strahlende Gesellen

Radioaktivität

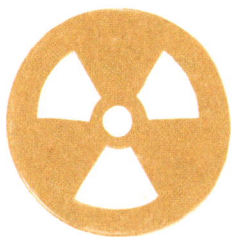

Natürliche Radioaktivität ist ein Phänomen, das in der Natur unabhängig vom Menschen entstanden ist. Wir sind also seit jeher einer bestimmten Dosis von Radioaktivität ausgesetzt, sie ist unser ständiger Lebensbegleiter. Im Allgemeinen kann Radioaktivität aus der Luft, dem Wasser, der Nahrung, dem Kosmos, der Industrie, der Medizin sowie aus diversen Baustoffen kommen. Es gilt dabei, die natürliche Dosis langfristig nicht zu überschreiten und besonders hohe Belastungen zu vermeiden.

Radioaktivität wird als „ionisierende Strahlung" bezeichnet, da sie so energiereich ist, dass sie Körpermoleküle zu verändern, d. h. zu ionisieren vermag. Aus diesem Grund kann Radioaktivität zu schlimmsten Schäden wie Krebs und Mutationen des Erbguts führen. Es hängt von der Art, der Menge, der Einwirkzeit sowie dem Einwirkort ab, ob und wann die Strahlung gefährlich wird. Zweifelsohne gilt: Die Summe aller radioaktiven Belastungen sollte unbedingt so gering wie möglich gehalten werden. Sicher kennen Sie den Röntgenpass, der dafür sorgen soll, unnötige Röntgenuntersuchungen zu vermeiden und die Strahlenbelastung möglichst gering zu halten. Hier macht wie so oft die Dosis das Gift. Relevant im häuslichen Umfeld ist zumeist die Gammastrahlung, manchmal auch die Alpha- und die Betastrahlung. Dabei bilden kritisch erhöhte radioaktive Strahlendosen eher die Ausnahme als die Regel.

Im häuslichen Umfeld strahlen laut Baubiologe Wolfang Maes z. B. Jugendstillampen mit radioaktiver Glasur, alte Kacheln, Exemplare in der Mineraliensammlung wie der Uranstein, farbig glasierte Keramiken aus der Zeit der vorletzten

Jahrhundertwende und alte Uhren und Kompasse mit Leuchtziffern unter Verwendung lumineszierender Farben auf der Basis radioaktiver Stoffe stark. Schwache Strahler können manche großflächig eingesetzten Baustoffe wie Ziegelsteine oder Fliesen sein,[178] und deutlich erhöhte Strahler sind beispielsweise Schlackensteine, Bims- oder Hüttensteine, Basalt-Schüttungen und bestimmte Tuffmaterialien,[179] die man also besser meiden sollte.

Radioaktivität wird in Nanosievert pro Stunde (NSv/h), der Maßeinheit der Äquivalentdosisleistung, sowie in Impulsen pro Minute gemessen. Überall dort, wo der Mensch sich regelmäßig aufhält, sollte Radioaktivität gemessen werden!

Mögliche gesundheitliche Folgen von radioaktiver Strahlung
Durch radioaktive Strahlung können laut verschiedener Quellen folgende negativen Effekte auftreten sowie die genannten gesundheitlichen Beschwerden ausgelöst werden:[180, 181]

- erhöhtes Krebsrisiko
- Erkrankungen der Augen (Trübung der Hornhaut)
- Erkrankungen der blutbildenden Organe (*Leukämie*)
- Erkrankungen der Haut
- Genschäden
- Zellschäden

Die Übeltäter entlarven

Zum Messen der Gammastrahlung im Innenraum und auf dem Baugrund setzt der Baubiologe folgende Geräte ein:[182]
- Geigerzähler
- Kontaminationsmonitore

- Szintillationszähler
- Dosisleistungsmessgeräte

Bei der genauen Messung werden die radioaktiven Zerfälle (Impulse pro Zeit) ermittelt und in die Dosisleistung* umgerechnet. Außerdem werden Prüfungen von Oberflächen sowie Materialprüfungen durchgeführt, um die Kontamination zu messen.

Radon

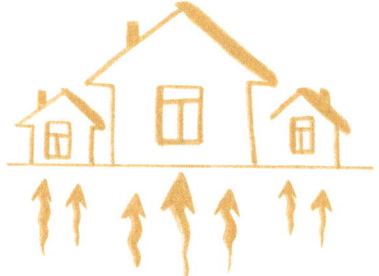

Bei Radon handelt es sich um ein natürliches radioaktives Edelgas, das aus dem Erdreich entweicht und durch den Boden in unsere Häuser eindringen kann. Im Haus selbst kann es durch radioaktive Baustoffe und Gegenstände entstehen. Radon ist farb-, geruchs- und geschmacklos und geht keine chemischen Verbindungen mit anderen Stoffen ein. Für die Radonkonzentration in Innenräumen sind sowohl der Radongehalt des geologischen Untergrunds als auch die im Haus verwendeten Materialien maßgeblich.

Je nach geologischen Gegebenheiten findet man in Deutschland lokal unterschiedliche Radongehalte im Erdreich. So sind überdurchschnittliche Belastungen mit Radon z. B. in der Eifel, in der Umgebung von Koblenz, im Bayerischen Wald, im Fichtel- und Erzgebirge, in den Mittelgebirgen des Schwarzwalds und in der Gegend des Hunsrücks zu finden.[183] Durch Verwerfungen und Risse wird das Gas aus dem Erdreich freigesetzt und gelangt mitunter auch in die Häuser. Dabei sammelt sich das Edelgas unter dem Haus und dringt durch die verschiedenen Schwachstellen des

---

* Energie, die pro Zeiteinheit in einer bestimmten Stoffmenge deponiert und in Joule pro Kilogramm und Sekunde (J/kg/s) gemessen wird

Hauses, wie Risse im Mauerwerk, Bodenplatten, Kabelkanäle und Rohrführungen, ein. Im Keller ist die Konzentration meist am höchsten und von hier aus kann es über Kamine, Treppenaufgänge sowie Zwischenböden ins Haus gelangen. Dass der kühle Kohlenkeller aus früherer Zeit durchaus Sinn macht, belegt die Tatsache, dass Radon stärker nach oben tritt, je wärmer es im Keller ist. Warme Luft steigt leichter nach oben als kalte und transportiert damit auch das schädliche Radon in die höher gelegenen Räume. *„Ein unbeheizter Keller kann ebenfalls helfen. Er verhindert, dass warme Luft und mit ihr Radon hoch in die Wohnräume zieht."*[184] Der Keller war früher nur den Kohlen und Kartoffeln sowie allem, was kühl gelagert werden muss, vorbehalten. Heute muss er stets beheizt und warm sein, wenn er beispielsweise als Partykeller, als Werkstatt oder Wohnraum genutzt wird. Das ist nicht immer eine gute Idee!

Radioaktiv auffällige Baustoffe (z. B. Schlackenstoffe, Hüttensteine, Schüttungen als Isolation in alten Häusern) können ebenfalls ein Radonrisiko beherbergen. Dass Radon krank macht, ist unbestritten. Beim radioaktiven Zerfall von Radon entstehen wieder radioaktive Stoffe. Diese kleinen „Strahler" mit großer Wirkung sind nicht mehr gasförmig; sie lagern sich an Tröpfchen in der Luft oder an winzige Staubpartikel.[185] Demzufolge sind sie überall im häuslichen Umfeld zu finden, so etwa an den Wänden, auf Einrichtungsgegenständen und auf dem Fußboden. Wenn wir Radon bzw. dessen Zerfallsprodukte einatmen, kann es sich in den Bronchien und in der Lunge ablagern und somit von innen heraus strahlen.[186] Es wird von internationalen Experten empfohlen, dass der Zielwert für Radon in Häusern deutlich unter 100 Becquerel pro Quadratmeter (Bq/m^2) liegen sollte.[187] Der Mittelwert hierzulande liegt bei 50 Becquerel pro Quadratmeter. Hier lautet die Faustregel einmal mehr: je weniger, desto besser! Es gibt bei Radon *keine* unbedenkliche, ungefährliche Dosis!

Mögliche gesundheitliche Folgen von Radon

Durch Radon können laut verschiedener Quellen die im Folgenden aufgeführten negativen Effekte auftreten sowie die genannten gesundheitlichen Beschwerden ausgelöst werden:[188, 189]

- *Leukämie*
- Lungenkrebs (vor allem in Kombination mit Rauchen!)
- Zellschädigungen

Es sind vor allem Räume im Souterrain sowie Erdgeschosse betroffen, die sich in Gebieten mit mittlerer und starker Radonbelastung befinden. Aber auch in ein und derselben Stadt kann die Konzentration von Radon in den Gebäuden sehr unterschiedlich sein. Daher empfiehlt sich bei Verdacht auf Radon unbedingt eine Messung.

Die Übeltäter entlarven

Baubiologen nutzen für die Messung von Radongas direkt anzeigende Radonmonitore, Dosismeter oder Aktivkohle-Passivsammler. Die Prüfung der Grundstücke erfolgt mit Bodengassonden.[190]

Mit passiven Messgeräten, sogenannten Exposimetern, kann man ganz einfach selbst die Belastung mit Radon messen. Dabei sind folgende Parameter zu beachten:[191]

- Die Messdauer sollte mindestens 3 Monate, besser länger betragen.
- Der Messzeitraum sollte mindestens zur Hälfte im Winterhalbjahr stattfinden.
- Es sollte mindestens in zwei verschiedenen Räumen, in denen man sich viel aufhält, gemessen werden. Besonders sind dabei die unteren Wohngeschosse zu berücksichtigen, bevorzugt Bereiche mit Erdkontakt.

Auch für die Aufstellung der Messgeräte gibt es genaue Regeln, damit das Messergebnis eindeutig ausfällt:[192]

- Sie sollten nicht direkt an Türen und Fenstern stehen;
- nicht direkt an der Wand,
- nicht direkt in der Sonne oder an einer Heizung;
- etwa in Höhe unseres Kopfes
- und abseits von Kindern und Haustieren.

Zum Thema „Radioaktivität und Radon in Wohnräumen effektiv reduzieren" siehe Seite 176 f.

Schallwellen – Terroristen, nicht nur fürs Ohr

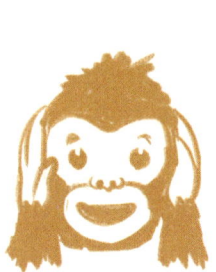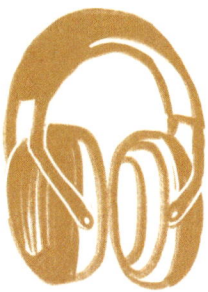

Hier kommen wir zu einem äußerst nervenzehrenden Störenfried, dem Lärm. Dass er sogar töten kann, wird bei einem Blick auf Foltertechniken im alten China deutlich. Der chinesische Kaiser ließ Verräter mit der „Lärmfolter" bestrafen: Die armen Opfer lagen unter riesigen Glocken, die von Schergen angeschlagen wurden. Nach kurzer Zeit bekamen sie einen Herzinfarkt, ihr Kreislauf versagte, sie erlitten einen Lungenkollaps und schließlich wurden sie vom Tod erlöst.[193]

In dörflichen Gegenden mag der Autolärm kaum eine Rolle spielen – dafür aber der Lärm, der einem von den wie Pilze aus dem Boden schießenden Windrädern in Windparks um bzw. in die Ohren weht. Stein des Anstoßes ist der Infraschall, ein Schall also von sehr niedriger Frequenz. Dieser ist laut Expertenmeinung mit schädlichen gesundheitlichen Auswirkungen auf den Schlaf, mit Hörschäden, Tinnitus sowie einer Reduzierung der Lebensqualität verbunden.[194] Es gibt mittlerweile eine ganze Reihe von Beschwerden von Bürgern, die auf die Belastung dieser umstrittenen Energiequellen hinweisen und dringend eine Verbesserung ihrer Situation einfordern. Dabei spielt nicht nur der physikalisch gemessene Schalldruck eine Rolle, sondern auch die ungleichmäßigen, dauerhaften Schallemissionen, die sich laut Aussagen Betroffener so ins Gehör einbrennen, dass man sie nicht mehr los wird. Tiere leiden ebenfalls massiv darunter – ganz zu schweigen von den durch Windräder massenweise zu Tode kommenden Insekten, Fledermäusen und Vögeln. Dass der Infraschall als Problem erkannt wird, zeigt sich auch darin, dass die Windkraftbetreiber ihre Anlagen inzwischen nachrüsten: *„Schon jetzt werden Turbinen bei Bedarf nachts aus Lärmschutzgründen mit einer geringeren Leistungsstufe* *gefahren oder auch ganz abgeschaltet"*[195], so Fachanwalt Dr. Andreas Hinsch aus Hamburg, zitiert aus der *Welt*.

In Städten sind wir rund um die Uhr Lärm ausgesetzt, und wenn in der Nacht (fast) alles schläft, wälzt sich mancher, der an einer stark befahrenen Straße oder über einer Kneipe oder Diskothek wohnt, unruhig im Bett hin und her. An Erholung ist dabei nicht mehr zu denken. Ab 55 Dezibel (dB; Maßeinheit für Schall) werden im Schlaf Stresshormone ausgeschüttet und der Blutdruck steigt.

Auch kaum hörbare, penetrante Geräusche können extrem nervtötend sein.

Dass selbst ein kaum hörbarer, aber dafür umso penetranter wirkender Lärm einen tatsächlich in Rage und um den wohlverdienten Schlaf bringen kann, erlebte ich einmal in einem Biohotel in Österreich. Unser Zimmer lag direkt Wand an Wand mit der benachbarten Ferienwohnung, wo ein alter Kühlschrank stand. Dieser vibrierte und summte permanent, was sich durch die Schallübertragung an der Wand noch verstärkte, sodass wir in der ersten Nacht kein Auge zubekamen. Irgendwann gegen Mitternacht machten wir uns auf die Suche nach dem Störenfried. Der alte Kühlschrank wurde abgeschaltet und wir konnten in den nächsten Wochen ohne störende Begleitgeräusche gut schlafen und den Urlaub genießen.

Mögliche gesundheitliche Folgen von Schallwellen

Durch Schallwellen können laut verschiedener Quellen die im Folgenden aufgeführten negativen Effekte auftreten sowie die genannten gesundheitlichen Beschwerden ausgelöst werden:[196, 197, 198, 199]

- erhöhter Blutdruck
- erhöhte Blutfettwerte
- erhöhte Krebsanfälligkeit
- erhöhter Blutzuckerspiegel
- erhöhtes Herzinfarktrisiko
- geringere Leistungsfähigkeit
- Kopfschmerzen
- Magen- und Darmgeschwüre
- Nervosität
- Schlafstörungen

- Stresssymptome
- *vegetative Dystonie*
- Verdauungsprobleme
- vermehrte Ausschüttung der Stresshormone

…

Die Übeltäter entlarven

Vom Baubiologen werden
- empfindliche Schall- und Vibrationsmessgeräte
- sowie Frequenzanalysatoren

eingesetzt, um dem nervtötenden Übeltäter auf die Spur zu kommen.

Zum Thema „Schallwellen in Wohnräumen effektiv reduzieren" siehe Seite 178.

Wohngifte – Unser hauseigener Chemiebaukasten

Man will es nicht glauben, aber in unseren eigenen vier Räumen ist die Giftbelastung oft höher als an einer stark befahrenen Straße. Grund dafür sind die Wohngifte, die rund um die Uhr in schlecht durchlüfteten Wohnungen unterwegs sind. Es handelt sich dabei u. a. um folgende relevante Schadstoffgruppen:[200]

- Aldehyde
- Biozide
- Flammschutzmittel
- flüchtige organische Verbindungen VOC (*volatile organic compounds*)
- Formaldehyd
- Holzschutzmittel (chlororganische Verbindungen)
- Isothiazolinone
- Konservierungsmittel
- künstliche Mineralfasern und Asbest
- leichtflüchtige organische Verbindungen VVOC (*very volatile organic compounds*)
- PAK (polycyclische aromatische Kohlenwasserstoffe)
- PCB (polychlorierte Biphenyle)
- Pyrethroide
- quartäre Ammoniumverbindungen (QAV)
- schwerflüchtige organische Verbindungen SVOC (*semivolatile organic compounds*)

- Schwermetalle
- Weichmacher

Wir finden diese bedenklichen Stoffe in Teppichen, Schränken, Regalen, als Mitbringsel von Kammerjägern in Insektenvernichtungsmitteln, Kunststoffgegenständen, Fußböden, Holzbalken, Wandfarben, Imprägnierungen, Tapeten, Lacken, Klebern, Textilien, Kosmetika, diversen Baustoffen u. v. m., die ihre giftigen Ausdünstungen in die Raumluft abgegeben, die dann von uns eingeatmet wird. Pro Tag atmen wir das beachtliche Volumen von rund 12 000 bis 20 000 Liter Luft ein – vorwiegend aus unseren Innenräumen, in denen sich die meisten von uns zu rund 90 Prozent ihres Lebens aufhalten. Den schädlichen Giftcocktail aus vorwiegend fettlöslichen Stoffen nehmen wir mit unserer Atemluft auf und speichern ihn u. a. in unserem Fettgewebe. Wohngifte schwächen unser Immunsystem ab einer bestimmten Konzentration erheblich und wirken zudem stark (neuro-)toxisch, krebserregend und zellschädigend.

Mögliche gesundheitliche Folgen von Wohngiften

Durch Wohngifte können laut verschiedener Quellen die im Folgenden aufgeführten negativen Effekte auftreten sowie die genannten gesundheitlichen Beschwerden ausgelöst werden:[201, 202, 203, 204]

- *Depressionen*
- erhöhte Infektanfälligkeit
- Erkrankungen der oberen und unteren Atemwege
- Hormonstörungen
- Konzentrationsstörungen
- Krebs
- Magen-Darm-Beschwerden
- Organschäden
- Reizungen der Haut
- Störungen des Nervensystems

…

Die Übeltäter entlarven

Da es sich hier um eine enorme Vielzahl an Schadstoffen handelt, sind verschiedene Messverfahren notwendig:[205] Einige Gase können mit Prüfröhrchen angezeigt werden, für andere wiederum braucht man aufwendigere Luftprobenentnahmen, die im Fachlabor analysiert werden müssen. Daneben gibt es Schadstoffe, die sich nur auf bestimmten Filtern sammeln lassen, manche reichern sich gern in Staub an und es werden demnach Staubproben analysiert. Wieder andere erfordern eine ausführliche Analyse des problematischen Materials.

Es hängt zwingend von der Professionalität des Baubiologen ab, genau die richtigen Schadstoffe ausfindig zu machen (ein aus Spanplatten gebautes Möbel riecht selbst für den Laien nach süßlichem Formaldehyd und Schaumtapeten schreien geradezu nach Weichmachern) und zur Identifizierung das geeignete Prüfverfahren anzuwenden. Ziehen Sie bei dieser kniffligen Suche unbedingt einen Baubiologen zurate!

Zum Thema „Wohngifte in Wohnräumen effektiv reduzieren" siehe Seite 178 ff.

Schimmel- und Hefepilze –
Um Schimmels Willen!

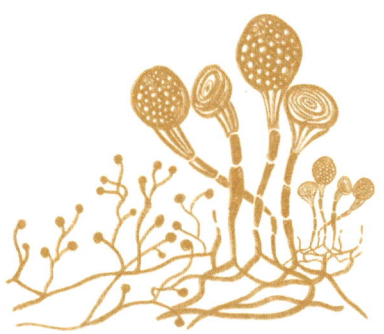

Schimmelpilze und Hefepilze gehören zu den einerseits winzig kleinen, andererseits ganz „großen" Krankmachern im häuslichen Umfeld. Schimmelpilze vermehren sich überall dort rasant und ungestüm, wo es feucht ist und wo sich eine Menge Hausstaub befindet, denn der beste Freund der Schimmelpilze sind die Hausstaubmilben. Der unliebsame Gast kann zu Schäden am Haus führen, sich negativ aufs Raumklima auswirken und unsere Gesundheit in einem hohen Maße schädigen. Sporen, die gefährliche Enzyme bilden, können über die Atmung und die Haut in den menschlichen Körper gelangen. Die Mykotoxine, die Gifte der Pilze, können eine Vielzahl an Erkrankungen auslösen, die schlimmstenfalls bis zum Tod führen können. Säuglinge, Kinder, Senioren und chronisch kranke Menschen gehören zur besonders gefährdeten Gruppe.

Man findet Schimmelsporen in der Luft, auf Oberflächen und im Hausstaub. Je nach Schimmelart und Konzentration kann es zu mehr oder weniger starken Auswirkungen auf unsere Gesundheit kommen.

Kleinere Mengen an Schimmelsporen können auch von außen in die Raumluft gelangen. Diese geringen Konzentrationen können den Raum bei ordnungsgemäßem Lüften aber meist wieder schnell verlassen. Anders sieht es aus, wenn Wände, Böden, Decken oder Einrichtungsgegenstände von Schimmel befallen sind. Dann steigt die Konzentration an Schimmelsporen in der Raumluft dramatisch an. In diesem Fall hilft nur die fachgerechte Sanierung, d. h. zuallererst einmal die Suche nach den Ursachen und anschließend die Behebung der Mängel.

Inzwischen weiß man, dass die stetig zunehmenden elektromagnetischen Felder einen Einfluss auf die Antibiotikaresistenz von schädlichen Bakterien besitzen und Pilze noch giftiger machen, denn Pilze und Bakterien scheiden unter hochfrequenter Strahlung bis zu 600-mal mehr Toxine aus als normal.[206] Dazu Dr. Dietrich Klinghardt: *„Wenn wir Kulturen anlegen und die Keime mit und ohne Elektrosmog wachsen lassen, steigert sich die Toxinaktivität im Handyeinfluss um das 600-Fache!"*[207] Zudem würden sie seiner Aussage nach deutlich aggressiver.

Elektromagnetische Felder machen Pilze noch aggressiver und giftiger.

In Studien wurde ein um den Faktor 1,5 bis 3,5 erhöhtes Gesundheitsrisiko für Kinder errechnet, die in schimmelpilzbelasteten Wohnungen lebten.[208] Bestimmte Schimmelpilzarten, z. B. *Aspergillus spp.*, *Penicillium spp.* und *Trichoderma*, können starke Giftstoffe produzieren, die über die Raumluft eingeatmet werden. Gegenstand vieler Studien ist der Zusammenhang zwischen neurotoxischen Symptomen und Toxin bildenden Schimmelpilzen.[209]

Der Hefepilz schneidet in puncto „Gesundheitsbeeinträchtigung" nicht besser ab. Anders als sein Kollege, der Schimmelpilz, wächst er weniger großflächig auf Wänden, sondern tummelt sich lieber inkognito in Spülkästen, Leitungswasserfiltern, Luftbefeuchtern, Zahnbürstenköpfen, Siphons, Trinkflaschen, Spülschwämmen, Toiletten, Abflüssen, Waschmaschinen, Spülmaschinen und Lebensmittelvorräten. Hefepilze bilden im Gegensatz zu den Schimmelpilzen keine Fäden, sondern kleine Quallen und vermehren sich durch Sprossung. Der bekannteste Vertreter der Hefepilze ist der schön klingende *Candida albicans*, der sich im Körper der Bewohner überall ausbreiten und ihnen so das Leben zur Hölle machen kann.

Mögliche gesundheitliche Folgen von Schimmel- und Hefepilzen

Durch Schimmel- und Hefepilze können laut verschiedener Quellen folgende negativen Effekte auftreten sowie die genannten gesundheitlichen Beschwerden ausgelöst werden:[210, 211, 212, 213, 214]

- allergische Reaktionen
- Atemwegsbeschwerden
- brennende, gerötete Augen

- Erschöpfungszustände
- Hautauschlag oder Hautrötungen
- Hauterkrankungen
- Husten
- Immunschwäche
- Infektionskrankheiten
- Krebs
- *Migräne*
- Müdigkeit
- Nasenneben- und Stirnhöhlenentzündungen
- Organschäden
- Pilzerkrankungen, z. B. *Candida*
- Schlaflosigkeit
- Schwindel
- Sehstörungen
- Übelkeit

...

Oftmals ist Schimmelbefall mit dem bloßen Auge nicht zu erkennen, denn der große Schimmelfleck oder der Schimmelrasen an der Wand ist nur die Spitze des Eisbergs. Schimmel kann sich unbemerkt in Teppichen, Duschvorhängen, Lebensmittelschränken, Getreidemühlen, Zimmerpflanzen usw. ausbreiten, ohne dass man mit bloßem Auge etwas erkennt. Erst eine professionelle Untersuchung bringt hier Licht ins Dunkel bzw. entlarvt die Millionen mikroskopisch kleiner Sporen.

Die Übeltäter entlarven

Der Baubiologe kombiniert einige Verfahren, um ein genaueres Ergebnis zu erhalten: Hierbei werden Luftproben mit Luftkeimsammelgeräten durchgeführt,[215] Abklatschproben von verdächtigen Flächen sowie Staubproben mit Pumpen gemacht[216] und es werden Saugproben von verschiedenen Stellen im Haus genommen. Anschließend wird die Ausbeute betrachtet oder auf einem Nährboden kultiviert. Es können auch Materialproben entnommen werden und diese werden dann mikroskopisch untersucht. „Rund" wird das Ganze durch Lebensmittelproben, Flüssigkeitsproben sowie eine gründliche Anamnese vom Patienten „Haus/Wohnung" und eine visuelle Inspektion.[217] Nicht selten kommen Endoskope zum Einsatz,[218] mit denen die Räume bis in den letzten Winkel hinein inspiziert werden, um den Übeltätern auf die Spur zu kommen. Daneben werden das Feuchteprofil zum Nachweis mangelhafter Abdichtung gemessen sowie bauphysikalische Messungen vorgenommen, wie Oberflächentemperatur, Wärmebrücken durch Thermografie, Raumklimadaten und Materialfeuchte, um das Nutzerverhalten und die Bausubstanz zu analysieren.[219]

Nach der erfolgreichen Schimmelpilzsanierung werden Kontrollmessungen durchgeführt, um ganz sicher zu gehen, dass den Pilzen tatsächlich der Garaus gemacht wurde. Auch hier orientiert sich der Baubiologe wieder an der Natur: In den eigenen vier Wänden sollte die Schimmelpilzzahl deutlich unter dem Wert im Freien liegen. Die Schimmelpilzart sollte sich ebenfalls nicht von der im Außenraum unterscheiden. Es gibt Schimmelpilze, z. B. *Aspergillus*, Hefepilze, *Candida* oder *Stachybotrys*, die im Innenraum nicht nachweisbar sein sollten, dort also nichts zu suchen haben.[220]

Zum Thema „Schimmel- und Hefepilze in Wohnräumen effektiv reduzieren" siehe Seite 183 ff.

Exkurs: Luftreiniger – Mehr Keimschleuder als Saubermann?

An dieser Stelle möchte ich ein paar Worte über Luftreiniger verlieren: Sie sollen, wie der Name schon sagt, die Luft von schädlichen Stoffen, Partikeln und Gasen reinigen. Heute, wo die Feinstaubbelastung durch Emissionen aus Kraftfahrzeugen, Brems- und Reifenabrieb, Öfen und Kamine, Kraft- und Fernheizwerke u. a. so sehr steigt, statten sich viele Bewohner mit Luftreinigern aus, um gerade im Winter ihre schlechter belüfteten Wohnräume von Schadstoffen zu befreien.

In Innenräumen wird Feinstaub u. a. durch Toaster, Gasherde, Kamine, Öfen sowie Kerzen erzeugt. Das sollte so weit wie möglich auf ein Mindestmaß reduziert werden. Daneben gibt es sensible Innenräume, beispielsweise Reinräume und medizinische Versorgungsräume, die ganz und gar frei sein sollten von schädlichen Partikeln, Erregern sowie Gasen.

Leider sind Luftreiniger oft hochgradig mit Schimmelpilzen, Bakterien und Viren belastet, die sich dort mit Vorliebe auf den sogenannten HEPA-Filtern tummeln. Laborversuche zeigen, dass das schon wenige Wochen, nachdem der Luftreiniger in Betrieb genommen wurde, der Fall ist. Natürlich sind die Verbraucher diesbezüglich meist ahnungslos. Die Firma DINNOVATIVE GMBH hat – nomen est omen – ein besonderes, innovatives Rezept dagegen entwickelt: einen speziellen, patentierten Filter, den sogenannten Ding-Filter (benannt nach Frau Dr.-Ing Haomin Ding), der dauerhaft Viren, Bakterien und Pilzsporen und sogar multiresistente Keime vernichten soll. Dieses kombinierte Filtersystem besteht aus drei Schichten: einem Aktivkohlefilter gegen gasförmige Schadstoffe, einem mit natürlichen Extrakten aus Schafwolle angereicherten Filter, der als erstes Filtermaterial überhaupt Formaldehyd sowie andere Schadstoffe biologisch abbauen kann, sowie einem mit Silber und Kupfer beschichteten Filter gegen Erreger. Für diese innovative Erfindung ist DINNOVATIVE GMBH mehrfach mit dem Industriepreis und dem Innovationspreis der deutschen Wirtschaft ausgezeichnet worden. Das Gerät arbeitet für mein geräuschempfindliches Gehör äußerst leise, ist klein und kompakt und kann platzsparend einfach auf ein Regal gestellt werden. Es soll nach Herstelleraussage u. a. gegen Tonerstaub, Pollen, Bakterien, Viren, Formaldehyd, Schimmel, Milben, Zigarettenrauch, Tierhaare und sogar Radon wirken und kein schädliches Ozon abgeben, wie manch andere Luftreiniger. (Bezugsquellen siehe Seite 287 ff.)

Leuchtmittel – Der helle Wahnsinn

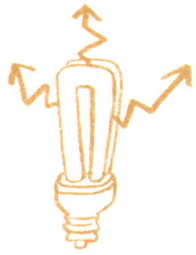

Sichtbares Licht zählt zu den elektromagnetischen Strahlen mit Wellenlängen von 400 (Blau) bis 700 (Rot) Nanometer (nm). Die Lichtgeschwindigkeit beträgt (im Vakuum) unvorstellbare 300 000 Kilometer pro Sekunde. Licht spielt im Leben der Natur für Pflanze, Tier und Mensch eine entscheidende Rolle: Ohne Licht gäbe es kein Leben auf der Erde. Licht übt einen enormen Einfluss auf unser Wohlergehen, unsere Stimmung und unsere Gesundheit aus. Licht steuert zahlreiche biologische Funktionen, Hormonabläufe, den Vitaminhaushalt, Stoffwechselprozesse, das vegetative Nervensystem, sowie den Schlaf-wach-Rhythmus. Dr. Alexander Wunsch (*1961), Lichtforscher und Arzt, sagt dazu Folgendes: „*Licht ist eigentlich der wichtigste Umweltfaktor, der auf unser Vegetativum (das unwillkürliche Nervensystem) Einfluss nimmt.*"[221]

Dabei richtet sich seit Millionen von Jahren alles Leben nach der natürlichen spektralen Zusammensetzung des Sonnenlichts, die die harmonische Spektralverteilung eines Regenbogens besitzt. Wichtig ist es, zu wissen, dass jede Abweichung von diesem naturgegebenen Spektrum auf Dauer zu gesundheitlichen Schäden führen kann. Es spielt sowohl eine Rolle, ob wir tagein, tagaus genügend natürliches Licht aufnehmen, als auch welche Leuchtmittel wir verwenden, um Licht ins Dunkel zu bringen …

Wird es draußen dunkel, braucht es drinnen Licht. Spätestens dann sind wir auf künstliches Licht angewiesen. Unter den sogenannten Leuchtmitteln verstecken sich aber leider auch üble Gesellen, auf die wir in unseren eigenen vier Wänden besser verzichten sollten. Dazu gehören Energiesparlampen und leider auch die beliebten LEDs.

Mit Energiesparlampen lässt sich zwar Energie sparen, sie sind unserer Gesundheit allerdings nicht zuträglich, denn sie enthalten Quecksilber. Geht solch eine Lampe kaputt, wird von offizieller Seite folgendes Rettungsszenario empfohlen, um die Gefahren durch das austretende Quecksilber zu reduzieren:[222]

- Kinder und Schwangere sollen sofort den Raum verlassen.
- Sofort das Fenster öffnen
- Keinen Staubsauger zum Aufsaugen verwenden
- Kaputte Energiesparlampe luftdicht verpacken
- Akribische Endreinigung
- Scherben fachgerecht im Wertstoffhof entsorgen

Mal abgesehen von dem scheußlichen Licht der Energiesparlampen, möchte ich auf solche Szenarien gern verzichten und auch nicht in einem Raum weiterleben, in dem solch eine Birne zerplatzt ist. Daher kann ich sie nicht empfehlen.

Auch das LED-Leuchtmittel schneidet in puncto „Gesundheit" nicht unbedingt gut ab. Durch die Blauanteile im Licht wird die Produktion des wichtigen Schlaf- und Ruhehormons Melatonin unterdrückt, was auf Dauer zu *Depressionen*, *Migräne*, Gedächtnisschwäche, vorzeitiger Hautalterung, Ein- und Durchschlafstörungen sowie degenerativen Erkrankungen führen kann.[223]

Natürliches Licht ist für unsere Gesundheit essentiell wichtig!

Eine Studie des französischen Instituts für Gesundheit und Medizinforschung aus dem Jahre 2016 zeigt, dass das Licht von LED-Lampen auf die Dauer schädlich für die Augen ist. Man fand heraus, dass der hohe Blauanteil des Lichts die altersbedingte Makuladegeneration fördern kann. [224] Neben der Netzhautschädigung stört der Blauanteil auch den, der mit einer Reduzierung der Melatoninproduktion einhergeht.

Abends und in der Nacht sind daher am besten Leuchtmittel mit wenigen Blaulichtanteilen zu verwenden. Das wichtige Hormon Melatonin gilt als ein wesentlicher Schutzfaktor gegen Erkrankungen. Der Schlafmediziner Dr. med. Dieter Kunz von der Berliner *Charité* äußerte sich dazu wie folgt: „*Ich halte es für sehr wahrscheinlich, dass das blaue Licht am Abend oder in der Nacht einen Einfluss auf die Gesundheit hat und Krankheiten wie Krebs begünstigt.*"[225] Weniger Melatonin bedeutet weniger Krebsschutz und weniger Entgiftung! (Ausführungen zum Thema „Gesunder Schlaf" siehe Exkurs Seite 35 ff.)

Um diesen negativen Effekten aus dem Weg zu gehen, greifen viele zur Warmton-LED. Es gibt verschiedene, sogenannte Farbtemperaturen (Kelvin) für
- warmweißes Licht: 2700 bis 3300 Kelvin,
- neutralweißes Licht: 3300 bis 5300 Kelvin,
- und tageslichtweißes Licht: mehr als 5300 Kelvin.

Neben diesen Faktoren gibt es bei LED-Leuchtmitteln (z. B. in Lampen, bei Bildschirmen) noch einen weiteren Faktor zu berücksichtigen: Sie produzieren ihr Licht durch eine sogenannte Stroboskop-Technologie, d. h. durch Blitze, und senden Frequenzen aus, die vergleichbar sind mit denen von Handys. Durch diesen Flimmereffekt können sie unsere Körperzellen negativ beeinflussen.[226] Nach Aussage von Lichtspezialist Reinhard Gerl von *INNOVATIVE EYEWEAR* geben etwa die Hälfte aller Lampen und noch mehr Bildschirme (unsichtbares) Flimmerlicht ab. Mit speziellen Messgeräten könne man das überprüfen. Auch Leuchtstoffröhren und Energiesparlampen haben diesen Stethoskop-Effekt und sind ebenfalls nicht empfehlenswert.

Wenn wir über „Licht" sprechen, haben wir es mit Begriffen wie „Lumen" (lm; Lichtstrom, der von einer Lampe ausgestrahlt wird, d. h. Lichtausbeute), „Lux" (lx; Beleuchtungsstärke, die auf eine Fläche auftritt, etwa Helligkeit) sowie „Candela" (cd; Lichtstärke, die meist als Helligkeit bezeichnet wird; von lateinisch *Candela* für „Kerze") zu tun. Die Lichtstärke einer Kerze beträgt übrigens 1 Candela (cd). Daneben gibt es auch noch Watt (W), was den Energieverbrauch eines Leuchtmittels bezeichnet; so verbraucht eine 100-Watt-Glühbirne 100 Watt in 1 Stunde.

Mögliche gesundheitliche Folgen von ungesunden Leuchtmitteln:[227, 228]
- degenerative Erkrankungen
- *Depressionen*
- Ein- und Durchschlafstörungen
- Gedächtnisschwäche
- *Makuladegeneration*
- *Migräne*
- negative Beeinflussung der Körperzellen
- Netzhautschädigung

- vorzeitige Hautalterung
- Störung des Schlaf-wach-Rhythmus

Die Übeltäter entlarven

Diese Übeltäter sind mit gesundem Menschenverstand, dem nötigen Wissen und wachsamen Augen leicht zu finden. Achten Sie auf die Kennzeichnung der Leuchtmittel und tauschen Sie diese ggf. gegen gesundheitlich verträgliche Varianten aus.

Den Flimmereffekt an Leuchten oder Monitoren kann man übrigens mit einem Gerät namens *LiMoTest solar* testen.[229] Damit kann man das Lichtflimmern auf ganz einfache Weise selbst entdecken. (Bezugsquellen siehe Seite 287 ff.)

Zum Thema „Bedenkliche Leuchtmittel im Wohnräumen effektiv reduzieren" siehe Seite 185 f.

Weitere Faktoren
von „Chaos" bis „Spuk"

Im Folgenden kommen wir nun zu den feinstofflichen Ursachen, die dazu führen können, dass das Haus/die Wohnung und seine/ihre Bewohner kränkeln.

Im Universum ist alles beseelt: Nicht nur jeder Mensch, jedes Tier, jede Pflanze, jeder Stein und jeder Grashalm haben ein mehr oder weniger stark ausgeprägtes Bewusstsein, sondern auch Häuser, Räume und die Gegenstände darin. Dazu Christina von Dreien: „*... alles, was existiert, wurde erschaffen. Und alles, was erschaffen worden ist, lebt und hat ein Bewusstsein – egal was es ist, egal wo es ist, egal wer es erschaffen oder produziert hat.*"[230] Weiter führt sie aus, dass all das, was existiere und ein Bewusstsein habe, denken und fühlen sowie seine Umgebung wahrnehmen könne und Bedürfnisse habe. Alles im Universum lebt. Auch das Haus!

Es gibt Menschen, die besondere Begabungen haben und z. B. mit Tieren oder Pflanzen kommunizieren können. Dasselbe ist theoretisch auch mit Häusern und Gegenständen möglich (siehe Interview mit Erhard Rietz, Seite 270 ff.). Es gibt also auch Menschen, die bei Problemen mit ihren Geräten, mit ihrem Computer, ihrer Spülmaschine oder ihrem Auto sprechen und dadurch schon so manches technische Problem lösen konnten. Ich persönlich bedanke mich z. B. gern nach jedem Waschgang bei unserer betagten Waschmaschine und wertschätze ihre Leistung. Ich freue mich einfach jedes Mal darüber, dass sie unsere Wäsche auch nach so vielen Jahren immer noch so fleißig wäscht.

Auch wenn wir es vielleicht nicht bewusst spüren, dass die uns umgebenden Dinge und Räume „leben", so gibt es doch ständig Interaktionen zwischen den Bewohnern eines Hauses und den Räumen, in denen sie wohnen. So kann es durchaus sein, dass die Energie harmonisch schwingt oder dass es an irgendeiner Stelle „hakt" und sich zwischen Bewohner und Haus keine gute Lebensenergie einstellen mag.

Das kann verschiedene Ursachen haben, von denen ich nun auf einige näher eingehen möchte:

Energetische Belastungen – Ungebetene Gäste im Haus

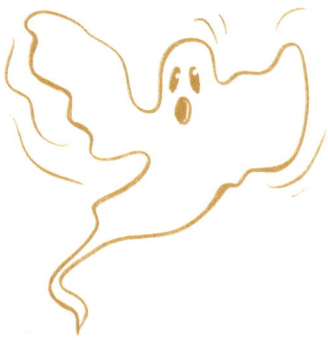

Haben Sie schon einmal von spukenden Schlössern, unheimlichen Gästen oder seltsamen Dingen gehört, die sich in Häusern ereignen? So etwas findet man nicht nur in Spukgeschichten, er geschieht auch im realen Leben, bei ganz normalen Menschen, gleich um die Ecke. Ich kenne mindestens eine Handvoll Menschen aus meinem direkten Umfeld, die schon einmal Bekanntschaft mit solchen unsichtbaren Hausmitbewohnern gemacht haben. Da ist beispielsweise der gutmütige Hausgeist meiner Freundin Kerstin, der nachts immer mal durch ihre Räume schleicht und mit Rumpeln und Gepolter auf sich aufmerksam macht, oder der stille Mitbewohner von Vincent, meinem ehemaligen Nachbarn, der immer mal auftauchte und es sich abends auf dem schönen, roten Sofa bequem machte. Gesehen hat Vincent ihn oft als Kind, doch seit er erwachsen ist, hat er schon länger nichts mehr von ihm mitbekommen. Diesem stillen Begleiter seiner Kindheit hat Vincent im Rahmen eines Kunstprojekts eine würdevolle Geschichte gewidmet. In einer Ausgabe der anthroposophischen Zeitschrift *erziehungskunst* las ich vor vielen Jahren die Geschichte von Susanne, die das Experiment wagte, einige unsichtbare Wesen in ihrer Wohnung kennenzulernen, und dann (fühlbare) Bekanntschaft mit dem Wohnungswesen – dem „Chef" aller dort lebenden Wesen – und weiteren Elementarwesen machte. Thomas Mayer, der Autor dieses berührenden Artikels, schreibt am Ende: *„An jeder Ecke des Lebens arbeiten Elementarwesen mit. Ohne sie läuft nichts!"*[231]

Doch es gibt neben diesen hilfreichen Geistwesen auch unsichtbare Gäste, die man lieber nicht in seiner Nähe haben möchte. Um diese soll es im Folgenden gehen. Oft „hört" oder „sieht" nur ein Mitglied der Familie, meist sind es Kinder, solche ungebetenen Gäste – manchmal ist es nur ein komisches Gefühl oder ein sich ständig wiederholender (Alb-)Traum, der sich in den Räumen auf immer dieselbe Art und Weise abspielt.

Diese Gäste, auch „erdgebundene Seelen" genannt, können es sich allerdings auch in den Räumen eines Hauses gemütlich machen oder sich in der Aura der Bewohner einnisten – das wurde z. B. durch die Beobachtungen von Gudrun-Anna Bauer und Christoph Bauer von der „Lebenswerkstatt" in Augsburg in ihrer jahrzehntelangen medialen Arbeit mit Verstorbenen eindrücklich dokumentiert. Sie berichten in ihrem Buch *Was wir euch noch sagen wollten* von Besetzungen durch Verstorbene, die Menschen physisch oder psychisch krank machten und in ihrer individuellen Entwicklung stark behindert haben. Oft sind es Verwandte, die den Weg ins Licht nicht finden und auf unserer materiellen Ebene immer noch verhaftet sind, aber es gibt auch Geschichten von Verstorbenen, die immer noch in „ihren" Häusern „leben" und sich mit „ihrem" Besitz identifizieren, weil sie gar nicht registrieren, dass sie längst nicht mehr auf dieser Ebene existieren.

Als Gründe für solche Phänomene können gelten, dass viele Menschen heutzutage nicht mehr „wissen", dass es ein Leben nach dem Tode gibt, das auf einer anderen, feinstofflichen Ebene stattfindet und eben nicht in unserer materiellen Welt. Des Weiteren gab es zu früheren Zeiten Rituale, mit deren Hilfe man die Toten in diese andere Dimension des Seins geleitete. Heutzutage sind sie bedauerlicherweise in vielen Kulturkreisen in Vergessenheit geraten.

So individuell verschieden solche ungebetenen Gäste sind, so unterschiedlich sind auch deren Beziehungen zu den neuen Hausbewohnern. Dazu werden uns Manuela Langer und Erhard Rietz in ihren Interviews Interessantes erzählen (siehe Seite 256 ff. und 270 ff.). Diese erdgebundenen Seelen befinden sich laut der Geomantin Brigitte Elisabeth Kecht oft an Orten mit sehr niedriger Energie.[232] Je nach energetischer Qualität kann sich das mehr oder weniger deutlich auf das Wohngefühl der jetzigen Bewohner auswirken.

Doch auch energetische Anteile von Menschen, die früher hier ein- und ausgegangen sind, können in Räumen haften und zu Missempfindungen bei den jetzigen Bewohnern führen. Ich lernte vor Kurzem eine ältere Dame kennen, die mit ihren Tieren auf einem alten Hof lebte und sehr mit ihrem Wohnort verbunden war. Da sie den Hof allein nicht mehr bewirtschaften konnte, suchte sie einen

Nachfolger. Wir fanden den Hof auch interessant, spürten jedoch, dass sie nicht loslassen konnte, und so war ihre Energie dort so präsent, dass wenig Raum für Neues blieb.

Häuser ziehen unterschiedlichste Energien an – besonders dann, wenn sie schon sehr alt sind. Sie nehmen die Energien der Bewohner auf, ihren Schmerz, ihr Leid, ihre Freuden und speichern diese oftmals über lange Zeit. Man spürt intuitiv, dass manche Räume einem guttun und man sich in anderen wiederum eher krank, lustlos, apathisch oder aggressiv fühlt.

Wussten Sie, dass persönliche Erinnerungsstücke, Flohmarktfunde sowie alter Schmuck und Fotos – dazu gehören auch Dinge von Menschen, die Sie nicht mögen – das „Raumklima" ebenfalls beeinträchtigen können? Auch hier können Informationen gespeichert sein, die nicht mit der eigenen Schwingung in Resonanz gehen und sich massiv auf das Wohlempfinden auswirken können.

Es sind nicht nur alte Häuser, in denen negative Energien herumspuken können, auch in modernen Hochhäusern, in denen viele Menschen auf engstem Raum in kleinen über-, neben-, auf-, und untereinander gestapelten Wohneinheiten leben, kann das vorkommen. Hier treffen nicht nur unterschiedlichste Menschen im Treppenhaus aufeinander, sondern auch deren Energien in den verschiedenen Wohneinheiten. Und das oft auf engstem Raum! In früheren Zeiten kannte man solch eine enge, dünnwandige und hellhörige Schachtelbauweise nicht, und jede Großfamilie hatte ihr eigenes mehr oder weniger kleines oder großes Domizil, in dem die Energien der Familie unter einem Dach gesammelt waren. Das lieferte schon genug an energetischem Mix. Stellen Sie sich nun vor, wie es sich auf die einzelnen Lebensgemeinschaften auswirken mag, wenn sich zahlreiche fremde Energien auf engstem Raum miteinander vermischen? Sicher ist das ein Faktor für die erhöhte Kriminalität in sogenannten Wohnghettos oder sozial benachteiligten Gegenden. Damit ein Mensch sich gesund und stressfrei entwickeln kann, braucht er seinen individuellen Raum, seinen Freiraum. Doch dieser fehlt oft in Zeiten der Wohnungsknappheit und bei steigenden Mietpreisen, vor allem in beliebten Metropolen.

Auch der Grund und Boden kann im Gebäude negative Empfindungen bei den Bewohnern erzeugen, wenn es sich beispielsweise um einen ehemaligen Friedhof, Kriegsschauplatz oder einen auf andere Weise historisch belasteten Ort handelt. Und dann kann es auch noch besondere Ecken und Winkel in Wohnungen geben, in denen sich grob- und feinstofflicher Schmutz ansammelt. Das können Sie z. B. daran erkennen, dass sich dort mehr „Wollmäuse" bilden und das auch schneller als an anderen Stellen. Vielleicht sollten Sie diesen Ecken (und Ihren ungeliebten, unaufgeräumten inneren Anteilen) mehr liebevolle Aufmerksamkeit schenken? Wird Ihr Körper nicht auch als das Haus beschrieben, in dem Ihre Seele wohnen darf?

Mögliche gesundheitliche Folgen von energetischen Störfaktoren:

- Ängste
- *Depressionen*
- Energielosigkeit
- Schlaflosigkeit
- schlechte Träume
- Unruhe

Die Übeltäter entlarven

Es gibt neben Geomanten auch hellsehende, hellfühlende bzw. medial begabte Menschen, die dazu in der Lage sind, feinstoffliche Wesen und Energien wahrzunehmen und mit diesen zu arbeiten. Besonders Kinder „sehen" und „fühlen" diese Energien deutlich und können Hinweise geben, ob es in den eigenen vier Wänden spukt. Besteht der Verdacht, dass sich dort oder in der eigenen Aura ein „ungebetener Gast" aufhält, sollte man sich mit medial begabten Menschen, die sich auf dieses Gebiet spezialisiert haben, in Verbindung setzen und dem auf den Grund gehen.

Zum Thema „Energetische Belastungen in Wohnräumen effektiv reduzieren" siehe Seite 186 f.

Chaos im Haus – Einfach zu viel Zeug!

Hier kommen wir zu den meist peinlichen und unangenehmen Übeltätern, die sich heimlich, still und leise in Schränken, Regalen, Vorratskammern, Abstellkammern, Dachbodenkisten, Müllecken auf,- über,- unter- und nebeneinander stapeln, dass sich die Balken biegen: Es geht um all das geliebte und ungeliebte Zeug! Davon konnte auch meine Freundin Brit ein Lied singen, denn sie und ihr damaliger Mann konnten vor vielen Jahren in ihrem damaligen Schlafzimmer keinen erholsamen Schlaf finden. Schuld an dieser Misere waren Unmengen an Büchern und Berge alter Liebesbriefe längst verflossener Liebhaber, die Brit zum Andenken sorgsam in Schatullen in einem Vertiko in ihrem Schlafzimmer hütete. Nachdem dieser Schatz verjährter Liebesbekundungen im Müll und die Bücher ins Nebenzimmer verfrachtet worden waren, erhielten Wände und Holzboden einen hellen Anstrich und fortan ließ es sich dort zu beidseitiger Erleichterung in Ruhe schlummern.

Nicht nur der „Messie" (von englisch *mess*, „Chaos, Durcheinander"), in dessen unordentlicher, chaotischer Wohnung sich Berge voller nutzloser Gegenstände türmen, sondern auch der normale Durchschnittsbürger hat zu viele Dinge. In unseren Breitengraden sind wir es gewohnt, dass alles im Überfluss vorhanden ist, und so häufen wir eine Unmenge an Dingen an. Dabei übersehen wir, dass sie uns immer weiter von uns selbst und dem Eigentlichen wegführen. Die meisten Wohnungen und Häuser sind völlig überfrachtet mit Dingen, die im Grund genommen kein Mensch braucht. Schätzungen zufolge besitzt der Durchschnittsdeutsche um die 10 000 Dinge.[233] Um 1900 waren es noch ungefähr 180 Gegenstände in einem durchschnittlichen deutschen Haushalt.[234] Haben Sie sich als normaler Durchschnittsbürger schon einmal gefragt, ob Sie all das tatsächlich benötigen? Brauchen Sie es zu Ihrem Glück, und vor allem macht es Sie wirklich froh oder behindert es Sie eher?

Dieses Zeug ist uns sowohl willkommene Ablenkung als auch zeitweilige Ersatzbefriedigung und verheißt uns allzu oft Glück oder wenigstens Zufriedenheit für Augenblicke: Der spritzige Schlitten macht uns cool, der neue Designerrock attraktiv, das exklusive exotische Superfood gesund, der neue Schwingsessel vor dem Designerschreibtisch besonders kreativ ...

Spätestens wenn wir uns fragen, warum in aller Welt wir noch dieses neue Paar Schuhe, diesen allerneusten Technikkram oder dieses wunderschöne Porzellandöschen in der Vitrine benötigen, werden wir feststellen, dass uns im Grunde keines dieser Dinge auf Dauer froh und zufrieden macht. Beim Auspacken stellt sich allzu oft doch nicht das ersehnte länger anhaltende beglückende Gefühl ein.

Man bezeichnet die eigenen vier Wände auch als „dritte Haut": Wie mag es in demjenigen aussehen, wenn seine „dritte Haut" unordentlich, unüberschaubar oder sogar chaotisch ist, wenn zu viele Dinge ihm die Luft zum Atmen nehmen, den Blick verstellen und ihm so sein inneres Chaos Tag für Tag vor Augen führen? Es gibt Therapeuten, die eine Parallele zwischen verschlackten, kranken Menschen und deren unordentlichem Umfeld erkennen.

Mögliche körperliche und seelische Folgen von „zu viel Zeug":
- Ängste
- Antriebslosigkeit
- *Depressionen*
- Entgiftungsstörungen
- Anfälligkeit für Erreger aller Art
- mangelnde Konzentrationsfähigkeit
- Stress
- Unzufriedenheit

Hier hilft nur ein nüchterner Blick, verbunden mit wackerer Entschlossenheit: Gehen Sie durch Ihre Wohnung und betrachten Sie schonungslos, was zu viel und was ungenutzt ist.

Stellen Sie sich folgende Fragen:

- Fühlt es sich gut und erleichternd an, wenn ich meine Räume mit kritischem Blick inspiziere?
- Öffne ich gern Schränke und Schubladen, oder vermeide ich es lieber, weil einfach zu viel hineingestopft ist?
- Wo gibt es „verborgenen Ballast" (uralte Kisten mit unnützem Zeug, Kleidung, die ich seit vielen Jahren nicht mehr getragen habe, Erinnerungsgegenstände, die ich seit Langem keines Blickes würdige ...) in meiner Wohnung, der mich daran hindert, mich leicht, unbeschwert und fokussiert zu fühlen?

Zum Thema „Chaos in Wohnräumen effektiv reduzieren" siehe Seite 187 ff.

Und es gibt noch mehr ...

Außer den genannten Störenfrieden gibt es natürlich noch weitere, die uns das Leben in den eigenen vier Wänden schwer machen. Wenn Sie sich für diese interessieren, können Sie u. a. auch im aktuellen ***Standard der Baubiologischen Messtechnik* (SBM)**[235] weitere Faktoren – wie „Raumklima", „Bakterien", „Allergene", „Partikel" (z. B. Feinstaub) u. v. m. – entdecken, nach denen die Baubiologen ebenfalls fahnden, um Ihr Wohnumfeld und Sie gesünder und zufriedener zu machen.

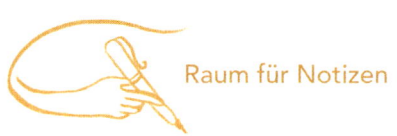

Raum für Notizen

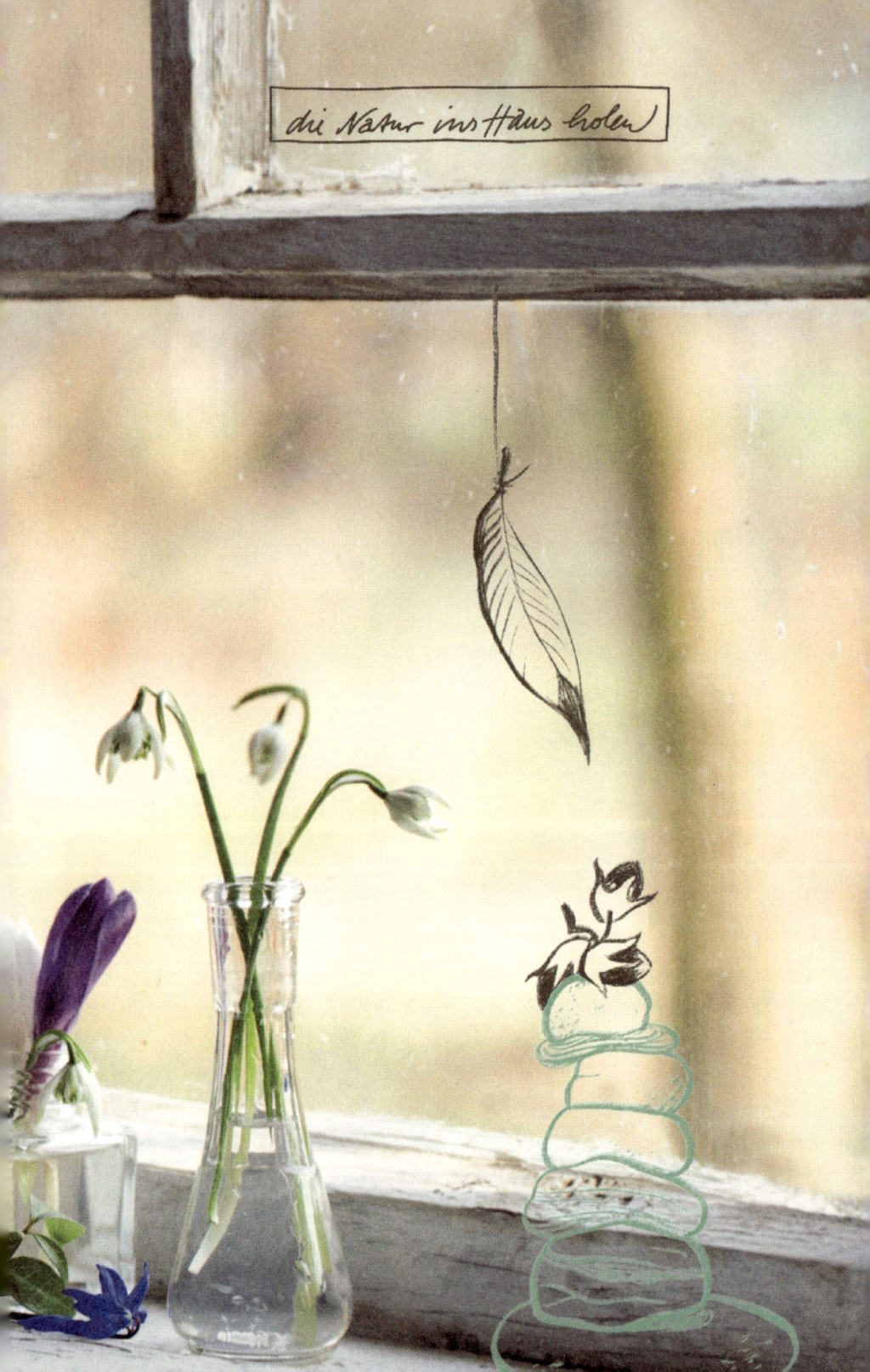

die Natur ins Haus holen

Kapitel V

Mit den Hausdetektiven auf Spurensuche gehen – Wer suchet, der findet!

„Wer suchet, der findet", diese Maxime trifft hier gleich in zweierlei Hinsicht zu: Erstens suchen Sie den richtigen Therapeuten für Ihre vier Wände (und finden ihn vielleicht auch), und dieser macht sich dann wiederum auf die Suche nach den Störenfrieden. Damit das von Erfolg gekrönt ist, sind einige Dinge zu beachten.

Genauso wie sich ein Team aus Ärzten, Heilpraktikern, Physiotherapeuten, Schamanen und geistigen Heilern um die Gesunderhaltung des Menschen kümmern kann, gibt es auch spezielle (bestenfalls miteinander kooperierende) Fachleute verschiedener Berufszweige, die sich dem Wohlergehen des Hauses widmen, damit Mensch und Umfeld gesund bleiben oder gesund werden können. Sie alle befassen sich damit, wie man eine optimale Umgebung für den Menschen schafft, und wenden dabei unterschiedliche Methoden bzw. bieten verschiedene Lösungswege an.

Sie können sich in wunderbarer Art und Weise ergänzen, sodass es sich lohnt, fachübergreifend zu arbeiten.

Je nachdem, wie Sie selbst „ticken" und ob Sie beispielsweise eher praktisch veranlagt sind und Fakten lieben oder eher Ihr Gefühl sprechen lassen, werden Sie beispielsweise eher einen Baubiologen zurate ziehen oder einem Radiästheten oder Geomanten Ihr Vertrauen schenken oder vielleicht sogar mehrere Fachleute um Hilfe bitten.

Damit Sie Ihre Wahl leichter treffen können, gebe ich Ihnen an dieser Stelle einen Einblick in die verschiedenen spannenden Berufs- und Tätigkeitsfelder dieser Experten.

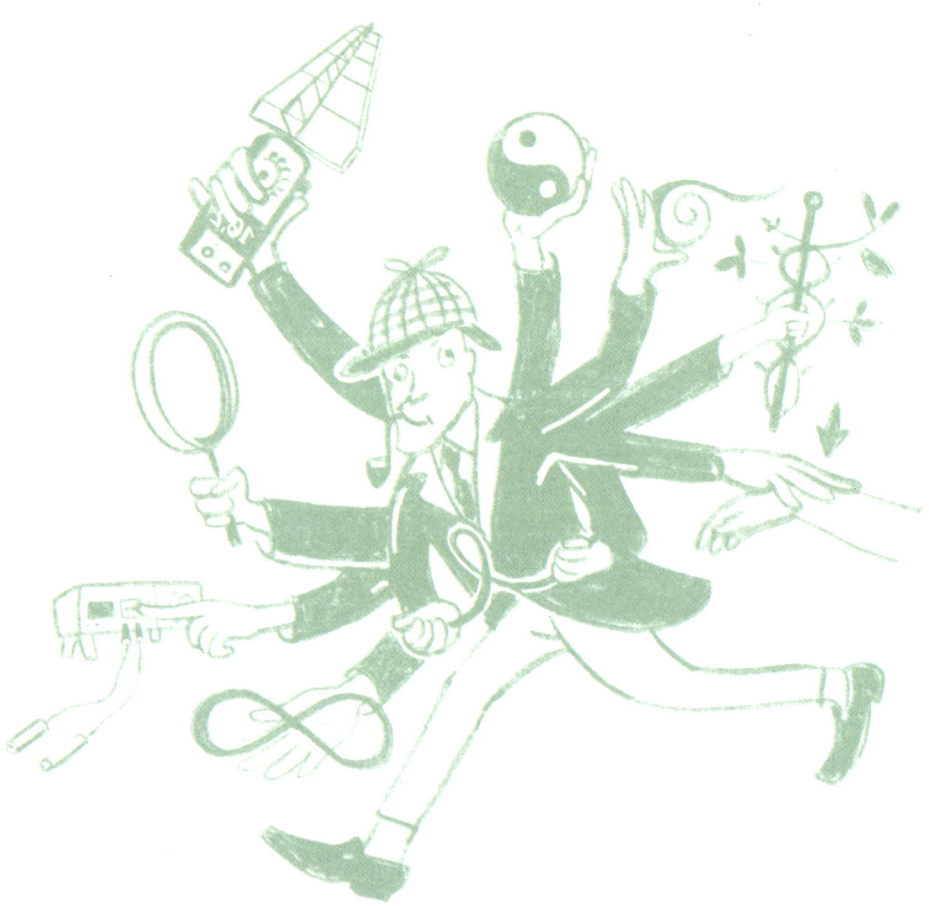

Der Baubiologe

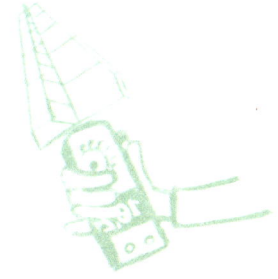

Der Begriff „Baubiologie" setzt sich aus den drei Wörtern *Bau* (Haus, Haut, Heim, Geborgenheit, Hütte ...), *bios* (Leben, an der Natur orientiert, belebt, Lebenskraft ...) und *logos* (die Einheit von Körper, Geist und Seele, Kultur, Schöpfungsenergie, Harmonie ...) zusammen.[236] Diese Lehre beschäftigt sich mit den ganzheitlichen Beziehungen zwischen Mensch und gebauter Umwelt, mit den physikalischen und chemischen Wirkungen von Materialien, Erregern, Strahlungseinflüssen … auf biologische Systeme. Ihr Ziel ist es, ein gesundes, naturnahes, nachhaltiges und schön gestaltetes Wohn- und Arbeitsfeld zu schaffen.[237] Ein wesentlicher Leitsatz ist die Orientierung am aktuellen Standard der baubiologischen Messtechnik (SBM) mit seinen Richtwerten für Schlafbereiche sowie Randbedingungen und Ergänzungen. Dabei haben das Machbare sowie die Vorsorge oberste Priorität: Besser jetzt handeln, damit nichts Schlimmeres geschieht!

Die Baubiologen betrachten die den Menschen umgebenden Räume und Gebäude, wie bereits erwähnt, als dessen „dritte Haut". Vielleicht kennen Sie das Sprichwort „Man ist, was man isst"? Doch nicht nur die Nahrung hat eine unmittelbare Auswirkung auf unsere Gesundheit und unser Wohlergehen, auch unsere nächste Umgebung, sprich unsere Wohnräume und die Umwelt, beeinflusst unsere körperliche und seelische Gesundheit. Der Mensch ist also auch, wie er wohnt. Man könnte auch sagen: Wir leben so, wie wir wohnen, und wir wohnen so, wie wir leben. Wir sind aufs Engste mit unserem Wohnumfeld verwoben und können nur dauerhaft gesund bleiben, wenn es uns energetisch stärkt und nicht schwächt. Dabei hat der Baubiologe einen ganzheitlichen Blick auf die Gegebenheiten, d. h., es fließen psychologische, physiologische, architektonische und physikalisch-technische Gesichtspunkte in seine Untersuchungen mit ein.

Die Natur ist sein Maßstab: Die Gegebenheiten in Innenräumen sollten denen in der umgebenden und weitestgehend unbelasteten Natur möglichst nahekommen. Sie gilt also als eine wesentliche Orientierungshilfe des Baubiologen. Daneben orientiert er sich auch an der Naturwissenschaft im Schulterschluss mit Erfahrungswissenschaft: *„Im Idealfall tauschen sich baubiologische Erfahrung und wissenschaftliche Forschung aus, treffen, bestätigen, kultivieren und beflügeln sich."*[238]

Der Arzt Dr. med. Hubert Palm (1916–?) gilt als Begründer der Baubiologie in Deutschland und wird als Vorläufer des ökologischen Bauens angesehen. Mit seinem fast 700 Seiten starken Buch *Das gesunde Haus* schuf er *das* Grundlagenwerk für die Baubiologie. Dr. Palm praktizierte als Landarzt in Konstanz und begann vor mehr als 50 Jahren damit, bei der Anamnese seiner Patienten über den Tellerrand der Schulmedizin hinauszublicken und auch die Wohnungen seiner Patienten gründlich unter die Lupe zu nehmen. Schnell erkannte er, dass ungesunde Häuser nicht selten zu Erkrankungen bei seinen Patienten führten. In Unmengen von Fallbeispielen belegte er die Gleichung: krankes Haus = kranker Mensch!

In den 1970er-Jahren entstanden Pionierprojekte und erste baubiologische Architektenkreise, vor allem im süddeutschen Raum, außerdem wurde das Institut für Baubiologie + Nachhaltigkeit ins Leben gerufen. Das Grundlagenwerk *Stress durch Strom und Strahlung* des Baubiologen Wolfgang Maes bringt die Baubiologie jedem nahe und das auf eine verständliche Weise. Auch ich habe sein spannendes Buch im Jahr 2000 verschlungen und fortan versucht, unser Zuhause nach baubiologischer Manier optimal zu gestalten.

Das Berufsbild des Baubiologen ist zwischen Architektur und Medizin angesiedelt, und er kann mit seiner fundierten Ausbildung durchaus als Generalist betrachtet werden, der auf vielen Gebieten zu Hause ist. Das Arbeitsfeld des Baubiologen beinhaltet – auf den Punkt gebracht – den Wohn- und Arbeitsbereich des Menschen. Zu seinen Tätigkeiten zählen u. a. die gezielte Analyse belastender Raumfaktoren, die Beratung in Sachen „gesundes Schlafen und Wohnen" sowie die Sanierung und der Bau von Wohnungen und Gebäuden. Außerdem hält er Vorträge, gibt Seminare, schreibt Fachliteratur und nimmt an Kongressen teil, um das baubiologische Wissen in die Welt zu bringen.

Der sogenannte baubiologische Messtechniker führt gezielte, objektiv messbare Untersuchungen zu nachweislich schädlichen Faktoren „Elektrosmog", „Wohngifte", „Lärm", „Radon" und „Radioaktivität", „Schadstoffe", „Schimmelprobleme", „Partikel", „Allergene" usw. durch und erarbeitet danach eine Strategie, um schädliche Faktoren zu reduzieren und das Leben in den eigenen vier Wänden zu optimieren und gesünder zu gestalten.

Der Baubiologe ist auch bei der Raumgestaltung einschließlich Beleuchtung und Farbberatung, beim Möbel- und Innenausbau, beim energiesparenden Bauen sowie der Haustechnik ein wichtiger Ansprechpartner. Er weiß um die Ökobilanzen verschiedener Baustoffe und ist ein kompetenter Berater in puncto „Wohnpsychologie, Bauweisen, Bauphysik, Baukonstruktion und Bauarten, Holzschutz und Holzschädlinge sowie Baurecht". Er will stets natürliche Ressourcen schonen und behält den verantwortungsvollen Umgang mit der Natur im Blick. „Baubiologisches Bauen" steht für qualitäts- und verantwortungsvolles Handeln nach ästhetischen Gesichtspunkten, die Rücksichtnahme auf Mitmenschen und ein ganzheitliches Gesamtkonzept zum Wohle aller, was auch faire Kosten für Wohnen und Bauen beinhaltet.

Meist arbeitet der Baubiologe Hand in Hand mit anderen qualifizierten Fachleuten wie Architekten, Ingenieuren, Handwerkern, Baufirmen, Baubehörden, Baustoffhändlern und Baustoffherstellern. Manche von ihnen sind auch als Therapeuten tätig, um gleichermaßen Mensch und Haus auf Herz und Nieren zu prüfen. Einen Baubiologen dieser Sorte werden Sie in einem Interview (siehe Seite 248 ff.) kennenlernen.

Der Radiästhet

Das Wort „Radiästhesie" leitet sich vom lateinischen *radius* (Strahl) und dem griechischen *aisthanomai* (empfinden) ab.[239] Man könnte es also mit „Strahlenfühligkeit" übersetzen.

Manche Phänomene lassen sich eben nicht durch den Verstand erschließen, sondern müssen *erfühlt* oder *erspürt* werden. Diese Methode befasst sich mit den Wirkungen unterschiedlicher Strahlungen auf Lebewesen. Der Radiästhet spürt geopathische

Störfelder wie Wasseradern, Verwerfungen oder Gitternetzlinien auf und bietet Möglichkeiten zur Reduzierung der Belastungen dieser Bereiche an. Zu seinem klassischen Arbeitsmaterial gehören die Rute, die Johann Wolfgang von Goethe als das „Magische Reis"[240] bezeichnete, das Pendel, der Biotensor oder die Antenne (H3-Antenne, Lecher-Antenne), oftmals auch moderne technische Geräte wie Hochfrequenzmessgeräte, Geigerzähler oder Messgeräte für elektrische oder magnetische Wechselfelder, um Elektrosmog und Radioaktivität messen zu können.

Wichtig ist, zu wissen, dass ein Messinstrument wie die Rute und der Biotensor noch keine Messung ausmachen, sondern in erster Linie vom Benutzer und dessen Bewusstsein abhängig sind. Dieser dient sozusagen als „Antenne" für die Felder und durch Tabellen und Skalen lassen sich dann anschließend aussagekräftige Analysen machen.

Vielerorts verbindet der Laie Rutengänger mit Hokuspokus-Fantasien, denen man keinen Glauben schenken darf. Dabei vergisst man oft, dass der Kunst des Rutengehens eine jahrhundertealte Tradition zugrunde liegt. Bereits vor mehr als 2000 Jahren soll es in China Rutengänger gegeben haben, und es gibt zahlreiche Holzschnitte aus dem 15. Jahrhundert, die Rutengänger bei der Arbeit zeigen, so Wolfgang Maes in seinem Buch *Stress durch Strom und Strahlung*.[241] Es handelte sich früher um eine hochgeschätzte und wertvolle Arbeit, anhand derer nicht nur Störungen an Standorten bestimmt, sondern auch Bodenschätze, Wasser sowie Gegenstände im Erdreich aufgefunden werden konnten. Im Übrigen nehmen nicht nur Privatleute die Tätigkeit eines Rutengängers in Anspruch, sondern auch große Unternehmen, um z. B. Wasserquellen zu finden.

In unserer Zeit, in der alles messtechnisch belegt werden muss, tun wir uns oft schwer mit Dingen, die man wissenschaftlich nicht eindeutig verifizieren kann. Übrigens gibt es seit den 1930er-Jahren messtechnische Beweise für geologische Störungen – allen voran vom Nobelpreisträger Max Planck, der hier einer der ersten war – und in den 1950er-Jahren kannte man bereits über zehn physikalische Ursachen für geologische Anomalien.[242] In der Geschichte begegnen uns viele bekannte Personen wie Leonardo da Vinci, Johann Wolfgang von Goethe, Albert Einstein, die Rutengänger waren.

Der Baubiologe arbeitet auch Hand in Hand mit qualifizierten Rutengängern, um geologische Störungen ausfindig zu machen, wenn er mit seinem Latein am Ende ist bzw. mit seinen Techniken nicht mehr weiterkommt. Da die Kunst des

Rutengehens nur noch von wenigen Menschen qualifiziert ausgeführt wird, sollte man hier nur auf Spezialisten vertrauen, um ein eindeutiges und stimmiges Messergebnis zu erhalten.

Im Gegensatz zur Baubiologie, bei der man messtechnisch, d. h. objektiv arbeitet, ist das Ergebnis eines Rutengängers immer ein Stück weit individuell von seiner Person abhängig. Daher kann es sein, dass verschiedene Rutengänger zu unterschiedlichen Aussagen kommen. Sind Sie sich unsicher, holen Sie sich eine Zweit- oder gar Drittmeinung ein. Es ist tatsächlich ein großes Glück, wenn Sie gleich beim ersten Anlauf einen ausgezeichneten Rutengänger finden!

Übrigens können geopathische Störzonen auch aus der Ferne gemessen werden. Das soll – wie Fernbehandlungen auch – über das „morphische Feld" funktionieren. Man benötigt dazu lediglich einen Grundriss der betreffenden Wohnung und kann dann mittels eines Pendels oder Tensors Störzonen in den Räumen grob lokalisieren. Zur Verifizierung des Ergebnisses, sollten dann im Anschluss genauere Messungen vor Ort durchgeführt werden. Ich kenne einige Heilpraktiker, die auf diese Weise arbeiten und parallel zur Behandlung ihrer Patienten auch das Wohnumfeld unter die Lupe nehmen, um Störfelder zu finden und den Hilfesuchenden ggf. an Spezialisten weiterzuvermitteln, die diese dann fachgerecht entstören. Meiner Meinung nach wäre solch eine Vorgehensweise eine echte Bereicherung in der Anamnese chronisch kranker Menschen, damit sie ganzheitlich behandelt werden können.

Der Geomant

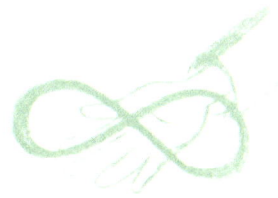

Die Geomantie wird als westliches Pendant zum bekannteren östlichen Feng-Shui betrachtet und erfasst und beschreibt den spezifischen Charakter sowie den geistig-seelischen Wirkaspekt einer Landschaft.[243] In die westlich geprägte Geomantie fließen germanische, keltische, römische und christliche Aspekte ein.

Der Begriff „Geomantie" leitet sich von den altgriechischen Begriffen *gaja* (Erde) und *mantaia* (Weissagung) ab und wird auch als eine Kunst der Erdwahrsagung bezeichnet, was also die Lehre der Wahrnehmung und des Wissens um den Umgang mit den feinstofflichen Energien der Erde meint. Man könnte Geomantie auch als die Kunst bezeichnen, die Erde zu „lesen". Der Geomant besitzt die Fähigkeit, die unsichtbaren Energien und Besonderheiten eines Ortes wahrzunehmen und zu deuten.

Das Ziel hierbei ist, die Energie und die Lebendigkeit der Erde mit dem menschlichen Verhalten und Vorhaben in Einklang zu bringen. Demnach verhilft die Geomantie zum Entwurf eines Hauses, das mit seinen Bewohnern und mit der Erde in Harmonie ist.

Das Erfahrungswissen der Geomantie ist uralt und besagt, dass die Erde ein Wesen ist, d. h. beseelt und von feinstofflichen, geistigen Kräften durchdrungen und belebt. Ein Sprichwort aus dem 2. Jahrhundert v. Chr. besagt: *„Könnten Berge und Meere sprechen, wären die Geomanten viel magerer."*[244] Natürlich ist es so, dass die Elemente der Natur eine Sprache sprechen, nur haben heutzutage viele Menschen es verlernt, diese Sprache zu hören, zu verstehen und mit der Natur zu kommunizieren.

Denken Sie hier noch einmal an die Kraftorte (siehe auch Exkurs Seite 101 ff.): An diesen energetisch besonderen Orten kann man die Lebendigkeit der Erde eindrücklich spüren. Ihre Kraft stammt tief aus der Erde und ist an dieser Stelle konzentriert zu finden. Solche „Kraftorte" können Steinkreise, Dolmen, Hügelgräber, Heilquellen, aber auch Kreuzungspunkte mehrerer Kraftlinien oder „Ley-Linien" sein. Um sie und noch vieles mehr weiß der Geomant. Bereits zu Urzeiten war der Mensch darum bemüht, Orte zu finden, die für bestimmte Vorhaben geeignet waren und diese Eignung dann auch zu optimieren. So sind Kultplätze, Kirchen und Kathedralen an Plätzen zu finden, die besondere Eigenschaften besitzen. Man wusste in früheren Zeiten, dass Kraftorte den Menschen Energie geben und gestörte Orte Energie rauben konnten. Heute ist das Wissen darum leider fast in Vergessenheit geraten. Kaum ein Architekt wird ein Gebäude nach geomantischen Prinzipien auf einem Grundstück planen, in einer Zeit, wo Bauplätze rar und jeder Quadratmeter

Der Geomant weiß um die Bedeutung von Kraftorten in der Natur.

oftmals Unsummen an Geld kostet. Dabei wäre das gerade der erste wichtige Schritt, um den Bewohnern oder Nutzern der Gebäude die Grundlage für ein gesundes, harmonisches Leben oder Arbeiten zu schaffen.

Es gibt Orte, die uns einfach guttun, uns froh und gesund machen, daneben andere, die wir instinktiv meiden, an denen wir uns unwohl fühlen, die uns Energie rauben oder wo sich überproportional bestimmte Erkrankungen häufen. Der Geomant kann dabei helfen herauszufinden, was hier zur Heilung benötigt wird, damit auch die Menschen gesund werden können.

Der Grundgedanke der Geomantie ist: Eine gezielte Heilung der gestörten Erdenergien heilt auch das unmittelbare Umfeld und damit die vorhandenen Stressoren. Das funktioniert sowohl durch Verwendung von Symbolen, die seit Jahrtausenden genutzt werden, um gestaltgebende Energien zu lenken und zu beeinflussen, als auch durch mantisch-magische* Beeinflussung der Schöpfung.[245]

Symbole enthalten Formen und diese können wiederum die Lebensenergie lenken. Durch Symbole ist es nach Aussage von Geomanten daher z. B. möglich, aus gestörten linksdrehenden Wasseradern rechtsdrehende zu machen oder Meridianabstrahlungen aufzulösen.[246] Dieses Wissen um die heilenden Symbole soll nach Aussage der Geomantin Brigitte Elisabeth Kecht über 22 000 Jahre alt und größtenteils in Vergessenheit geraten sein.[247]

Um als Geomant arbeiten zu können, wird eine sensible Fühligkeit und Wahrnehmungsfähigkeit vorausgesetzt. Heutzutage wird in der Geomantie u. a. mit folgenden Methoden gearbeitet:[248]

- Analogiesysteme
- Formeninterpretationen sowie das Wissen um Formenenergie
- physikalische Messungen
- Radiästhesie (siehe Seite 141 ff.)
- Wahrnehmung/Intuition (siehe Seite 235 ff.)

Die sogenannte *Neue Geomantie* wurde von Werner Hartung und Anne Stallkamp entwickelt und geht davon aus, dass durch energetische Schäden, die durch Unkenntnis und Unachtsamkeit beim Bauen und Gestalten in der Zeit seit der In-

---

* *Mantisch* bedeutet „die Kunst des Sehens und Wahrsagens (die Mantik) betreffend“, und *magisch* bezieht sich auf „die Kunst, die sich übersinnliche Kräfte dienstbar zu machen sucht (die Magie)“.

dustrialisierung entstanden, rechtsdrehende energetisch aufbauend wirkende Wasseradern zu künstlich linkdrehenden und damit degenerativ wirkenden Wasseradern wurden (siehe auch Seite 89 ff.). Ebenso kam es laut den beiden Autoren und Geomanten durch unachtsame Eingriffe zu Verletzungen des feinmaschigen Meridiannetzes der Erde, ihrer Kraftfelder und Energielinien.[249] In Deutschland sollen kaum noch rechtsdrehende Wasseradern in Siedlungsbereichen zu finden sein. Ebenso liege es am fehlenden Bewusstsein für Bauformen und Proportionen und daran, dass die Heilige Geometrie ignoriert werde, dass das energetische Niveau von Wohnräumen deutlich geschwächt werde. In solchen Räumen messe man meist nur um die maximal 3000 Bovis-Einheiten, manchmal lägen die Werte sogar deutlich darunter.[250] Wir erinnern uns: Damit Räume den Menschen energetisch stärken, braucht es mindestens 7500 Bovis-Einheiten!

Um Räume zu heilen, werden nach Aussage von Geomanten durch energetische Maßnahmen u. a. krank machende Faktoren wie beispielsweise geopathische Felder oder Elektrosmog entfernt und die Räume anschließend energetisiert. Zudem ist es natürlich möglich, mit Kristallen, Hölzern, Steinen und bestimmten Symbolen im eigenen Zuhause Kraftorte zu schaffen, die ihre positive Energie sowohl an den Bewohner als auch an das direkte Umfeld abgeben können. Entscheidend ist es aber, dass diese Formen am richtigen Platz und in der richtigen Beziehung zueinander angeordnet sind, damit sie ihre positive Wirkung entfalten können.

Anders als etwa in der Baubiologie, wo die Vermeidung, die Entfernung und das Abstandhalten von Stressoren besondere Priorität hat, arbeitet die Geomantie ohne dass Betten verschoben werden müssen, ohne aufwendige Abschirmmaßnahmen, es müssen keine Zimmer getauscht und keine teuren Entstörungsgeräte aufgestellt werden. Es gehe hier um eine *„nachhaltige Veränderung des feinstofflichen Energiefeldes, nicht um eine Unterdrückung"*, so die Geomanten Anne Stallkamp und Werner Hartung.[251] Die Entstörung ist außerdem schnell zu erreichen, denn die sich aus der Untersuchung ergebende Maßnahme zur Energetisierung wird sofort vor Ort durchgeführt. Damit sollen die Veränderungen für feinfühlige Menschen und Tiere gleich spürbar sein. Vormals energetisch schwächende Orte sollen laut Geomanten auf diese Weise zu Orten und Räumen der Kraft werden.

Bei baubiologischen Maßnahmen sind die physischen Eingriffe leicht nachzuvollziehen, das ist bei der Geomantie nicht so. Es bleibt daher meist ein Geheimnis, wie und wodurch Änderungen z. B. durch mantisch-magisches Vorgehen geschehen, und der interessierte Bewohner muss dem Geschick und sensiblen Gespür des Geomanten vertrauen. Oft ist auch nicht klar ersichtlich, woher das geomantische Wissen stammt: Manche Geomanten geben an, dass sie dieses aus der geistigen Welt erhalten haben, andere berufen sich auf das Studium historischer Quellen und Überlieferungen. Es ist außerdem durchaus möglich, dass die zur Entstörung und Harmonisierung benötigten Zeichen „nur" noch mental manifestiert werden, was für einen Laien nicht so einfach nachzuvollziehen ist.[252]

Als Vorteile dieser rein mentalen Arbeitsweise werden u. a. aufgeführt:[253]

- Die geomantische Arbeit wird ungemein beschleunigt.
- Das befähigt dazu, mit gravierenden Störungen wie Radioaktivität oder schwarzmagischen Beeinträchtigungen umzugehen.
- Die Entstörung schwer oder gar nicht zugänglicher Störbereiche wird ermöglicht.
- Andere Bereiche der angewandten Geomantie, etwa der geomantischen Imprägnatur*, können ebenfalls ausgeübt werden.

Eine Geomantie-Ausbildung ist vor allem für diejenigen interessant, die bereits Vorkenntnisse in den Bereichen „Architektur", „Feng-Shui" oder „Garten- und Landschaftsplanung" besitzen und eine gute Verbindung zur Natur haben. Es gibt in Deutschland einige Institute, die solch eine zertifizierte (Zusatz-)Ausbildung anbieten. Über den Berufsverband für Feng-Shui und Geomantie e.V. kann man mehr Informationen zu den Ausbildungsinhalten bekommen und Berater finden.

---

* Feinstoffliches Verfahren, bei dem es in allererster Linie darum geht, Räume bzw. Orte und damit auch die Menschen, Tiere und Pflanzen, die darin leben und arbeiten, zu stärken

Der Feng-Shui-Experte

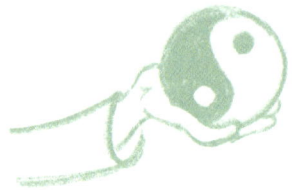

Ursprung des Feng-Shui ist China und, wie bereits erwähnt, ist sie das östliche Pendant zur Geomantie. Diese daoistische Harmonielehre hat das Ziel, eine Harmonisierung des Menschen mit seiner Umgebung zu erreichen, indem Wohn- und Lebensräume eine besondere Gestaltung erfahren. Von großer Bedeutung ist hier der Fluss des *Chi* oder *Qi*, d. h. der Lebensenergie, und damit verbunden der dynamische Prozess zwischen dem Wechsel der 5 Elemente sowie die Lehre von *Yin* und *Yang*. In der Wohnung sollten entsprechende Gegensätze vorhanden sein: Bereiche für Ruhe und Rückzug sollten ebenso zu finden sein wie solche für Kommunikation und zum Arbeiten.

Die Lebensenergie darf im Fluss sein.

Dass auch in der westlichen Welt Feng-Shui zunehmend auf Interesse stößt, liegt nicht zuletzt daran, dass sich viele Elemente aus den chinesischen Philosophien und der chinesischen Medizin bei uns inzwischen großer Beliebtheit erfreuen. Traditionell fließen sowohl künstlerische als auch wissenschaftliche Elemente in Feng-Shui mit ein.

Oftmals kommen im westlich angehauchten, abgewandelten Feng-Shui nur noch vereinzelte Teile der ursprünglichen, komplexen Harmonielehre zum Einsatz, z. B. die der Farbgestaltung, Kristalle, Zimmerbrunnen oder Steine, die das *Chi*, d. h. die Lebensenergie der Wohnräume verbessern sollen. Der professionelle Feng-Shui-Berater kann die *Chi*-Flüsse in den Wohnräumen erkennen und diese gezielt harmonisieren bzw. verbessern.

Im Feng-Shui sind zudem geomantische und radiästhetische Methoden zu finden, man betrachtet sie jedoch hier nicht als einzelne, gegeneinander abgegrenzte Fachbereiche, sondern als sich ergänzende und überlagernde Aspekte innerhalb dieser Theorie. Der entscheidende Unterschied liegt in den Messmethoden:

Im Feng-Shui arbeitet man mit dem Feng-Shui-Kompass (*Lo Pan*), Hochfrequenzmessgeräte oder Ruten kennt man hier nicht. Die Interpretation des *Lo Pan* könne sehr individuell ausfallen, orientiert sich aber immer an der „richtigen Energiestrategie" für die jeweilige Person.[254] Es liegt auf der Hand, dass es gewinnbringend sein kann, die verschiedenen Herangehensweisen miteinander zu kombinieren.

Der Bioresonanzdiagnostiker

Um Wasseradern und Erdstrahlen im Haus aufzuspüren, verwenden manche Spezialisten sogenannte Bioresonanzgeräte (von griechisch *bios*, „Leben", und lateinisch *resonare*, „widerhallen, mitschwingen"). Grundlage der Bioresonanztherapie ist, dass jeder Mensch ein elektromagnetisches Feld erzeugt, das alle biochemischen Vorgänge im Körper in optimaler Art und Weise steuert. So entsteht bei jedem Menschen ein ganz individuelles Schwingungsspektrum. Durch belastende Faktoren wie Stress, geologische Störfelder, Zahnherde, Allergene und Elektrosmog werden „Störschwingungen" verursacht, die das gesunde Schwingungsspektrum negativ beeinflussen können. Auf dieser Grundlage ist die Bioresonanztherapie sowohl zur Diagnose als auch zur Therapie geeignet, um die körpereigenen Regulations- und Selbstheilungskräfte zu stärken.

Der Therapeut des Hauses kann Bioresonanzgeräte einsetzen, in denen physikalische Frequenzwerte von Gitternetzen, Wasseradern sowie Verwerfungen gespeichert sind. Das hat den Vorteil, dass eine Fehldiagnose, die bei der klassischen Rutenuntersuchung mitunter vorkommt, meist ausgeschlossen werden kann. Zudem ist es von Vorteil, dass die Messung zu jeder Zeit rekonstruiert sowie von einem anderen Spezialisten wiederholt und somit verifiziert werden kann, so Sebastian Krüger, Baubiologe, Radiästhet und Heilpraktiker.[255]

Als erste Maßnahme dient dem Fachmann neben einer persönlichen Beratung eine Bioresonanzanalyse aller im Haus lebenden Menschen. Damit kann der auch als Heilpraktiker arbeitende Baubiologe einfach und schnell erkennen, bei wem die Belastung deutlich ist.

Eine einfache, verifizierbare und sehr genaue Bestandsaufnahme

Ob beispielsweise jemand jede Nacht auf einer Wasserader oder einem Curry-Gitterkreuzungspunkt schlafe, das könne man anhand eines Bioresonanztests in Form einer erhöhten Minus-Polarität in den entsprechenden Regulationsfrequenz-Spektren feststellen, so der Heilpraktiker. *„Durch dieses Verfahren kann ich mit fast 100-prozentiger Sicherheit die vorhandenen Störzonen reproduzierbar bestimmen, und kann genau sagen, ob es sich beispielsweise um eine Wasserader oder um eine Verwerfung handelt. Ich persönlich kenne kein anderes Verfahren, mit dem das möglich ist. Und im Gegensatz zu rein radiästhetischen ‚ver' Mutungen, sind die Ergebnisse reproduzierbar und unabhängig von der messenden Person."*[256]

Es kann aber auch vorkommen, dass eine Strahlenursache anhand dieses Tests nicht eindeutig festgestellt werden kann. Das ist dann der Fall, wenn man etwa nachts auf einem stark gestörten Platz schläft und sich tagsüber an sehr hochschwingenden Orten aufhält. Dadurch wird die nächtliche Störung ausgeglichen. Ehepartner können also unterschiedliche Belastungen im Bioresonanztest aufzeigen, obwohl sie auf denselben Störfeldern schlafen, allein deswegen, weil sie sich tagsüber an unterschiedlichen Orten aufhalten.

Im Zusammenhang mit Bioresonanz fällt auch oft der Begriff „Radionik". Darunter versteht man eine Methode der energetischen Medizin oder Schwingungsmedizin, die man auch als eine Mischung aus Radiästhesie und Elektronik bezeichnen könnte.[257] Bioresonanz beruht auf radionischen Prinzipien, und der Unterschied zwischen Radionik und Bioresonanz ist laut Hans Otfried Dittmer, der seit vielen Jahren in Deutschland zu Radionik forscht, übrigens so groß (oder so klein) wie „zwischen Protestanten und Katholiken". Demnach sind die Bioresonanzler „reformierte Radioniker".[258] Im Gegensatz zur klassischen Bioresonanz, arbeitet die Radionik im Wesentlichen stromlos, wenngleich die heutigen Radioniker fast alle elektronischen Geräte zur Analyse und Harmonisierung verwenden. Mit radionischen Geräten oder Verfahren kann das morphogenetische Informationsfeld, d. h. das innere Datenfeld untersucht und ausgeglichen werden. Hierbei werden die intuitive Wahrnehmung des Menschen und spezielle Geräten kombiniert. Man kann die Wirkungsweise der Radionik mit Erkenntnissen aus der Quantenphysik, der Elementarstruktur der Materie sowie des holografischen Weltbilds veranschaulichen.[259] Radioniker beschreiben diese Art der Therapie als sehr zielgenau und schnell wirksam, weil sie dem Körper, genau genommen der Zelle, exakt die Information gibt, die er haben muss, und nicht die, die er brauchen könnte.

Der hochsensitive Mensch

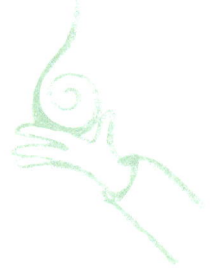

Wie bereits erläutert, braucht es zur Ausführung der Geomantie eine besondere Sensibilität. Natürlich gibt es auch hellfühlige oder hellseherisch begabte Menschen, die intuitiv sehen bzw. spüren, dass etwas in einem Haus / einer Wohnung nicht stimmt, und nicht unbedingt als Geomant arbeiten. Manche davon können Strom spüren, andere Wasseradern oder Geistwesen. Wenn Sie einen solchen sensiblen bzw. hochsensitiven Menschen kennen, lohnt es sich, ihn nach ihrer Wahrnehmung in gestörten Räumen zu fragen. Eventuell kann er wichtige Aussagen dazu machen, wo das Problem steckt.

Neben dem bekannteren Hellsehen gibt es auch noch die weiteren hell- und übersinnlichen Wahrnehmungen Hellfühlen, Hellhören, Hellriechen, Hellwissen und Hellschmecken, zu denen jeder Mensch fähig ist. Die paranormalen Fähigkeiten sind nur bei manchen stärker ausgeprägt als bei anderen und müssen manches Mal auch erst zum Leben erweckt werden. Zudem ist es individuell verschieden, welche Fähigkeit stärker ausgeprägt ist: Bei manchen funktioniert das Hellsehen besser, bei anderen das Hellwissen. Oft vertrauen Menschen ihren Wahrnehmungen auch nicht, weil sie denken, dass es sich um Einbildung handelt. Andere leiden auch unter ihrer Hochsensibilität, denn sie macht ihnen das Leben in unserer modernen Gesellschaft schwer, da sie zu viele Informationen ungefiltert in sich aufnehmen und dadurch überfordert sind. Wünschenswert wäre es, wenn sie ihre besondere Gabe annehmen und sie bewusst zum eigenen und dem Wohle anderer einsetzen könnten.

Es gibt Übungen und Seminare, in denen Sie Ihre Hellwahrnehmungsfähigkeit schulen können. Außerdem werden auf *Youtube* verschiedene Videos mit Übungen angeboten, die Ihnen helfen, Ihre sensitiven Fähigkeiten zu schulen.

Der Kinesiologe

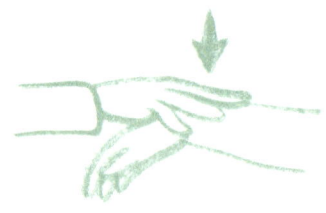

Die Kinesiologie (von griechisch *kinesis*, „Bewegung", und *logos*, „Lehre")[260] ist ein alternativmedizinisches Diagnose- und Behandlungskonzept aus dem Bereich der Körpertherapie und Chiropraktik.[261] Der Kinesiologe arbeitet mit dem Muskeltest, der ihm hilft, den Körper nach Blockaden, Störungen, Allergien und Krankheiten zu „befragen". Gängig ist es, mit Arm, Bein oder Finger des Patienten zu testen: Je nachdem, wie stark oder schwach diese in der Ausgangslage gegen den Widerstand des Therapeuten bleiben, kann der Therapeut Rückschlüsse auf Störungen ziehen. Grundlage der Kinesiologie ist die Philosophie des Meridiansystems aus der chinesischen Medizin.

Es gibt unterschiedliche Formen der Kinesiologie in der Praxis, beispielsweise die *Applied Kinesiology* (AK) bzw. Angewandte Kinesiologie oder die Psychokinesiologie nach Dr. med. Dietrich Klinghardt. Durch kinesiologisches Testen kann außerdem die Qualität der verschiedenen Orte in den eigenen vier Wänden untersucht werden. Die Frage ist stets: „Fühle ich mich an diesem Platz gestärkt oder geschwächt, beeinflusst mich dieser Ort positiv oder negativ?" Das können Sie innerhalb kürzester Zeit mithilfe des kinesiologischen Muskeltests herausfinden. Der Körper sagt Ihnen genau, was ihm guttut und was ihm schadet, und danach richtet sich dann die weitere Analyse. Der kinesiologische Test kann also auch dazu dienen, um Ihr Heim auf eventuelle Störfelder hin zu untersuchen.

Exkurs: Testen lernen

Jeder kann die kinesiologischen Testmethoden mühelos selbst lernen. Ich möchte Ihnen hier eine Möglichkeit aufzeigen, anhand derer Sie mit oder ohne Partner bestimmte Fragen, z. B. in Bezug auf den optimalen Schlafplatz, testen können. In meinem Buch Ich mach mich gesund finden Sie noch eine Anleitung für zwei weitere, sehr einfache Übungen. *

Den bestmöglichen Schlafplatz finden – Eine Partnerübung

Ideal ist hierfür der kinesiologische Muskeltest mit dem Arm. Strecken Sie Ihren Arm waagerecht vor sich aus und halten Sie ihn in dieser Position, während Ihr Übungspartner versucht, ihn mit sanfter Kraft nach unten zu drücken. Dazu legt er seine Finger sanft auf Ihre Hand und übt damit Druck auf Ihren Arm aus. Er sollte dabei nicht allzu kräftig drücken, nur gerade so viel, dass er spüren kann, ob Sie den Arm halten können oder ob der Arm nachgibt. Bei einem „Ja" bleibt der Arm stark und bei einem „Nein" kann Ihr Partner den Arm mit wenig Kraft nach unten drücken. Probieren Sie zu Beginn Aussagen aus wie: „Ich heiße ……. [hier bitte den richtigen Namen einsetzen]." Ist die Aussage eine wahre, so wird es Ihrem Übungspartner nicht gelingen, Ihren Arm nach unten zu drücken. Sagen Sie aber: „Ich heiße ……. [zu Erfahrungszwecken einmal einen falschen Namen einsetzen]", so wird Stress in Ihrem Nervensystem erzeugt, der schwächend wirkt, und Ihr Partner kann Ihren Arm mit wenig Kraft nach unten drücken. Lassen Sie Ihren Kopf bei dieser Übung einmal beiseite, Ihr Unbewusstes kennt die Antwort auf jede Frage, die Sie ihm über sich selbst stellen.

Setzen Sie sich nun auf Ihr Bett und strecken Sie Ihren Arm vor sich aus. Stellen Sie sich selbst die Frage: „Ist dieser Schlafplatz optimal für mich geeignet?" Ihr Übungspartner versucht, Ihren Arm nach unten zu drücken. Wenn Sie ihn ohne Anstrengung halten können, scheint der

---

* Siehe *Ich mach mich gesund*, Seite 290 ff.

Platz für Ihren gesunden Schlaf gut zu sein. Gibt er leicht nach, so entzieht der Platz Ihnen höchstwahrscheinlich Energie und ist nicht optimal für Sie. Testen Sie verschiedene Stellen in Ihrer Wohnung daraufhin, ob diese gut für Sie sind, und vergleichen Sie das Ergebnis mit Ihren Erfahrungen an diesen Plätzen und Ihrem Empfinden.

Den optimalen Schlafplatz finden – Der Neigetest

Eine Möglichkeit, ohne Übungspartner zu testen, welcher Schlafplatz für Sie der passende ist, ist der Neigetest. Stellen Sie sich hierfür an die Stelle, an der Ihr Bett in Zukunft stehen soll oder an der Ihr Bett bisher gestanden hat. Ihre Füße stehen etwa hüftbreit auseinander. Ihre Knie sind nicht durchgedrückt, sondern aktiviert, also ein klein wenig gebeugt, sodass Sie hier locker federn können. Nun beobachten Sie, was Ihr Körper macht: Er wird automatisch nach vorn wanken, wenn die Stelle für Sie geeignet ist, und sich nach hinten bewegen, wenn dieser Platz für Sie eine negative Auswirkung hat bzw. Störfelder aufweist.

Dieses Phänomen lässt sich vielleicht am einfachsten dadurch erklären, dass unser Körper sich wie eine Pflanze dem Licht, etwas Positivem zuneigt und bei negativen Dingen Abstand nehmen möchte. Wir nehmen unsere Umwelt zwar zu allen Seiten unseres Körpers wahr, aber unsere Aufmerksamkeit ist in der Regel eher auf den Bereich vor dem Körper, direkt *vor* unseren Augen gerichtet, und darauf reagiert der Körper in diesem Augenblick.

Neben diesen Methoden gibt es auch weitere wie das Testen mit Tensoren, Ruten oder Pendeln. Mit etwas Übung sind sie ein wertvolles Instrument im Alltag, um Dinge für sich austesten und um das Energielevel von Nahrungsmitteln, Wohnräumen u.v.m. zu bestimmen.

Solche kinesiologischen Testmethoden funktionieren übrigens nur, wenn Ihr Körper gut hydriert ist. Erst dann wird der Energie- bzw. Muskeltest zu einer zuverlässigen Methode. Am besten trinken Sie direkt vor dem Testen 1 Glas Wasser und tauchen wie oben bereits erwähnt in einen entspannten Modus ab. Ihr Kopf hat nun Pause.

Der ganzheitlich arbeitende Mediziner

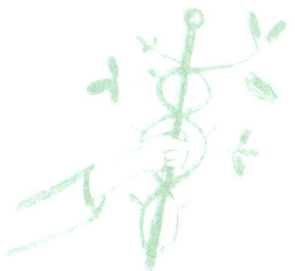

Um Belastungen des Menschen durch elektromagnetische Felder (EMF) und geopathogene Felder (GPF) nachzuweisen, gibt es in der Medizin mehrere unterschiedliche Möglichkeiten.

In der Aurikulomedizin, d. h. in der Ohrakupunktur, wird beispielsweise laut Dr. Christoph Scholtes, Spezialarzt für Akupunktur und Aurikulomedizin in der Schweiz, eine Methode angewendet, die der Elektroakupunktur entlehnt ist. Testpunkte sind der sogenannte Lateralitätssteuerpunkt* sowie der Meisterpunkt gegen Oszillation nach Bahr**: Diese gelten als Hinweispunkte für grundlegende energetische Störungen.[262] Hierbei wird ohne Auflage mit den Ampullen *Phosphorus D60* (für **e**lektro**m**agnetische **F**elder, EMF) sowie *Silicea D60* (für **g**eo**p**athogene **F**elder, GPF) getestet. Damit soll sich seiner Meinung nach eindeutig eine Belastung mit diesen Feldern nachweisen lassen. Dieses Vorgehen könne auch effektiv zur Therapiekontrolle verwendet werden, um damit zu prüfen, ob noch Belastungen durch solche Störfelder vorliegen.[263]

Umweltmediziner und Heilpraktiker können auch diagnostische Verfahren anwenden, die Rückschlüsse auf Stress durch Mobilfunkstrahlung ziehen lassen. Eine Möglichkeit, die diese Therapeuten gern nutzen, ist die sogenannte Dunkelfeldmikroskopie nach Prof. Dr. Günther Enderlein (1872–1968). Diese hat sich in der Alternativmedizin als Diagnoseverfahren für Blutuntersuchungen bewährt, denn

---

* Über den Lateralitätssteuerpunkt soll eine Stabilisierung der Lateralität des Patienten möglich sein. „Lateralität" steht hier für die Kennzeichen von Symmetrie und Asymmetrie bei paarig angelegten Organen. Es gibt verschiedene Formen und Ausprägungen der Seitigkeit. (Nach: Wikipedia)
** Entspricht dem Punkt „Niere 3" und wird diagnostisch auch als Hinweispunkt für überstarke Störherde verwendet

damit kann man auch kleinste Strukturen und mikrobielle Lebensformen sichtbar machen. Unter normalen Bedingungen ist es so, dass die *Erythrozyten*, die roten Blutkörperchen, frei im Blut schwimmen. Diese runden, scheibenförmigen Zellen transportieren den Sauerstoff aus den Alveolen der Lunge zu den Zellen. Ihr wichtigster Bestandteil ist der rote Blutfarbstoff, das Hämoglobin, das aus einem Eiweißanteil sowie mehreren Häm-Anteilen besteht, in denen Eisenatome eingelagert sind. Diese Eisenatome sind durch das Erdmagnetfeld magnetisch aufgeladen.

Wie Sie bereits wissen, können durch hochfrequente elektromagnetische Strahlung Prozesse in biologischen Systemen verändert werden. So kann man beobachten, dass nach nur wenigen Minuten des Telefonierens mit dem Handy die roten Blutkörperchen zusammenkleben und wie Geldrollen aussehen. Diesen Effekt nennt man folglich „Geldrolleneffekt". Er kann dazu führen, dass der Sauerstoffgehalt des Bluts abnimmt und so auf Dauer Krankheiten entstehen.

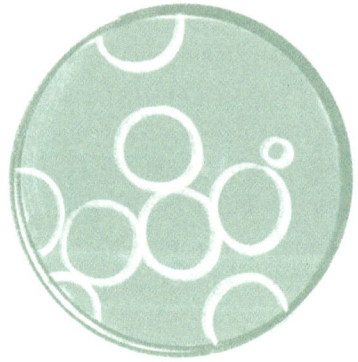 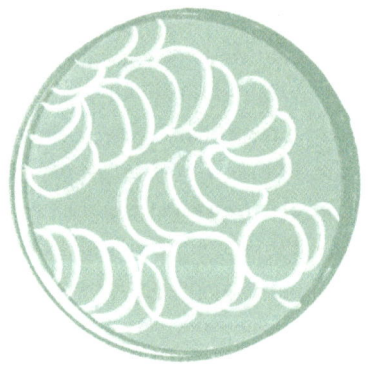

Rote Blutkörperchen vor dem Handy-Telefonat

Rote Blutkörperchen nach dem Handy-Telefonat (Geldrollenbildung)

Eine Heilpraktikerin, die diesen Test bei mir durchführte, meinte, dass inzwischen im Blut der meisten ihrer Patienten diese typische Geldrollenbildung vorzufinden sei. Das sei früher anderes gewesen. Vielleicht ist das eine Folge der Umweltverschmutzung durch die ständig zunehmende Mobilfunkstrahlung?

Außerdem gibt es noch andere Diagnosemethoden, die Belastungen des Menschen durch elektromagnetische und geopathogene Felder anzeigen. Fragen Sie Ihren Arzt oder Heilpraktiker danach.

Welcher Detektiv passt zu Ihnen bzw. zu Ihren vier Wänden?

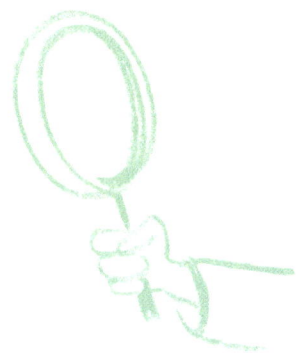

Sie haben bis hierhin einen guten Überblick über die Detektive und Therapeuten des Hauses erhalten. Nun haben Sie die Qual der Wahl und stellen sich vielleicht die folgenden Fragen in Bezug auf die Wahl des richtigen Fachmanns:

- Wer passt zu mir und meinen vier Wänden?
- Wem vertraue ich und wer eignet sich am besten für mein Anliegen?
- Welche gravierenden Baumängel vermute ich in meinem Haus/in meiner Wohnung?
- Möchte ich meinen Wohnräumen einfach nur mehr Harmonie und Wohl-fühlcharakter verleihen?
- Habe ich/Haben wir ernsthafte gesundheitliche Probleme und vermute/n einen Zusammenhang mit meinem/unserem Schlafplatz?
- Bin ich für grundlegende Veränderungen offen?
- Möchte ich mich an baubiologischen Richtlinien oder an nicht wissenschaft-lich anerkannten Herangehensweisen orientieren?

...

Machen Sie den Check!

Welche der folgenden Aussagen trifft auf Sie zu und welche nicht?
Kreuzen Sie die für Sie stimmigen Aussagen an.

1. Ich bin eher ein Mensch, der es schwarz auf weiß braucht.
   Ich will die Veränderungen mit Geräten messen können. . . . . ▪A

2. Ich spüre seltsame Wesen im Haus und möchte sie loswerden. . . . . ▪B

3. Ich vertraue nur Fakten und Zahlen. . . . .▪A

4. Ich möchte eine sofortige energetische Veränderung ohne große
   Interventionen (z. B. durch Umräumen, Zimmertausch etc.) haben. . . . ▪B

5. Ich brauche wissenschaftliche Beweise für die Aussagen
   des Spezialisten. . . . . ▪A

6. Ich glaube an feinstoffliche Energien und alternative Heilmethoden. . . . .▪B

7. Ich habe gravierende bauliche Mängel am Haus
   inklusive Schimmelbefall. . . . .▪A

8. Ich gebe der Esoterik den Vorzug vor der Wissenschaft. . . . .▪B

9. Ich habe kein Vertrauen in objektiv nicht verifizierbare
   Vorgehensweisen. . . . .▪A

10. Ich möchte an meinen Vorlieben, wie z. B. für WLAN, DECT,
    nichts ändern, aber dennoch weniger Stress und mehr Wohlbefinden
    in meinem Zuhause spüren. . . . .▪B

Haben Sie mehr A- oder mehr B-Aussagen angekreuzt? Lesen Sie Ihr Ergebnis im Folgenden nach:

Sie haben überwiegend A-Aussagen angekreuzt:
Bei einem Baubiologen sind Sie bestens aufgehoben. Er wird Ihnen mit seinen technischen Geräten sowie Laboranalysen schonungslos die Schwachstellen Ihres Hauses/Ihrer Wohnung aufzeigen und Ihnen einen Rundum-Plan mit Hand und Fuß präsentieren. Aber auch mit einem Bioresonanzdiagnostiker, mit einem ganzheitlich arbeitenden Arzt oder Heilpraktiker sind Sie gut bedient, wenn Sie sich und Ihre Familienmitglieder erst einmal auf Belastungen im Wohnbereich untersuchen und danach weitere Strategien in Angriff nehmen möchten.

Sie haben überwiegend B-Aussagen angekreuzt:
Begeben Sie sich ruhig in die Hände eines Geomanten, Radiästheten oder den anderen genannten Experten. Sie vertrauen dem sensiblen Gespür und der langjährigen Erfahrung dieser Experten und lassen sich auf Maßnahmen zur Harmonisierung und Optimierung der Lebensräume ein, auch wenn Sie diese nicht stofflich „sehen" und auf Anhieb nachvollziehen können. Natürlich können Sie auch die Hilfe eines Baubiologen in Anspruch nehmen, wenn das Problem komplexer ist und von mehreren Seiten beleuchtet werden muss. Sie vertrauen kinesiologischen Testmethoden, um damit u. a. Belastungen und Störfelder ausfindig zu machen und so eine für Sie persönlich passende, ganzheitliche Therapie zu finden.

Sie haben A-Aussagen und B-Aussagen in ungefähr gleichem Maße angekreuzt:
Sie sind für alles offen und möchten ein Rundum-sorglos-Paket, das alle Aspekte enthält, die für ein gesundes Wohnumfeld elementar sind. Bestenfalls finden Sie einen Spezialisten, der sich auf mehreren Fachgebieten ausbilden ließ und Sie dementsprechend breit gefächert und ganzheitlich beraten kann.

Bedenken Sie: Im Fachbereich „Radiästhesie" fällt die Auswertung verschiedener Berater oftmals sehr unterschiedlich aus. Misstrauen Sie dem Ergebnis des ersten Radiästheten, dann ziehen Sie einen weiteren oder vielleicht sogar einen dritten Fachmann zurate und vergleichen die Ergebnisse.

Es hat sicher seinen Preis, einen oder gleich mehrere Experten zurate zu ziehen. Die Kosten variieren von Spezialist zu Spezialist. Holen Sie mehrere Kostenangebote ein, wenn Sie sich unsicher sind. Vergessen Sie dabei die Kosten für eine eventuelle Sanierung nicht: Diese sind je nach Aufwand nicht zu unterschätzen. Gemessen an den eventuellen Ausgaben, die im Fall einer chronischen Erkrankung auf Sie zukämen, ist solch eine Investition sicher zu verschmerzen und auf diese Weise können vielleicht langfristig größere Ausgaben vermieden werden. Es ist eine Investition für Ihre Familie, Ihre Gesundheit, Ihr Leben.

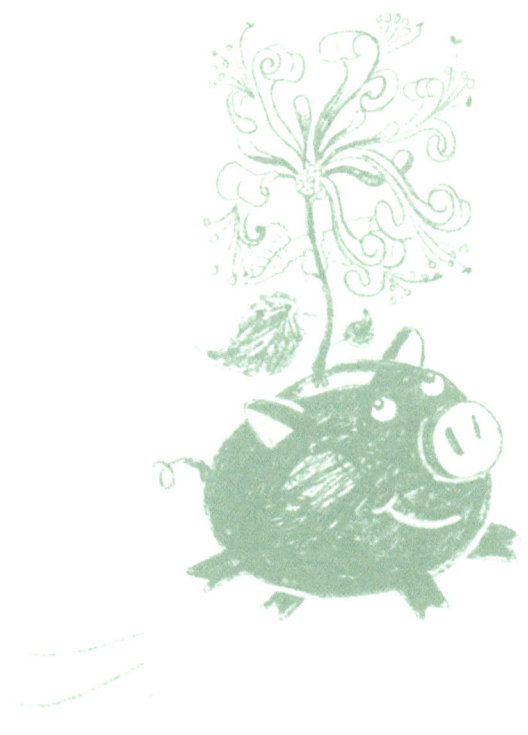

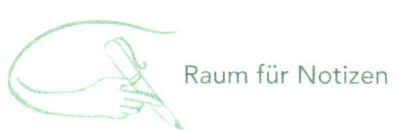

Raum für Notizen

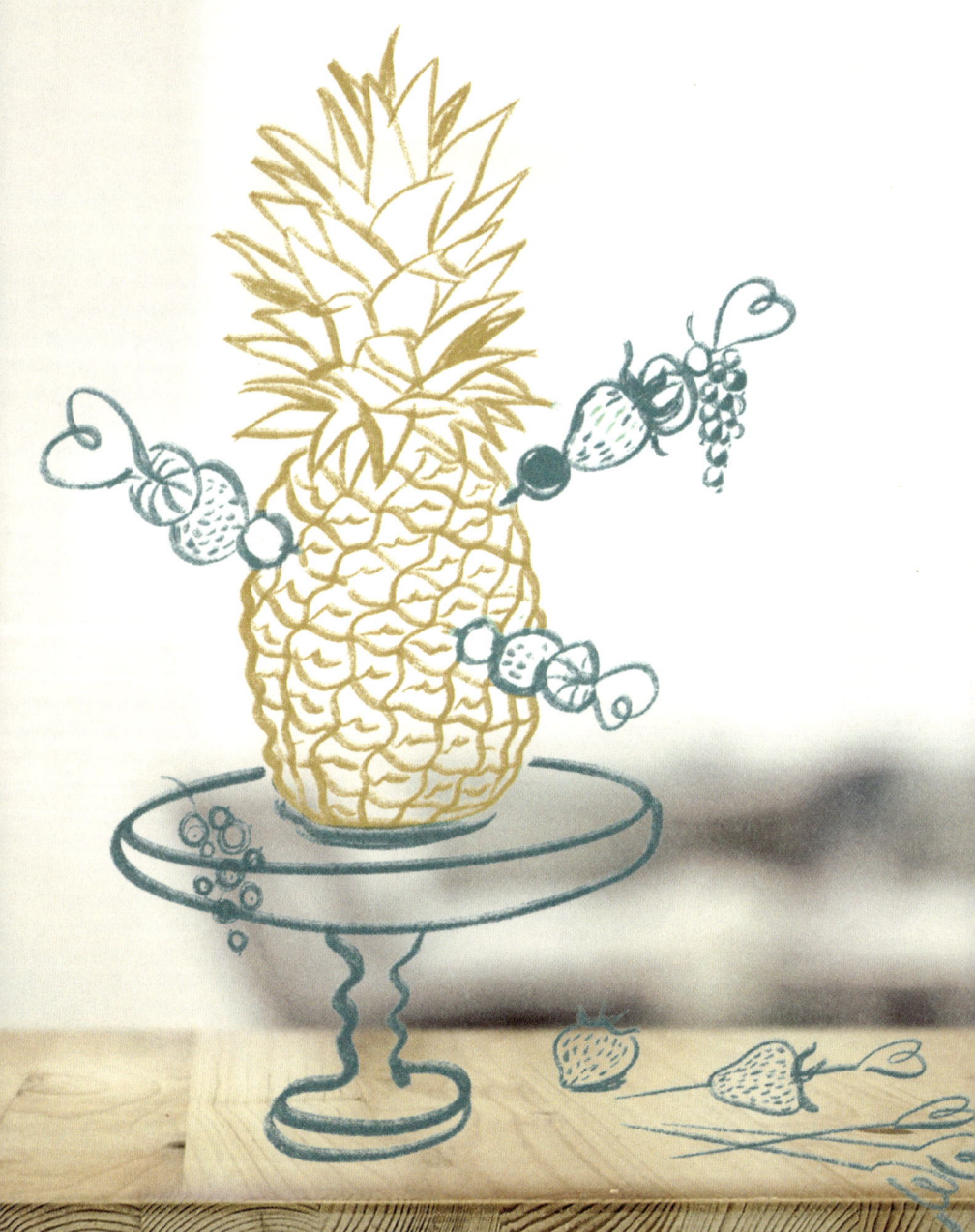

einfach mal zaubern

Kapitel VI

Wirksame Strategien – Die richtige Medizin für Ihre Räume

Bei allen chronischen Erkrankungen, bei einer nicht erklärbaren Therapieresistenz sowie bei Beschwerden (siehe „Machen Sie den Check!", Seite 26 f.), rate ich Ihnen dringend dazu, Ihren Wohnraum unter die Lupe zu nehmen und die oft einfachen und effektiven Maßnahmen zu ergreifen, die Ihren Wohnraum von unerkannten Übeltätern befreien.

Es gibt übrigens Umweltmediziner, die nur Patienten annehmen, deren Wohnräume baubiologisch saniert sind, weil sie wissen, dass eine Therapie nur dann den gewünschten Erfolg haben kann, wenn das Umfeld möglichst frei von Stressoren ist.

Im Folgenden stelle ich Ihnen Strategien vor, die es Ihnen ermöglichen, wichtige Maßnahmen selbst in die Hand zu nehmen. Sie können anschließend immer noch einen Spezialisten hinzubitten, der mit Ihnen auf Spurensuche geht und Ihren Wohnraum mit Ihnen gemeinsam wieder zu einem Ort der Regeneration, des Wohlbefindens und des Schutzes macht.

Werden Sie aktiv und bedenken Sie: Ein krankes Wohnumfeld macht über kurz oder lang auch den/die Bewohner krank. Und ein gesundes Wohnumfeld ist der erste Schritt in Richtung „Heilung und Regeneration" und oft das entscheidende Zünglein an der Waage. Entfernen Sie also vor allem die Stressoren, die Ihren Organismus daran hindern, gesund zu werden.

Schalten Sie Ihren gesunden Menschen-verstand ein und Störenfriede aus

Zuallererst einmal ist es wichtig, beim Verdacht, dass es einen Übeltäter in den eigenen vier Wänden gibt, einen kühlen Kopf zu bewahren. Angst und Panik wirken destruktiv und schwächen das Energiefeld des Menschen. Es ist gut, den Übeltätern mit Respekt zu begegnen und sie dann mit gesundem Menschenverstand zu reduzieren, ganz zu vertreiben oder ihnen einfach aus dem Weg zu gehen.

Denken Sie daran: Alles, was an zusätzlichen Belastungen wegfällt, hilft Ihrem Körper wieder in die Balance zu kommen und die körpereigenen Selbstheilungskräfte zu aktivieren. Viele Beschwerden lösen sich in Luft auf oder werden spürbar weniger. Heilen Sie Ihre „dritte Haut" und heilen Sie gleichzeitig sich selbst. So stärken Sie Ihr Immunsystem, haben mehr Energie und fühlen sich vitaler und ausgeglichener. Sie schlafen wieder gut und ermöglichen so einen allnächtlichen Reset für Körper, Geist und Seele, der Ihnen süße Träume und einen wundervollen Start in den Tag beschert – ohne schmerzende Knochen, Müdigkeit und dicke, geschwollene Augen am frühen Morgen.

Oft sind es bereits ganz einfache Dinge, die dabei helfen, das Zuhause gesünder und wohnlicher zu machen. Schalten Sie Ihren gesunden Menschenverstand bei der Suche nach den Übeltätern ein und machen Sie sich beherzt an ihre Reduzierung bzw. Harmonisierung. Mit den im Folgenden vorgestellten einfachen Selbsthilfemaßnahmen können Sie sich bereits von gut 90 Prozent der Stressoren auf relativ einfache Art und Weise verabschieden! Bleiben dann noch Befindlichkeitsstörungen übrig, können Sie einen Fachmann zurate ziehen.

Überdenken Sie bitte auch Ihre Verhaltens- und Denkmuster: Wer glaubt, ein Schimmelrasen an einer Außenwand hinter seinem Schlafzimmerschrank sei der Gesundheit nicht abträglich, der Kabelsalat unter dem Bett habe keinen Einfluss auf den behüteten Schlaf und mit einem WLAN-Router neben dem Bett lasse es sich dennoch gut träumen, der irrt definitiv.

Ich stelle Ihnen nun in aller Kürze einige, vorwiegend aus der Baubiologie stammende, effektive Maßnahmen zur Reduzierung der bereits beschriebenen Störquellen (siehe Seite 51 ff.) vor. Im Anschluss gehe ich auf bereits aufgeführte und zusätzliche Möglichkeiten aus verschiedenen Disziplinen ein, die Ihnen eine möglichst große Bandbreite an Hilfsmitteln für ein entspanntes und gesundheitsförderndes Wohnen zur Verfügung stellen. Diese Möglichkeiten lassen sich bei bestimmten Problemfeldern oftmals einfach in Eigenregie ausführen.

Elektrische Wechselfelder reduzieren

- Schalten Sie Feldquellen wie Haushaltsgeräte, Lampen, Kabel, Elektrogeräte (siehe auch Seite 64 ff.) aus (z. B. durch Netzabkoppler *, über schaltbare Steckdosenleisten oder indem Sie den Stecker ziehen. Die Geräte auszuschalten reicht oft nicht aus!).
- Verlegen Sie nur geschirmte Leitungen.**
- Tauschen Sie billige Steckdosenleisten gegen geschirmte Steckdosenleisten*** aus.
- Achten Sie auf die technisch einwandfreie Qualität der Elektroinstallation.
- Nutzen Sie Netzfreischalter für Schlafbereiche. (Das gilt auch für die Wand des benachbarten Zimmers am Kopfteil des Betts.)
- Achten Sie auf die richtige Steckerposition in den Steckdosen.◇
- Ziehen Sie die Stecker von Geräten, die Sie gerade nicht benötigen.
- Verbannen Sie unnötige elektrische Geräte aus dem Schlafraum und lassen Sie keine Kabel unter den Betten liegen. Hier gilt: je weniger, desto besser!
- Verzichten Sie auf elektrische Geräte wie Heizdecken im und unter dem Bett und schlafen Sie nicht in einem elektrisch verstellbaren Bett.
- Kaufen Sie nur dreiadrige geerdete Zuleitungen mit SCHUKO-Steckern◇◇ und nutzen Sie keine ungeerdeten Kabel und Geräte.
- Erden◇◇◇ Sie Metallgegenstände sowie leitfähige Bauteile des Hauses/der Wohnung.

---

* Auch „Netzfreischalter"; wird im Sicherungskasten eingebaut. Immer wenn der letzte Verbraucher ausgeschaltet wurde, trennt er den Stromkreis, für den er vorgesehen ist, automatisch vom Netz. Nun steht der abgetrennte Stromkreis nicht mehr unter Spannung und kann demnach auch keinen Elektrosmog mehr durch elektrische oder magnetische Felder verursachen. Besonders eignet sich solch ein Netzfreischalter für den Schlafbereich.

** Speziell isolierte Mantelleitungen, die wirkungsvoll niederfrequente elektrische Wechselfelder abschirmen

*** Zahlreiche Hersteller dazu finden Sie im Internet und im Anhang unter „Bezugsquellen", Seite 287 ff.

◇ Die Chance, einen Stecker richtig oder falsch herum in die Steckdose zu stecken, beträgt 50 Prozent. Mittels eines sogenannten aktiven Spannungsprüfers oder Phasenprüfers kann gemessen werden, ob die Geräte phasenrichtig in der Steckdose stecken. Falls nicht, können starke elektrische Wechselfelder an den Geräten entstehen.

◇◇ **Schu**tz-**Ko**ntakt; in Europa sehr verbreitetes System von Steckern (CEE 7/4) und Steckdosen (CEE 7/3). Der Begriff ist geschützt und wird vom SCHUKO-Warenzeichenverband verwaltet (nach: Wikipedia)

◇◇◇ Eine stromleitende Verbindung zwischen einem elektrischen Gerät oder Metallgegenständen und dem Erdboden herstellen

- Halten Sie einen Abstand* von mindestens 1 Meter zu verdächtigen Leitungen oder Geräten. (Das betrifft auch die Wand zum benachbarten Zimmer, an der das Bett steht.)
- Ihr Haus/Ihre Wohnung sollte sich mindestens 200 Meter von Hochspannungsleitungen entfernt befinden.
- Nehmen Sie professionelle Hilfe in Anspruch.

…

Magnetische Wechselfelder reduzieren

- Halten Sie Abstand von Feldquellen und entfernen Sie Feldverursacher (mehr dazu siehe Seite 62)!
- Von Fachleuten wird empfohlen, Differenzströme sowie Ausgleichsströme auf Wasserleitungen, Gasleitungen, Schutzleitern oder Fernwärmerohren zu vermeiden. Diese sind oft für eine erhöhte Intensität magnetischer Wechselfelder verantwortlich, die sich auf großen Flächen ausbreiten.[264]
- Verwenden Sie für sensible Schlafbereiche keine Geräte oder Lampen mit Trafos.
- Verbannen Sie alle elektrischen Geräte wie Radiowecker, Lampen mit Dimmern, Netzteile und Stereoanlagen aus dem Umfeld Ihres Betts (auch hinter der Wand zum Nachbarzimmer!).
- Halten Sie 1 bis 2 Meter Abstand zu Stromleitungen, auch hinter und in den Wänden.
- Nehmen Sie keine Leuchtstoffröhren.
- Verzichten Sie auf alle elektrischen Geräte im Bett (z. B. Heizdecken) sowie auf elektrisch verstellbare Betten.
- Nutzen Sie strahlungsarme Bildschirme.
- Ihr Haus/Ihre Wohnung sollte sich mindestens 200 Meter von Hochspannungsleitungen entfernt befinden.
- Verzichten Sie auf eine elektrische Fußbodenheizung oder schalten Sie diese nachts aus.

---

* Hier sind Sie als Mensch gemeint, egal ob Sie im Bett liegen, auf dem Bürostuhl sitzen oder ob Sie es sich auf Ihrem Lieblingssessel bequem machen.

- Eine Abschirmung magnetischer Wechselfelder ist sehr schwierig, da sie fast alle Materialien ohne Verluste durchdringen können. Mit speziellen Weichmetalllegierungen kann man Magnetfeldlinien in ihrer Ausbreitung verändern.[265]
- Nehmen Sie professionelle Hilfe in Anspruch.

…

Hochfrequente elektromagnetische Wellen reduzieren

Neben den klassischen Abschirmmaßnahmen* durch z. B. hochfrequenzabschirmende Baldachine im Schlafbereich, abschirmende Wandfarben und abschirmende Stoffe (Näheres dazu siehe Seite 193 ff.) oder sogenannte Entstörungsgeräte (siehe auch Seite 196 ff.), gibt es auch Empfehlungen zur Reduzierung von Elektrosmog, wie auf strahlende Geräte zu verzichten oder ihren Gebrauch auf ein Minimum zu reduzieren. Generell sollten abschirmende Maßnahmen – auch in Form der beliebten hochfrequenzabschirmenden Baldachine – immer in Zusammenarbeit mit einem Fachmann umgesetzt werden, da es ansonsten auch zu unerwünschten „Verschlimmbesserungen" kommen kann. Dazu der Baubiologe Jürgen Wellerdt aus Dresden in einem persönlichen Gespräch mit mir: *„Wichtig in diesem Zusammenhang ist das Grundwissen, dass eine Abschirmung gegen Hochfrequenz auch ohne Erdung** funktioniert und dass Materialien, die zur Abschirmung von Hochfrequenz eingesetzt werden, elektrisch leitfähig sind. Bringt man eine flächige, nicht geerdete Abschirmung an oder vor einer Wand an, in der sich z. B. eine Stromleitung befindet, so breitet sich das elektrische Wechselfeld (bedingt durch diese Leitung) eventuell über die gesamte geschirmte Fläche aus. Man spricht in diesem Falle von ‚Ankopplung'. Im Vergleich zu vorher (also vor der Abschirmung) hat man das elektrische Feld auf einer größeren Fläche ‚in die Breite gezogen'. Die Situation hat sich dadurch folgendermaßen verändert: Die Hochfrequenz wurde abgeschirmt und hat sich verbessert, die Niederfrequenz eventuell verschlimmbessert, d. h. verschlechtert. Sobald man die Abschirmung erdet, hat sich dieses Problem erledigt!"* Legen Sie eine Abschirmung daher immer in die Hände eines Fachmanns!

---

* Eine Abschirmung dient u. a. dazu, Mensch und Umgebung vor den von elektronischen und elektrotechnischen Anlagen ausgehenden Feldern zu schützen. Man unterscheidet dabei zwischen der Schirmung ganzer Räume, der Kabelschirmung und der Geräteschirmung.
** Die Gesamtheit aller Maßnahmen und Mittel zur Ableitung von elektrischen Strömen in das Erdreich bzw. in den Erdboden

- Verzichten Sie auf DECT-Telefone und steigen Sie auf kabelgebundene Telefone um. Wenn Sie DECT-Telefone nutzen, aktivieren Sie den strahlungsarmen Modus, wo die Basis bestenfalls nur dann funkt, wenn telefoniert wird. Informieren Sie sich beim Hersteller des Geräts über die verschiedenen strahlungsarmen Modi, z. B. „Eco-Modus", „Eco-Modus +", „Full Eco", „Blue Eco" ... Diese haben je nach Hersteller verschiedene Bezeichnungen. Halten Sie auch hier die Gespräche kurz! ☺
- Verzichten Sie auf WLAN-Router; steigen Sie wieder auf Kabel (LAN) um. (Wenn Sie WLAN nutzen möchten, reduzieren Sie die Sendeleistung und schalten Sie den Router nachts aus! Platzieren Sie das Gerät so weit wie möglich entfernt von Schlaf- und Kinderzimmern.)
- Verzichten Sie möglichst auf die Verwendung eines Babyfons. Falls Sie das Babyfon unbedingt benötigen, nutzen Sie den ECO-Modus und stellen Sie das Gerät in einem Abstand von mindestens 1 Meter zum Kinderbettchen auf.
- Benutzen Sie kein Bluetooth; deaktivieren Sie dieses auf all ihren Geräten (Tablet, Laptop, PC, Smartphone etc.).
- Verzichten Sie auf kabellose Geräte wie Drucker, Tastaturen, Computermäuse etc. und ersetzen Sie diese durch kabelgebundene Alternativen.
- Nutzen Sie Hörgeräte ohne Bluetooth-Funktion bzw. deaktivieren Sie diese (Kassenmodelle funken in der Regel nicht).
- Setzen Sie keine Rauchwarnmelder mit Funkübertragung ein (vor allem im Schlafbereich nicht!). Wählen Sie am besten Modelle ohne Funkübertragung. Wenn Sie Mieter sind, fragen Sie Ihren Vermieter, ob er den Einbau funkfreier Geräte erlaubt oder die Funkübertragung deaktiviert werden kann.[*]

---

[*] Dazu sagte Baubiologe Jürgen Wellerdt aus Dresden in einem persönlichen Gespräch: *„Grundsätzlich gibt es drei verschiedene Techniken: Stand-alone-Geräte, vernetzte Geräte, die über Leitungen miteinander kommunizieren, und vernetzte Geräte, die dies über Funk tun. Aus baubiologischer Sicht sollte man sich für Stand-alone- oder leitungsgebundene Geräte entscheiden. Sollte ein Funkrauchmelder nur einmal am Tag kurz senden, so ist das auch akzeptabel, doch: Bei den funkvernetzten Rauchmeldern kann man in Bezug auf die Häufigkeit der Funksignale keine Aussage machen. Herstellerangaben scheinen nicht immer korrekt zu sein, wie Testmessungen an Rauchmeldern ergaben. So funkten manche Geräte alle 2 Minuten und nicht, wie angegeben, einmal am Tag. Ein weiteres Problem stellt die Nichtvergleichbarkeit der Geräte dar. Baugleiche Rauchmelder zeigten unterschiedliche Emissionen, wahrscheinlich durch unterschiedliche Software. Wenn die Funkvorgänge bei mehreren Rauchmeldern in einem Mehrfamilienhaus nicht synchron ablaufen, kann man also im Extremfall von einer „Dauerbelastung" sprechen. Die Leistungsflussdichten erreichen dabei durchaus dreistellige Werte (angegeben in Mikrowatt pro Quadratmeter). Vor allem Schlafplätze sollten nach baubiologischen Gesichtspunkten gestaltet sein, doch gerade Schlafzimmer werden durch Funkrauchmelder überwacht."*

- Deaktivieren Sie WLAN und Bluetooth auch in Ihrem Auto.
- Verwenden Sie keine Mikrowellengeräte.
- Vermeiden Sie Induktionsherde. (Auch diese arbeiten mit elektromagnetischen Strahlen!)
- Verbannen Sie reflektierende Flächen, beispielsweise Spiegel, aus dem Schlafbereich. Hierbei entstehen durch den Pingpongeffekt hohe Belastungen (siehe auch Exkurs Seite 35 ff.).
- Verbannen Sie konsequent Handys und Smartphones aus Ihrem Schlafzimmer und dem Kinderzimmer.
- Halten Sie 50 Zentimeter Abstand zu Wänden, Geräten und Leitungen.
- Verwenden Sie keine Leuchtstoffröhren und Energiesparlampen.
- Verzichten Sie auf Walkie-Talkies sowie Handfunkgeräte.
- Vermeiden Sie Metalle im Bett und Schlafumfeld.
- Nutzen Sie Ihr Smartphone nur mit Freisprechanlage und reduzieren Sie Telefonate mit Smartphone und Handy auf ein Minimum.
- Tragen Sie Handys und Smartphones nie direkt am Körper, für Männer stellt das Handy in der Hosentasche ein Fruchtbarkeitsrisiko dar![266, 267]
- Nutzen Sie keine normalen Headsets. Diese leiten laut *Ökotest*, August 2000, Elektrosmog vom Handy direkt ins Ohr.[268] Eventuell sind Headsets mit Luftleitertechnik eine Option für Sie. Hierbei wird die Strahlung je nach Hersteller bis zu 99 Prozent reduziert.[269] Für elektrosensible Menschen ist das aber nicht immer ausreichend.
- Lassen Sie Ihre Kinder nicht mit dem Handy oder Smartphone telefonieren.
- Halten Sie Abstand zu Sendern, Funktürmen, Hochspannungsleitungen.
- Schirmen Sie in Zusammenarbeit mit einem Baubiologen Ihr Eigenheim bei von außen kommender Hochfrequenz baubiologisch ab (durch geerdetes Abschirmgewebe in Außenwänden und in der Kommunwand* sowie abschirmende Holz-Alu-Fenster).[270]
- Schlafen Sie in einer mit Hochfrequenz belasteten Gegend eher im Erdgeschoss als in den oberen Etagen.
- Führen Sie immer wieder Kontrollmessungen aus.

---

* Wand, die von mindestens zwei Gebäuden geteilt wird. Besonders im städtischen Bereich war die Kommunwandbauweise durch den herrschenden Platzmangel für lange Zeit gängig.

- Nutzen Sie beim Hausbau optimal abschirmende Materialien.
- Vermeiden Sie Telefonate mit dem Handy in Fahrzeugen oder Aufzügen, da das Handy hier kräftig strahlen muss, um mit dem Sender kommunizieren zu können.
- Setzen Sie ggf. Wohnraumharmonisierer in Ihren Wohnräumen ein (siehe auch Seite 196 ff.)
- Nutzen Sie Zeolith zur Harmonisierung hochfrequenter elektromagnetischer Strahlung (siehe auch Exkurs Seite 217 ff.).
- Stellen Sie Zimmerpflanzen in Ihre Wohnräume (siehe auch Exkurs Seite 214 ff.).
- Nutzen Sie Salzkristalle (z. B. in Form von Salzkristalllampen).
- Nehmen Sie professionelle Hilfe in Anspruch.

…

Der Baum – Freund des Menschen

Eine ganz einfache Möglichkeit, sich von elektromagnetischen Strahlenbelastungen zu befreien, ist es, regelmäßig in die Natur zu gehen und sich dort an einen Baum zu lehnen. Der Baum ist wie wir eine lebende Antenne und kann Belastungen aus uns herausziehen und in die Umgebung leiten. Sie können dieses Ritual auch mit einer Meditation oder Atemübung verbinden.

Elektrische Gleichfelder reduzieren

- Entfernen Sie alle synthetischen Materialien aus dem Schlafbereich (auch Kuscheltiere aus Synthetik!).
- Verbannen Sie Kunststoff und Synthetik (z. B. in Teppichen, Gardinen, Bettwäsche, Möbeloberflächen), aus Ihrer Umgebung, wo immer möglich.
- Vermeiden Sie die Kombination von Fußbodenheizung und Teppichen.
- Erhöhen Sie die Luftfeuchtigkeit in Ihren Räumen in der kalten Jahreszeit auf mindestens 50 Prozent, wenn Sie eine Fußbodenheizung und Teppiche liegen haben.
- Nutzen Sie Naturmaterialien wie Lehm, Kork, Stein, Baumwolle, Sisal, Filz, Ziegenhaar, Linoleum.
- Vermeiden Sie Laminatfußböden.

- Nehmen Sie Brillengläser, die sich nicht elektrostatisch aufladen.
- Legen Sie im Auto Schaffelle auf die synthetischen Sitze.
- Lüften Sie Ihre Räume ausreichend, am besten alle 1 bis 2 Stunden!
- Nutzen Sie in Ihren vier Wänden Schuhe mit leitfähigen, antistatischen Sohlen, z. B. aus Leder.
- Verzichten Sie auf synthetische Perücken.
- Achten Sie darauf, dass Ihre Wohnräume durchschnittlich eine Luftfeuchtigkeit von 50 bis 60 Prozent haben.
- Nehmen Sie professionelle Hilfe in Anspruch.

…

Magnetische Gleichfelder reduzieren

- Halten Sie mindestens 1 bis 2 Meter Abstand! Magnetfelder sind kaum abzuschirmen und können ungehindert Holz, Stein und den menschlichen Körper durchdringen. Magnetfeldverzerrungen, d. h. Abweichungen vom natürlichen Erdmagnetfeld sind grundsätzlich zu vermeiden!
- Nehmen Sie keine Brillengestelle aus Stahl.
- Verzichten Sie auf BHs mit Metallbügeln.
- Testen Sie vor dem Kauf eines Kinderwagens anhand eines Kompasses, ob starke Magnetfelder vorhanden sind.
- Verzichten Sie auf Möbel aus Stahlelementen und halten Sie zu solchen Möbeln, wenn Sie sie sich nicht davon trennen mögen, einen Abstand von 50 Zentimetern vor allem im Bett.
- Vermeiden Sie Metalle im Bett, unter dem Bett und ums Bett herum (z. B. Federkernmatratzen und Stahlroste) und tauschen Sie diese gegen Naturlatex-, Kokos-, Rosshaar- oder Schurwollmatratzen sowie Holzlattenroste aus.
- Stellen Sie Ihr Bett nicht über einen Stahlträger im Fußboden.
- Halten Sie Abstand zu Lautsprecherboxen, Stahlträgern, Boilern, Türzargen, Betonarmierungen, Stahlbauteilen in Wänden, Rohrleitungen in den Wänden und Heizkörpern.
- Schlafen Sie nicht in Räumen, die über Garagen oder Stahlheizungstanks liegen.

- Ihr Haus/Ihre Wohnung sollte sich mindestens in 50 Meter Entfernung zu Straßenbahnen, Magnetschwebebahnen oder U-Bahnen befinden.
- Nutzen Sie Telefone ohne Magnetfelder (z. B. Piezo-Telefone).
- Verwenden Sie keine magnetischen Kopfhörer*, und wenn Sie diese nehmen, dann nur für einen kurzen Zeitraum.
- Nutzen Sie keine Magnetdecken, Magnetpflaster o. Ä.
- Vermeiden Sie den direkten Körperkontakt von magnetisch intensiv wirkenden Gegenständen wie Diktiergeräten, Stahlkugelschreibern (z. B. in der Brusttasche).
- Nehmen Sie professionelle Hilfe in Anspruch.

…

Erdung – Schnelle Hilfe, wenn Sie mal wieder „geladen" sind

Der menschliche Körper ist, wie bereits erwähnt, ein hervorragender elektrischer Leiter. Und so werden wir im Laufe des Tages oder in der Nacht durch die zahlreichen uns umgebenden technischen Felder in dieser positiv aufgeladenen Ionensphäre oftmals „aufgeladen", d. h., wir stehen dann unter Spannung. Sobald wir aber barfuß (!) auf der Erde, etwa auf dem Waldboden, gehen (Schuhe sind ein Isolator gegen die Erde), mit unseren Händen die Erde berühren oder im Gras liegen, nehmen wir direkten Kontakt mit der negativ geladenen Erdoberfläche auf, d. h., wir werden geerdet. Bei diesem bioelektronischen Ladungsaustausch fließen freie Elektronen in den Körper hinein und lösen dabei zahlreiche gesundheitlich positive physiologische und biologische Effekte aus.[271] Es handelt sich um sehr altes Wissen, dass Erdung oder *Earthing* uns dabei hilft, gesund zu bleiben, und das wurde inzwischen durch zahlreiche Studien eindrücklich belegt.[272] Nutzen Sie die Heilenergie der Erde für sich, und gehen Sie immer wieder in der Natur barfuß, baden Sie im Meer, in Flüssen oder Seen oder kneippen Sie. Entladen Sie Ihre Spannung und tanken Sie einfach und völlig kostenlos die Kraft der Natur auf!

---

* Kopfhörer, z. B. Hi-Fi-Kopfhörer, erzeugen oftmals erhöhte magnetische Felder, die von den Schallwandlern ausgehen. Die Werte können zwischen einigen Hundert bis zu mehreren Tausend Nanotesla liegen. Abhilfe schaffen z. B. Kopfhörer mit der sogenannten MU-Metall-Abschirmung mit einer Reduzierung der magnetischen Strahlung von bis zu 98 Prozent.

Ist es nicht wunderbar, wie die Natur uns immer wieder dabei hilft, gesund zu bleiben? Wir dürfen uns für dieses Geschenk von ganzem Herzen bedanken.

Geologische Störfelder reduzieren

Hier gibt es teilweise unterschiedliche Empfehlungen. Der wichtigste Grundsatz in der Baubiologie lautet: Halten Sie Abstand von belasteten Zonen und weichen Sie auf unbelastete Zonen aus!

Doch das ist nicht immer ohne Weiteres machbar: Was die Lage und Abstände der unterschiedlichen Gitternetze zueinander anbelangt, so ist es in manchen Fällen beinahe unmöglich, eine unbelastete Stelle für ein Doppelbett der Größe 2 mal 2 Meter zu finden. Zu den Gitternetzen können sich noch Verwerfungen, Wasseradern & Co. gesellen, die die Suche nach einem ungestörten Schlafplatz zum reinen Glückspiel machen – insbesondere dann, wenn sich diese Störzonen auf den gefährlichen Kreuzungspunkten potenzieren. Daher werden immer häufiger andere Lösungen vorgeschlagen, beispielsweise durch „Entstörungsgeräte" (siehe Seite 196 ff.).

Wichtig dabei ist, im Vorfeld alle Störfaktoren, so gut es geht, zu eliminieren bzw. ihnen aus dem Weg zu gehen und sie dann zusätzlich mit geeigneten Entstörungsgeräten energetisch zu neutralisieren. Geologische Störfelder sind übrigens nicht statisch, d. h., Reizzonen können sich generell verändern: Wasseradern können sich im Laufe der Zeit verschieben und Verwerfungen können durch geologische Änderungen neu entstehen. Zudem wandern manche Gitterlinien – in Abhängigkeit von Mondphasen oder durch Baumaßnahmen u. Ä. Auf diese Weise kann sich das, was bereits in Häusern gemessen wurde, im Laufe der Zeit verändern, und es ist sinnvoll, neben dem Ausweichen auf weniger belastende Zonen z. B. mit Entstörungsgeräten zu arbeiten, um eventuelle negative Veränderungen auszugleichen.[273, 274]

- Bauen Sie möglichst auf geologisch unbelastetem Grund. Lassen Sie Ihr Grundstück von einem Fachmann auf geologische Störfelder hin untersuchen, bevor Sie zu bauen beginnen, und richten Sie die Lage des Hauses nach der vorliegenden Erdstrahlung aus. Lassen Sie unbedingt auch die energetische Qualität des Ortes anhand der Bovis-Einheiten überprüfen.

Die Firma *Baufritz* ist z. B. ein Paradebeispiel für ein modernes Bauunternehmen, das gesundes, ökologisches Bauen in den Vordergrund stellt und eine ausführliche Grundstücksanalyse anbietet: Hier sind die Messung elektrischer Wechselfelder, magnetischer Wechselfelder, elektromagnetischer Wellen, geologischer Störungen und eine Radon-Bodengasmessung enthalten.

- Konsultieren Sie Rutengänger und suchen Sie vor allem nach dem bestmöglichen Platz für Ihr Bett. Um ganz sicherzugehen, dass das Ergebnis auch stimmt, lassen Sie den Platz von wenigstens drei Rutengängern prüfen und vergleichen Sie die Übereinstimmungen.

- Probieren Sie einen anderen Schlafplatz aus: Verändern sich Ihre Beschwerden, werden sie stärker oder besser? Berücksichtigen Sie dabei alle Faktoren der vorhergehenden Maßnahmen.

- Nach Aussage von Dr. Christoph Scholtes, Spezialarzt für Akupunktur und Aurikulomedizin in der Schweiz, soll die Einnahme von Zeolith die negativen Auswirkungen von geopathogene Feldern (GPF) deutlich reduzieren. Das bestätigen Erfahrungen von Patienten.[275]

- Zeolith dient nicht nur der Raumentstörung, es kann auch geopathische Störfelder reduzieren (siehe auch Seite 217 ff.).

- *Agnihotra*-Asche kann dabei helfen, geopathische Störfelder zu reduzieren (mehr dazu siehe Seite 237 ff.).

- Durch Messungen der *Hamoni*®-Forschung konnte eine interessante Aussage zur Abschirmung von geopathischen Feldern mit den weitverbreiteten Kupfermatten gemacht werden: Mit einer Kupfermatte unter dem Bett war durchgängig eine niedrige Belastung des im Bett liegenden Menschen zu messen, nach 14 Tagen mit der Matte jedoch wurde wieder dieselbe Belastung wie zuvor gemessen, woraus die *Hamoni*®-Forschung schließt, dass die Kupfermatte kein wirkungsvoller, dauerhafter Schutz vor geopathischen Feldern darstellt.[276] Anders dagegen war der Effekt durch den *Hamoni*®-Wohnraumharmonisierer: Hier wurde selbst nach mehreren Wochen keine Strahlenbelastung mehr gemessen. (Mehr zu dieser Art von Entstörungsgeräten siehe Seite 198 f.)

- Nehmen Sie professionelle Hilfe in Anspruch.

...

In dem neuesten Werk von Heike Katzmarzik *Garten Eden ruft* las ich kurz vor Fertigstellung der Arbeit an *Wohn dich gesund*, dass die Autorin als Seminarteilnehmerin bei *Lady Pha ti Chija*[*] lernte, geopathische Störfelder selbst umzuwandeln. Anhand der nach ihr benannten *Pha ti Chija-Lichtkraft*-Methode könne man, so Katzmarzik, alle pathogenen Kräfte in der Natur und beim Menschen berühren und verändern.[277] Sie resümiert, dass der Mensch die Kraft zu haben scheine, natürliche Störfelder wie Benker-Gitter, Verwerfungen oder Wasseradern in und um ein Gebäude herum zu neutralisieren, was übrigens auch für andere pathogene technische Störfelder wie Mobilfunkstrahlung gelte. Mit dieser besonderen Methode könne – ganz ohne die Benutzung von Geräten – aus einem Ort der Destruktivität ein Kraftort werden, was sich durch Geomanten immer wieder bestätigen lasse, die die Arbeit von *Lady Pha ti Chija* begleiten durften und aus dem Staunen wohl nicht mehr herauskamen.[278] In jedem von uns sind solche Fähigkeiten verborgen und wir brauchen diese nur auf die richtige Art und Weise zu aktivieren. Und dabei ist die genannte sicher nur eine von vielen Möglichkeiten, um sich die eigene die Kraft zu erschließen, solche Orte mithilfe energetischer Maßnahmen zu entstören und zu heilen.

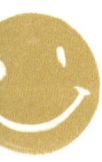

Radioaktivität und Radon reduzieren

Im Hinblick auf eine erhöhte Radonbelastung wird in der Baubiologie zwischen diversen Maßnahmen unterschieden. Dabei werden für Neubauten (NB) und Bestandsgebäude (BG) unterschiedliche Strategien in Erwägung gezogen:[279]

- Sofortmaßnahmen: freie Lüftung (BG), Umnutzung (BG), Beseitigung von Unterdruck (BG)
- Abdichtungsmaßnahmen: Raumabtrennungen (BG), partielle Abdichtung (BG), Bauteildurchführungen (NB), flächige Abdichtungen (NB)
- Radonabsaugung: Radondrainage (BG), Radonbrunnen (BG), Hohlraumabsaugung (NB und BG)
- Lüftungstechnische Maßnahmen: freie Lüftung, Auftriebslüftung, ventilatorgestützte Lüftung (Bei dieser Kategorie ist die Frage nach NB/BG irrelevant, es spielen hier vielmehr Fragen des Gesamtgebäudekonzepts eine Rolle.)

---

[*] Medium und geistige Lehrerin, die ihr Wissen auch in Seminaren weitergibt

- Die effektivste Sofortmaßnahme bei einer erhöhten Radonbelastung lautet: Lüften Sie Ihre Wohnräume regelmäßig und reichlich! Ergänzen Sie das Lüften durch zusätzliche Abluftventilatoren im Kellergeschoss, um das schädliche Gas nach draußen zu transportieren.
- Lüften Sie Ihre Kellerräume bei Radonbelastung häufig und regelmäßig. Ebenfalls helfen kann ein unbeheizter Keller. Dadurch wird verhindert, dass warme Luft – und mit ihr Radon – in die Wohnräume hinaufzieht.
- Bauen Sie nicht auf radioaktiv belastetem Boden. Wenn es sich nicht vermeiden lässt, nutzen Sie Beton als Bodenplatte: Allein Beton hält Radon laut Wolfgang Maes sicher ab und ist hier das Material der Wahl für Bodenplatten in radonbelasteten Gegenden. Daneben gibt es weitere, oben genannte Maßnahmen, wie den Einsatz von Radonfolie, die zuverlässig schützen.
- Bauen Sie nicht in der Nähe von Kernkraftwerken.
- Bevorzugen Sie strahlungsarme Baustoffe wie Kalksandstein, Kies, Naturgips, Beton ohne Zuschläge und Holz. Kritisch sind Schlackenstoffe, Schüttungen sowie Aschen als Isolation, die vorrangig früher in älteren Böden und Decken verwendet wurden. Ebenso gibt es bei der Nutzung von Basalt, Tuff, Chemiegips, Bims und Granit ein Radonrisiko. Der baubiologisch beliebte Lehm kann je nach Abbaugebiet ebenfalls eine erhöhte Radioaktivität aufweisen.[280]
- Lassen Sie Ihre Mineraliensammlung und Antiquitätensammlung auf Strahlung hin überprüfen. Diese können in schlecht belüfteten Innenräumen neben ihrer oftmals extremen Radioaktivität auch hohe Radongaswerte erzeugen.
- Messen Sie Fliesen, Steine und Baustoffe vor dem Kauf mit einem Geigerzähler auf Radioaktivität.
- Reduzieren Sie bei Ihren Arztbesuchen Szintigramme* und Röntgenaufnahmen auf ein geringes Maß.
- Führen Sie einen Röntgenpass.
- Nehmen Sie professionelle Hilfe in Anspruch.

…

---

* Von lateinisch *scintilla*, „Funke“, und altgriechisch γράφειν, „zeichnen, beschreiben“. Ein bildgebendes Verfahren der nuklearmedizinischen Funktions- und Lokalisationsdiagnostik (nach: Wikipedia)

Schallwellen reduzieren

- Kontrollieren Sie Geräte (Kühlschränke, Lüfter, Aquarienpumpen usw.), ob diese Vibrationen, Brummtöne oder andere Geräusche aussenden und suchen Sie nach Möglichkeiten, diese zu beheben.
- Weichen Sie mit Ihrem Bett ggf. auf ein ruhigeres Zimmer aus, in dem Sie ungestört schlafen können.
- Schlafen Sie nachts bei geschlossenem Fenster, falls Lärm von draußen die Ursache für Ihre Schlaflosigkeit ist.
- Setzen Sie in Ihrer Wohnung/Ihrem Haus bevorzugt schalldämpfende und gesundheitlich unbedenkliche (Natur-)Materialien ein. Durch schwerere Vorhänge, Stoffe, Filz, Teppiche, Holzmöbel, Kissen, weiche Polster … lässt sich schon viel in puncto „Schallreduktion" erreichen.
- Nehmen Sie professionelle Hilfe in Anspruch, wenn Sie der Ursache der Schallbelastung nicht auf die Spur kommen.

…

Wohngifte reduzieren

- Lüften Sie – falls möglich – ausreichend und regelmäßig! Optimal ist es, tagsüber alle 2 Stunden frische Luft in Ihre Wohnräume durch Querlüften und Stoßlüften zu bringen: alle Fenster 10 bis 15 Minuten lang öffnen, sodass es zu einem kompletten Luftaustausch in den Wohnräumen kommt. Kipplüftung macht hier wenig Sinn!
- Vermeiden Sie Möbel aus Spanplatten oder minderwertigen Holzwerkstoffen und greifen Sie stattdessen zu Vollholz.
- Vermeiden Sie Kunststoffe mit Weichmachern.
- Vermeiden Sie bedenkliche Teppichkleber.
- Vermeiden Sie kunststoffhaltige Teppiche.
- Bevorzugen Sie Fußbodenbeläge aus natürlichen Materialien und vermeiden Sie Kunststoffböden wie Laminat.
- Nutzen Sie für Holzböden ökologische Fußbodenöle oder Wachse.
- Nutzen Sie Wandfarben aus unbedenklichen Materialien wie Kalkfarbe und Naturdispersionsfarbe.
- Bevorzugen Sie Teppiche aus Naturmaterialien *ohne* chemischen Mottenschutz.

- Holen Sie sich nur natürliche Materialien in Ihr Bett (z. B. Baumwolle, Leinen und Seide*).
- Bei starker Belastung kann ein transportabler Luftreiniger helfen. (Beachten Sie dabei die Hinweise zu den Luftreinigern; siehe auch Exkurs Seite 122.)
- Vermeiden Sie in Ihren Wohnräumen lösemittelhaltige Kleber, Lacke, Reiniger und Verdünner.
- Verwenden Sie keine Biozide sowie Holzschutzmittel.
- Versiegeln Sie bedenkliche Baustoffe mit geeigneten und biologisch unbedenklichen Versiegelungsmaterialien, z. B. mit dem Produkt *Safe Seal*. Diese Versiegelung wurde speziell für Chemikaliensensible entwickelt. (Bezugsquellen siehe Seite 287 ff.)
- Achten Sie bei allen Neuanschaffungen auf bioverträgliche Stoffe (z. B. mit GOTS, kbA- oder kbT-Label).
  - Entfernen Sie alle bedenklichen Reinigungsmittel, Putzmittel, Waschmittel etc. aus Ihrer Wohnung und steigen Sie auf biologisch abbaubare Produkte um, die für Mensch, Tier und Umwelt unschädlich sind.
  - Das Versprühen verdünnter *EM®*-Lösung (siehe auch das Interview mit Michael, Seite 262 ff.) kann Schadstoffe und Gerüche neutralisieren.
- Reduzieren Sie das Staubaufkommen, indem Sie regelmäßig feucht wischen.
- Verwenden Sie Staubsauger mit speziellen HEPA-Filtern, um Feinstaub zu reduzieren.
- Nehmen Sie professionelle Hilfe in Anspruch, wenn Sie der Ursache der Wohngiftbelastung nicht auf die Spur kommen.

…

---

* *Ahimsa*-Seide (auch als *organic and non-violent-silk* bezeichnet) gilt als ethische Variante zur herkömmlichen Seide. *Ahimsa* kommt aus dem Sanskrit und bedeutet „Gewaltlosigkeit". Bei diesem Verfahren werden die Seidenraupen nicht wie herkömmlich getötet. Achten Sie beim Kauf von Seide auf dieses Zertifikat.

Exkurs: Der chemiefreie Haushalt – So einfach und gut!

Sieht man sich die Liste der Inhaltsstoffe konventioneller Reinigungsmittel an, könnte man meinen, dass man einer Invasion von Schmutzpartikeln in einem hochbewaffneten Feldzug mit Chemiebomben entgegentreten möchte. Dabei handelt es sich in den meisten Fällen eben nur um ganz normalen Dreck, den es überall um uns herum gibt. Und der ist in der Regel völlig ungefährlich. Für Kinder ist eine keimfreie Umgebung alles andere als optimal, denn nur im Kontakt mit Schmutz und Dreck kann sich das kindliche Immunsystem gut entwickeln. Studien zeigen, dass Kinder, die öfter mit Dreck in Berührung kommen oder sogar auf einem Bauernhof zwischen Kuhstall und Ackermatsch aufwachsen, weniger häufig unter Allergien oder Asthma leiden als gleichaltrige vergleichsweise keimfrei aufwachsende Kinder.[281]

Putzmittel können durch die in ihnen enthaltenen Stoffe Allergien, Atemnot, Hautreizungen u.v.a.m. auslösen, das Immunsystem schwächen und sogar Resistenzen gegen Antibiotika[282] hervorrufen. Teppichreiniger können Allergien auslösen und die Leber schädigen. Und all die bedenklichen Substanzen atmen Sie beim Hausputz ein … und wundern sich vielleicht, dass es Ihnen danach manchmal seltsam geht. Wenn Sie auf die Idee kämen, verschiedene Putzmittel zu mischen, könnte daraus leicht ein hochreaktiver Mix mit Explosionsgefahr entstehen und es würden sich tödliche Dämpfe bilden.[283] Zudem sind diese Putzmittel hoch belastend für die Umwelt.

Putz-Basics: Die fünf Musketiere im Dienste der Sauberkeit

Im Grunde genommen ersetzen die fünf altbewährten, bereits von unseren Großmüttern genutzten, Hausmittel **Essig, Zitronensäure, Natron, Kernseife und Soda** alle Putzmittel im Haushalt. Diese Basics dienen als Abflussreiniger, Allzweckreiniger, Putz-, Spül-, Waschmittel, Weichspüler, WC-Reiniger usw. – und das, ohne Umwelt und Gesundheit zu belasten! Sie sparen damit nicht nur eine Menge Plastik durch die Verpackungen, sondern obendrein auch Geld, denn sie kosten wesentlich weniger als die Chemiekeulen aus dem Supermarktregal. Und wenn Sie diese Basics in sogenannten Lose- oder Unverpackt-Läden kaufen, sparen Sie obendrein das komplette Verpackungsmaterial und schonen damit die Umwelt doppelt.

Ich habe mir vier 1-Liter-Bügelgläser gekauft und je eines mit Zitronensäure, mit Natron, mit geriebener Kernseife und mit Soda gefüllt. Der Essig kommt in eine 1-Liter-Flasche mit Bügelverschluss. Alles mit weißem Paint-Marker beschriften und ab damit in den blitzblanken, gut sortierten Putzschrank.

Nachfolgend gebe ich Ihnen zwei Rezepte für meine Lieblingsreinigungsmittel mit auf den Weg, die kostengünstig, umweltfreundlich und bärenstark sind, was die Putzleistung anbelangt.

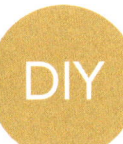

Der gute, alte Natronreiniger

Ein Universalreiniger par excellence, für alles geeignet!

Für 250 Milliliter

250 ml warmes Wasser
1 TL Kernseife, gerieben
1 TL Natron
1 Spritzer Zitronensaft oder Zitronensäure
etwas ätherisches Öl nach Belieben (z. B. Eukalyptus, Lavendel,
Orange, Teebaum oder Zitrone; verstärkt die antimikrobielle Wirkung)

Die geriebene Kernseife und das warme Wasser in einen Topf geben.
Das Ganze mit dem Schneebesen gut durchrühren, bis sich die Kernseife aufgelöst hat. Nun die restlichen Zutaten unterrühren.
Die abgekühlte Lösung in eine Sprühflasche füllen.

Schneller Essigreiniger

Ich verwende diesen Reiniger als WC-Reiniger und für hartnäckige Verschmutzungen in Küche und Bad. Er ist stark gegen Kalkflecken sowie Fettspritzer und leistet auch beim Fensterputzen gute Dienste.

Für 300 Milliliter

200 ml Essig
100 ml Wasser

etwas ätherisches Öl nach Belieben (z. B. Eukalyptus, Lavendel, Orange, Teebaum oder Zitrone; verstärkt die antimikrobielle Wirkung)
Alle Zutaten in eine Sprühflasche geben, gut durchschütteln und los geht's!

Last but not least gibt es noch eine umweltfreundliche Möglichkeit, die Raumluft zu verbessern, denn: Synthetisch hergestellte Raumsprays sind für die Gesundheit bedenklich und umweltschädlich!

Spray für eine kristallklare Raumluft

Hilfreich ist diese Mischung beim Renovieren, bei staubiger oder stickiger Luft in Innenräumen, etwa durch eine Ofenheizung, oder bei „dicker Luft", um die schlechte Energie zu vertreiben.

Für etwa 200 Milliliter

200 ml Quellwasser
ca. 1 TL Kristallwasser von *NovaVitalis* (Bezugsquellen siehe Seite 287 ff.)
ca. 1 TL *EM®* (Effektive Mikroorganismen) flüssig (Bezugsquellen siehe Seite 287 ff.)

Alle Zutaten in einen kleinen Zerstäuber geben, das Ganze gut durchschütteln und damit in die Raumluft sprühen.
Diesen Raumspray nur in der Menge mischen, die Sie in gerade benötigen.

Zur der Wirkung von EM® siehe auch das Interview von Michael (Seite 262 ff.).

Schimmel- und Hefepilze reduzieren

- Schimmel muss in erster Linie erkannt werden, danach muss er mit wirksamen und für Mensch und Tier unschädlichen Mitteln beseitigt werden. Anschließend kommt man nicht drum herum, die Ursache fachgerecht zu beheben.
- Feuchte Räume müssen mit den geeigneten Mitteln entfeuchtet werden, damit die Baumasse abtrocknen kann.
- Reinigen Sie alle Oberflächen mechanisch z. B. mit 3-prozentigem Wasserstoffperoxid, das Sie in Ihrer Apotheke bekommen, mit Essigessenz oder mit Alkohol.
- Lüften Sie Ihre Räume ausreichend und regelmäßig.
- Reinigen Sie kontaminierte Gardinen, Stoffe, Teppiche und Kuscheltiere oder entsorgen Sie diese.
- Sammeln Sie keinen Biomüll in der Wohnung, bringen Sie den organischen Abfall täglich in die Biotonne oder zum Komposthaufen.
- Reinigen Sie regelmäßig gefährdete Stellen wie Waschmaschinen, Spülmaschinen, Leitungswasserfilter, Brotkästen, Zahnbürsten z. B. mit 3-prozentigem Wasserstoffperoxid.
- Nutzen Sie in Spülmaschinen und Waschmaschinen regelmäßig Programme, die mit einer Temperatur von mehr als 60 °C reinigen. Erst ab diesen Temperaturen werden Pilze eliminiert.
- Tauschen Sie in regelmäßigen Abständen Spülschwämme, Zahnbürsten und Wischlappen aus.
- Prüfen Sie regelmäßig die bevorzugten Lieblingsplätze für Schimmel- und Hefepilze wie Keimgeräte, Salatschleudern, Mundduschen, Duschen, die Spüle, die Badewanne, Silikonfugen, Polster, Tapeten, Bidets, Arbeitsflächen, Schnuller, Aquarien, Kühlschränke, Zimmerpflanzen, Vorratsbehälter, Trinkflaschen, Abflüsse ...
- Wenden Sie Ihre Matratzen regelmäßig und lüften Sie diese, z. B. bei offenem Fenster, auf dem Balkon oder im Garten.
- Stellen Sie Ihr Bett sowie Schränke mindestens 20 Zentimeter entfernt von den Außenwänden auf und auf keinen Fall an Außenwänden in kalten Ecken eines Raums.

- Kontrollieren Sie auffällige Stellen an Außenwänden und entfernen Sie dort falls vorhanden – Tapeten und dann fachgerecht den Schimmel mit umweltfreundlichen und gesundheitlich unbedenklichen Mitteln. Diese finden Sie in Fachgeschäften für Naturbaustoffe oder in Ihrem gut sortierten Bioladen.
- Kalkfarbe ist ideal für Schlafräume oder Badezimmer, da sie alkalisch und damit nicht anfällig für Schimmel ist. Außerdem ist die Farbe umweltfreundlich und biologisch sehr gut verträglich.
- Trocknen Sie ihre Wäsche nicht in Schlafräumen!
- Die Luftfeuchtigkeit in Räumen sollte nicht dauerhaft bei über 60 Prozent liegen, da das die Schimmelbildung begünstigt.
- Trocknen Sie Ihre Wäsche ausreichend gut, bevor Sie sie in Ihre Schränke räumen.
- Wechseln Sie in Ihrem Staubsauger regelmäßig HEPA-Filter sowie Staubbeutel – entsprechend der Herstellerempfehlung.
- Es gibt ausreichend Literatur zum Einsatz von Chlordioxid* zur Desinfektion von Gebäuden, da es hochwirksam Schimmel und Sporen beseitigt. So wurde im Jahre 2002 eine Firma durch einen Artikel in der *New York Times* bekannt, die mit Schimmel und Sporen befallene Häuser nach einer Flutkatastrophe komplett mit dem Gas Chlordioxid geflutet und desinfiziert hatte. Zudem kann Chlordioxid wirksam Milzbrand in Häusern eliminieren.[284] Das zeigt die eindrucksvolle Oxidationskraft von Chlordioxid. Übrigens bleiben dabei die damit in Berührung kommenden Stoffe und Gewebe völlig unbeschädigt.
- Neubauten sollten vor dem Erstbezug ausreichend ausgetrocknet sein, bestenfalls wird eine 6- bis 12-monatige Trocknungszeit eingeplant, in der das Haus unbewohnt bleibt. Falls das nicht möglich ist, ist auf ausreichend Lüften und Heizen sowie auf diffusionsoffene Materialien** an Wänden zu achten. Möbel sollten mindestens 10 Zentimeter Abstand zu Wänden haben.
- Nehmen Sie die professionelle Hilfe eines Baubiologen und Heilpraktikers in Anspruch, wenn Sie der Ursache der Schimmelbelastung nicht auf die Spur kommen, und ergänzen Sie im Falle einer Erkrankung durch Schim-

---

* Chemische Verbindung aus Chlor und Sauerstoff mit der Summenformel ClO_2 (nach: Wikipedia)
** Materialien, die durchlässig sind für Wasserdampf. Sie nehmen Feuchtigkeit zunächst auf und geben sie dann nach und nach wieder ab, was fürs Raumklima optimal ist. Als diffusionsoffen gelten Holz, Kalkfarben, Kalk- und Lehmputze

mel- oder Hefepilze die baubiologische Sanierung durch eine Behandlung beim Arzt oder Heilpraktiker.

…

Gesundheitlich bedenkliche Leuchtmittel reduzieren

- Wichtig zur Erinnerung: Auch LEDs, Leuchtstoffröhren und Energiesparlampen erzeugen massiv Elektrosmog! Elektrosmog wiederum beeinflusst u. a. den Serotoninhaushalt des Körpers, zudem wird hierdurch die Bildung des Stresshormons Adrenalin erhöht.[285] Abhilfe kann etwa durch sogenannte LED-Converter geschaffen werden. Und die Schweizer Firma *i-like*[TM] empfiehlt, jede LED- oder Sparlampe, die über mehrere Stunden Einfluss auf den Körper nehmen kann, zu vitalisieren. Hierfür eignen sich spezielle LED-Converter.[286] (Bezugsquellen siehe Seite 287 ff.).
- Beim Arbeiten am Bildschirm hat auch das Herunterdimmen des Bildschirms laut Reinhard Gerl, Farbtherapeut und Gründer von *INNOVATIVE EYEWEAR*, einen Effekt.
- Um den Anteil an Blau aus einem Glühlampenlicht (60-Watt-Glühbirne: 2700 Kelvin) zu bekommen, das für die Abendstunden ein ideales Spektrum aufweist, müsse man nach Aussage von Lichtspezialist Reinhard Gerl sogenannte Retrofit-LED-Lampen mit einem Farbtemperaturwert von weniger als 1900 Kelvin verwenden, die für die Abendstunden „hormonneutral" seien. Alles, was darüber liege, habe seiner Meinung nach zu viel Blau. Jedoch sei die Farbwiedergabe solcher Retrofit-Leuchtmittel nicht ideal und es fehle auch der regenerierende Nahinfrarotanteil, wie mir Herr Gerl persönlich in einem Telefonat mitteilte.
- Reduzieren Sie Blaulicht, vor allem wenn Sie abends am Bildschirm arbeiten. Abhilfe schaffen Blaulichtfilterbrillen (Bezugsquellen siehe Seite 287 ff.). Mit einer speziellen Software zur Farbeinstellung wie *Flux* oder *Night Shift* können nach Aussage von Reinhard Gerl in einem persönlichen Gespräch Blauanteile des Lichts am Monitor nicht ganz beseitigt, sondern nur reduziert werden.

- Es wird empfohlen, Energiesparlampen generell zu entfernen und auf einem Wertstoffhof entsorgen (nicht im Hausmüll!).
- Nehmen Sie professionelle Hilfe in Anspruch.

…

Erholung für die Augen fleißiger Bildschirmarbeiter

Ihre Augen brauchen, wenn Sie viel Zeit am Bildschirm verbringen, als Ausgleich natürliches Licht und die Möglichkeit, sich zu entspannen. Blicken Sie z. B. einfach entspannt in die Ferne, ohne dabei etwas zu fixieren. Eine achtsam ausgeführte Massage der Augen oder das Palmieren sind ebenfalls hilfreich. Hierzu reiben Sie Ihre Hände aneinander, bis sie warm sind, und halten die Handflächen auf die Augen, sodass sie, wenn Sie die Augen öffnen, kein Licht mehr sehen. Mit geöffneten Augen wohlfühlen, entspannen und genießen. Achten Sie auch darauf, beim Arbeiten am Bildschirm immer mal wieder zu blinzeln, um Ihre Augen zu befeuchten. Durch Blinzeln wird die Tränenflüssigkeit gleichmäßig auf der Augenoberfläche verteilt.

Übrigens: Eine der häufigsten Ursachen für das sogenannte Sicca-Syndrom (u. a. trockene Augen) ist die Bildschirmarbeit.

Energetische Belastungen reduzieren

Um energetische Belastungen einzudämmen, bieten sich u. a. folgende Herangehensweisen an:

- Suchen Sie sich Unterstützung, indem Sie dafür ausgebildete Spezialisten, wie ein Medium oder einen Geomanten, zurate ziehen. Hochsensitive Menschen können Kontakt mit ungebetenen Gästen aufnehmen, um sie zu bitten, die Räume zu verlassen, und ihnen auch dabei helfen, ihre Reise ins Licht fortzusetzen. Dass die beklemmenden Energien verschwunden sind, ist sehr schnell zu merken, und Sie werden sich dann in ihren Räumen wohler fühlen und endlich dort ankommen.
- Besitzen Sie alte, geerbte oder gebraucht gekaufte Gegenstände, von denen eine beklemmende Energie ausgeht, tun Sie gut daran, sich entweder von ihnen zu trennen oder sie gut zu reinigen. Für die Reinigung gibt es zwei

Möglichkeiten: Entweder Sie reinigen den Gegenstand physisch (z. B. indem Sie ihn mit einem feuchten Tuch abwischen, das zuvor in Wasser mit etwas Salz getränkt wurde) und / oder Sie reinigen ihn energetisch (indem Sie beispielsweise räuchern und dabei die geistige Welt darum bitten, fremde, „alte" Energien zu entfernen, oder indem Sie den Gegenstand mit Ihrer Vorstellungskraft in silbernes oder violettes Licht tauchen, das alle negativen Energien absorbiert; zum Räuchern siehe auch Seite 229 ff.).

- Gebraucht gekaufte Kleidungsstücke sollten generell vor dem ersten Tragen gewaschen oder gereinigt werden, um sie von Fremdenergien zu befreien.
- Zur energetischen Reinigung von Räumen gibt es einfache Maßnahmen, die ich Ihnen an anderer Stelle vorstellen werde (siehe Seite 224 ff.).

Chaos im Haus reduzieren

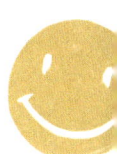

Um dem Chaos im Haus ein Ende zu bereiten, gibt es inzwischen gut bezahlte, zertifizierte Experten, die dem im unübersichtlichen Konsumdschungel orientierungslos herumirrenden, modernen Menschen helfen, sich weniger von Dingen abhängig zu machen und mehr zu sich selbst zu kommen. Man könnte diese Experten auch als „Wohnraumpsychologen" bezeichnen, denn eine solche Entrümpelung ist eine Art „Hausputz", der im wahrsten Sinn des Wortes er-leichtert und Zu-frieden-heit schenkt. Wir können endlich wieder wahrnehmen, was im Leben wichtig wirklich ist und was uns erfüllt.

Sind es nicht in Wahrheit die nährenden Stunden in der Natur, die liebevolle Zweisamkeit, die Zeit mit Kindern und Enkelkindern, der farbenfrohe Sonnenuntergang am Abend, die angeregte Diskussion am Esstisch, das heitere Schwätzchen am Gartenzaun und die tiefgründigen, philosophischen Gespräche über Gott und die Welt, die uns nähren und berühren?

Inzwischen kann man bei vielen Menschen den Trend zum reduzierten Lebensstil beobachten, das Weniger liegt voll im Trend. Dazu zählt beispielsweise auch flexibles Carsharing, Fernsehabstinenz, bewusste Auszeiten im Offline-Modus, Wohnen im flexiblen platzsparenden Tiny-House oder im ökologisch produzierten und autarken Wohnwagon[287]. Denn auf vieles zu verzichten bedeutet nicht zwangsläufig, dass man auch auf Qualität verzichtet. Im Gegenteil: Biologisch angebaute Lebensmittel, qualitativ hochwertige und fair produzierte Kleidung und authentische Materialien für die Wohnräume sind eine wirkliche Aufwertung des Lebens. Sie können mit wenig Geld bequem und ohne Qualitätsverlust leben und dabei Ihren inneren Werten treu bleiben.

Einfach zu mehr Klarheit kommen ...

- Misten Sie gründlich aus! Befreien Sie sich von unnötigem Ballast! Hier ist das klassische Entrümpeln oder Aufräumen *das* Mittel der Wahl. Vielleicht fällt es Ihnen leichter, sich ans Entrümpeln und Putzen zu machen, wenn Sie sich dabei vorstellen, dass Sie sich damit auch ein kleines Stück weit selbst entgiften? *Detox your life!* – Nur wenn das auf allen Ebenen geschieht, wird es eine runde Sache. Wenn Sie Ihr Umfeld und sich selbst neu ordnen, ist das wie ein heilender Reset. So einfach kann es manchmal sein! ☺
- Beginnen Sie in den versteckten Ecken, Schränken und Regalen und erarbeiten Sie sich *Step by Step* neue Freiräume in Ihren vier Wänden. Sie werden spüren, dass Sie sich selbst auch leichter, aufgeräumter und besser fühlen. In Ihren frisch „resetteten" Zimmern wird Ihnen mehr Raum für Harmonie, zum Entspannen, Arbeiten und Leben bleiben. Sie werden mehr Struktur ausstrahlen und mehr Luft lassen für ...

Sortieren Sie dabei die Dinge nach folgenden Kriterien:

- Braucht kein Mensch mehr zum Glücklichsein ... (Weg damit in den Müll!)
- Könnte für andere noch einen Mehrwert besitzen (Ab damit auf den Flohmarkt!; ein Inserat aufgeben, im Internet verkaufen oder in sogenannten Umsonstläden verschenken!)
- Verbannen Sie Bücherregale und Bücher aus Ihrem Schlafbereich. Bei sensiblen Menschen kann sich diese Fülle an gedanklich gefassten und niedergeschriebenen Inhalten negativ auf einen ruhigen Schlaf auswirken.
- Wenn Sie sich unfähig und blockiert fühlen, all dem Ballast und den unnötigen Dingen den Garaus zu machen, konsultieren Sie einen Wohnraumpsychologen oder einen Wohnungsentrümpler, der mit nüchternem Blick Notwendiges von Unnötigem unterscheiden kann und Ihnen dabei hilft, sich einen Weg zu einem luftigeren Ambiente zu bahnen.
- Schämen Sie sich nicht wegen Ihrer Sammelwut: Sie sind nicht allein mit diesem Problem!

- Holen Sie sich bei ausgeprägter Kaufsucht oder dem „Messie-Syndrom" professionelle Hilfe.

…

TIPP

Achtsam putzen – Ein wohltuendes Ritual

Für viele ist Aufräumen oder Putzen eine lästige Pflicht, vor der man sich am liebsten drückt. Wussten Sie, dass man diese unliebsamen Tätigkeiten auch zelebrieren und als bewusstes Ritual in den Alltag integrieren kann? Der japanische Autor Keisuke Matsumoto plädiert in seinem Buch *Die Kunst des achtsamen Putzens* für mehr Bewusstheit im Alltag und zeigt auf, wie unser Leben ganz einfach durch achtsames Putzen und Aufräumen klarer, glücklicher und erfüllter sein kann. Wenn Sie also den Putzlappen wieder schwingen, tun sie das mit innerer Ruhe, mit Liebe und Achtsamkeit. Können Sie wahrnehmen, wie sich diese Tätigkeit und Ihre Einstellung durch Ihre innere Haltung verändern?

Quick-Guide: „Das kerngesunde Bett"

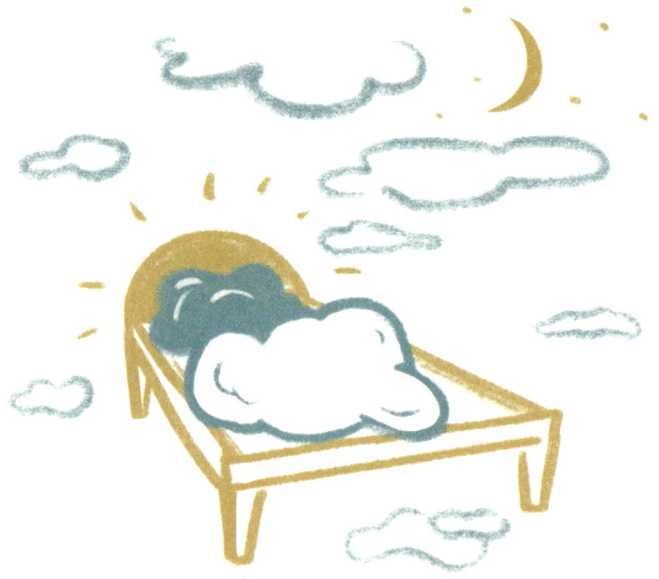

Wie bereits an mehreren Stellen im Buch erwähnt, hat der Schlafplatz oberste Priorität in Sachen „Gesundheit und Regeneration". Er ist die wichtigste Säule und *das* Fundament für ein starkes Immunsystem! Hier nochmals in aller Kürze die elementaren To-dos für einen kerngesunden Schlafplatz:

- Faustregel: So wenig Funkbelastung, Elektrizität und Schadstoffbelastung wie nur möglich!
- Verwenden Sie geschirmte Stromleitungen oder nutzen Sie am besten einen Netzfreischalter für Ihren Schlafbereich. Das gilt auch für Wände zu Nachbarwohnungen, an denen der Kopfbereich des Betts steht. Alternativ: Halten Sie mit Ihrem Bett einen Mindestabstand von 1,5 bis 2 Metern zu Stromleitungen und Steckdosen.
- Vermeiden Sie elektrische Geräte und Stromkabel unter oder direkt neben dem Bett.
- Ziehen Sie den Stecker von elektrischen Geräten bzw. verbannen Sie alle unnötigen elektrischen Geräte aus Ihrem Schlafzimmer. Auch das Smartphone hat im Schlafzimmer nichts zu suchen!

- Nutzen Sie keine elektrisch verstellbaren Betten und elektrischen Heizdecken.
- Platzieren Sie Ihr Bett in mindestens 1 Meter Abstand zu Heizkörpern.
- Stellen Sie nachts die elektrische Fußbodenheizung im Schlafbereich aus.
- Verbannen Sie Lampen mit Dimmern oder Trafos, Radiowecker, Fernseher, die Stereoanlage und Netzteile aus ihrem Schlafzimmer.
- Nutzen Sie keine Magnetdecken, Federkernmatratzen, Betten oder Lattenroste aus Metall und entfernen Sie Metall generell aus Ihrem Schlafumfeld.
- Schalten Sie nachts DECT-Telefone, WLAN-Router, Bluetooth-Geräte und Smartphones aus!
- Nutzen Sie möglichst kein Babyfon, und falls notwendig, dann nur solche, die baubiologischen Anforderungen genügen.
- Vermeiden Sie reflektierende Flächen wie Spiegel im Schlafzimmer.
- Halten Sie Abstand von Mobilfunktürmen, und weichen Sie zum Schlafen ggf. auf ein anderes Zimmer aus, das am weitesten vom Funkturm entfernt liegt.
- Vermeiden Sie Rauchwarnmelder mit Funkübertragung im Schlafbereich, entscheiden Sie sich für Modelle ohne Funkübertragung.
- Verwenden Sie keine synthetischen Materialien bzw. Kunststoffe (etwa Laminatfußboden sowie in der Bettwäsche, in Kissen, Decken, Teppichen, Vorhängen, Gardinen und Möbeln) im Bett und im Schlafbereich und lassen Sie nur schadstoffgeprüfte und natürliche Materialien in die Nähe Ihres Betts.
- Lassen Sie Ihren Schlafplatz von einem Fachmann auf geologische Störfelder (Wasseradern, Verwerfungen, Gitternetze …) hin untersuchen und schalten Sie diese ggf. durch geeignete Maßnahmen aus oder weichen Sie auf ungestörte Plätze aus (siehe auch Exkurs Seite 35 ff.).
- Wohnen Sie in einer mit Radon belasteten Gegend, dann lüften Sie oft und setzen Sie − falls möglich − die Maßnahmen zur Reduzierung von Radon um (siehe Seite 176 f.).
- Reduzieren Sie störende Geräusche im Schlafzimmer auf ein Minimum durch entsprechende schalldämpfende Maßnahmen (siehe Seite 178).
- Um Schimmel zu vermeiden, stellen Sie Betten und Schränke nicht an Außenwände. (Kalte Raumecken an Außenwänden unbedingt vermeiden!) Falls nicht anders möglich, rücken Sie Betten und Schränke mindestens 20 Zentimeter von Außenwänden weg.

- Wenden und lüften Sie Ihre Matratze sowie Bettdecken und Kissen regelmäßig.
- Lüften Sie Ihren Schlafraum ausreichend und achten Sie auf eine optimale Schlaftemperatur (um die 18 °C) und Raumluftfeuchte (50 bis 55 Prozent).
- Schlafen Sie, wenn möglich, bei offenem Fenster, falls der Geräuschpegel sowie die Außentemperaturen das zulassen und die Luft draußen schadstofffrei ist. Alternativ lüften Sie Ihr Schlafzimmer vor dem Schlafengehen mindestens 10 Minuten lang bei weit geöffneten Fenstern (bevorzugt „Querlüftung") und lassen Sie auch morgens nach dem Schlafen ausreichend Frischluft in Ihren Schlafraum.
- Verwenden Sie keine schädlichen Wandfarben, Lacke, Reinigungsmittel und Biozide in Schlafräumen.
- Verbannen Sie Leuchtstoffröhren, Energiesparlampen und LEDs aus Ihrem Schlafzimmer.
- Dunkeln Sie Ihren Schlafplatz nachts, so gut es geht, ab, damit Sie ohne störende künstliche Lichtquellen von außen schlafen können. (Das ist elementar wichtig für die Melatoninbildung; siehe auch Seite 31 ff. und 124 f.)
- Halten Sie Ihr Schlafzimmer (auch die beliebte Staufläche unter dem Bett!) ordentlich und sauber und nutzen Sie es nicht als Abstellraum. Weniger – und dafür qualitativ Hochwertiges – ist im Schlafzimmer einfach mehr!
- Gestalten Sie Ihren Schlafplatz in harmonischen Farben und mit natürlichen Materialien, sodass Sie darin Ruhe finden.
- Betreiben Sie Schlafhygiene (siehe auch Exkurs Seite 35 ff.).
- Erden Sie sich nachts! (Siehe auch Tipp Seite 173) Schlafexperte Prof. Dr. med. h.c. Günther W. Amann-Jennson empfiehlt die *Lokosana*®-Erdungstechnologie. Hierbei handelt es sich um ein technisches Erdungsprinzip, das auch beim Arbeiten und Schlafen eine Körpererdung (*Earthing*) ermöglicht. Hierbei käme es zu denselben physiologischen und biologischen Effekten wie beim Barfußlaufen, was durch wissenschaftliche Studien bestätigt wurde.[288] (Bezugsquellen siehe Seite 287 ff.)
- Lesen Sie zum Thema „Gesunder Schlaf" gern noch einmal im Exkurs auf Seite 35 ff. nach.
- Holen Sie sich ggf. professionelle Hilfe von Experten.

Baubiologische Abschirmmaßnahmen – Die Klassiker

Eine wichtige Strategie zur Reduzierung und Vermeidung insbesondere von Elektrosmog ist die bereits erwähnte professionelle Abschirmung unter Anleitung eines Baubiologen.

Im Bereich „Elektrosmog" werden meist die folgenden Feldarten abgeschirmt:

- hochfrequente Felder, Funkwellen (z. B. mit Abschirmgewebe, Abschirmfarbe, Abschirmtapete oder hochfrequenzabschirmenden Baldachinen);
- statische und niederfrequente elektrische Wechselfelder (z. B. mit Abschirmfarbe, Abschirmvlies oder abgeschirmten Elektroinstallationen)
- und statische und niederfrequente magnetische Wechselfelder (etwa mit Trafoblechen oder Mu-Metall*).

Eine solche Abschirmung wird dann in Erwägung gezogen, wenn das Entfernen von Stressoren (z. B. durch Ausschalten von WLAN- oder DECT-Geräten oder den Einbau von Netzabkopplern in Stromkreisen) bzw. das Abstandhalten von Stressoren keinen ausreichenden Effekt mit sich bringt. Manche Bauherren entscheiden sich sogar im Falle einer hohen Belastung durch von außen kommende hochfrequente elektromagnetische Wellen für die komplette Abschirmung ihres Hauses/ihrer Wohnung. Andere ziehen es von Vornherein vor, in einem kerngesunden Thoma-Haus zu wohnen, das hervorragende abschirmende Eigenschaften besitzt (siehe Exkurs Seite 73 sowie Interview Seite 276 ff.).

Entscheidend für den Erfolg von solchen Abschirmmaßnahmen ist zuerst einmal die sorgfältige Messung an relevanten Stellen in den Wohnräumen und insbesondere am Schlaf- und Arbeitsplatz sowie auf dem Grundstück und dann im Anschluss eine strategisch richtige Vorgehensweise. Manch einer der Anbieter von Abschirmgeweben gegen hochfrequente Strahlung wirbt mit guten Dämpfungs-

---

* Auch µ-Metall, Mumetall; gehört zu einer Gruppe weichmagnetischer Nickel-Eisen-Legierungen mit 72 bis 80 Prozent Nickel sowie Anteilen von Kupfer, Molybdän, Kobalt oder Chrom mit hoher magnetischer Permeabilität, die zur Abschirmung niederfrequenter Magnetfelder und zur Herstellung der Magnetkerne von Signalübertragern, magnetischen Stromsensoren und Stromwandlern eingesetzt wird (nach: Wikipedia)

eigenschaften und einer einfachen Montage, doch der Teufel steckt hier wieder mal im Detail! Eine mangelhaft ausgeführte Abschirmung kann das Gegenteil dessen bewirken, was man beabsichtigt, denn es gibt hier wichtige Dinge zu beachten:

Zuallererst ist die professionelle messtechnische Erfassung der Einstrahlung notwendig. Hierbei werden Faktoren wie Frequenzen, Funkdienste, Richtungen sowie die Intensität über eine Spektralanalyse ermittelt. Danach erfolgt die Bestimmung der richtigen Abschirmung. Werden Abschirmungen ungeschickt angeordnet oder unzureichend geerdet, können Feldstärken erhöht, statt reduziert werden (siehe auch das Zitat von Baubiologe Jürgen Wellerdt, Seite 168). Nach der gründlichen Bestandsaufnahme wird durch Abschalt- und Abschirmversuche ein stimmiges Abschirm- und Erdungskonzept erarbeitet und die Abschirmmaßnahmen werden fachgerecht unter Anleitung eines Baubiologen ausgeführt. Hierbei ist es wichtig, alle Handwerker in die Thematik einzuführen und alle an der Ausführung beteiligten Gewerke* im Blick zu haben. Es stellt eine besondere Herausforderung dar, die zeitliche Verzahnung aller betroffenen Gewerke und insbesondere Elektriker zu koordinieren.

Setzen Sie Abschirmmaßnahmen generell nur gemeinsam mit Baubiologen um!

Während der Baustellenarbeiten erfolgen sowohl visuelle als auch messtechnische Ausführungskontrollen. Nach Abschluss der Fertigstellung der Abschirmmaßnahmen wird eine Abnahmemessung vorgenommen: Sie zeigt an, ob die Abschirmung gemäß Planung ohne Nebenwirkungen funktioniert. Oftmals wird eine zweite Kontrolle nach Abschluss der wesentlichen Folgegewerke** durchgeführt, die den Abschluss bildet.[289]

Manche Felder, wie magnetische Wechselfelder von draußen, lassen sich kaum oder nur sehr schwer sanieren. Hier hilft in den meisten Fällen nur ausreichender Abstand. Andere Feldquellen – etwa solche, die durch hochfrequente Wellen entstehen – lassen sich dagegen gut abschirmen. Hier ist es bei von außen kommender Strahlung möglich, in Außenwänden ein spezielles, geerdetes Abschirmgewebe zu verwenden, sowie abschirmende Holz-Alu-Fenster und eine Dachfläche aus Edel-

---

* Handwerkliche und bautechnische Arbeiten im Bauwesen
** Auf Vorgewerke folgende Gewerke, wie z. B. Tischler, Elektriker, Maler, Fliesenleger

stahl einzubauen.[290] Es gibt neben Geweben auch sogenannte Abschirmfarben, die Carbonfasern, Ruß oder Grafit enthalten, sowie abschirmende Tapeten und Stoffe. Der Einsatz von abschirmenden Materialien ist vielfältig: Sie können als Schutz vor der Strahlung von DECT-Telefonen, Funknetzwerken, Rundfunksendern, Mobilfunksendern, Radaranlagen und Stromleitungen dienen. Die Abschirmleistung bzw. Schirmdämpfung[*] hängt von diversen Faktoren ab und kann stark variieren. Lassen Sie sich dazu unbedingt vom Fachmann beraten!

Abschirmende Kleidung erfreut sich ebenfalls immer größerer Beliebtheit bei elektrosensiblen Trägern. Unter baubiologischen Gesichtspunkten ist nach Dipl.-Biologe Dr. Manfred Mierau (* 1966) eine Abschirmung durch Kleidung in der Regel nicht sinnvoll, da direkt hinter einer Abschirmung das sogenannte Nahfeld der elektromagnetischen Welle auftritt. Die Strahlung ist also nicht ganz und gar weg. Bislang ist noch nicht klar, ob damit Risiken oder Folgen verbunden sind. In der Baubiologie wird daher immer eine Abschirmung an Bauteilen bevorzugt und Abstände von mindestens 10 Zentimetern zum Körper angestrebt. Aber auch hier gibt es sicher Fälle, wo man (wie so oft in der Baubiologie) Kompromisse eingehen muss.

Übrigens können seit 2012 Aufwendungen für Abschirmungsmaßnahmen gegen Elektrosmog gemäß EStG § 33 als außergewöhnliche Belastungen von der Einkommensteuer abgesetzt werden.[291]

Ziehen Sie eine Abschirmung Ihres Hauses oder Ihrer Wohnung in Betracht, dann lassen Sie sich von einem Baubiologen beraten. DIY-Abschirm-Maßnahmen sind hier nicht zu empfehlen!

Einfache HF-Abschirmung zum Selbstmachen

Möchten Sie auf WLAN nicht verzichten, dann können Sie neben dem größtmöglichen Abstand (besonders zum Schlafplatz!), der Reduzierung der Sendeleistung, der Deaktivierung des 5GHz-WLAN sowie der Einrichtung einer Zeitschaltuhr den Router zusätzlich in einen hochfrequenzabschirmenden Stoff einwickeln (Lüftungsschlitze aussparen!). Auch ein über den Router gestülpter Papierkorb aus Metall oder ein mehrfach mit Alufolie beklebter, größerer Schuhkarton reduziert die Strahlung. Überprüfen Sie mit einem Messgerät, wie hoch die Schirmwirkung ist.

---

[*] Messgröße, die die Wirksamkeit einer Abschirmung (vor nieder- und hochfrequenten Feldern) angibt

Entstörungsgeräte – Harmonie in kompakter Form

Seit ein paar Jahren oder sogar Jahrzehnten gibt es einfache Lösungen, um ein Haus oder eine Wohnung effektiv vor besonders hochfrequenter Strahlung sowie geologischen Störfeldern zu schützen. Solche Geräte, meist „Entstörungsgeräte", „Wohnraumharmonisierer", „Biofeldformer" oder „Geräte zur Stabilisierung des Organismus" genannt, gibt es inzwischen von zahlreichen Herstellern in unterschiedlichen Größen, Formen und Preiskategorien. Dabei bedienen sich die Hersteller grundverschiedener Techniken und Prinzipien, um schädliche Einflüsse in Räumen nach ihren Aussagen zu „neutralisieren", zu „harmonisieren" oder die Räume zu „energetisieren". Daneben gibt es auch Geräte, die direkt auf den Körper einwirken und eine Stabilisierung des Körpers bewirken. Das bedeutet weniger Zellstress, der durch hochfrequente elektromagnetische Felder nachweislich erzeugt wird. Hierzu brachte der Hersteller von *VIVOBASE* (Bezugsquellen siehe Seite 287 ff.).in einer E-Mail an mich das folgende anschauliche Beispiel: „*Wenn es regnet, ziehen Sie sich einen Regenmantel an, um trocken zu bleiben – egal ob es viel oder weniger regnet. Im übertragenen Sinne kann man sagen, dass wir Ihnen einen „Frequenzschutzmantel" anziehen – egal ob es viel oder wenig Frequenzen um Sie herum gibt. Infolge dessen regenerieren sich das vegetative Nervensystem und die Wassermoleküle im Körper selbstständig und finden zu einem Zustand zurück, als gäbe es keine störenden Einflüsse durch Elektrosmog oder geopathische Felder.*"

Je nach Produkt werden u. U. auch zusätzliche Frequenzen „aufgespielt", um solch eine Wirkung in den Räumen zu erzielen. Das wird mitunter auch kritisch betrachtet, da der Organismus durch solche – wenn auch positiven Frequenzen – zusätzlich belastet werden kann. Sie „machen" etwas mit dem Körper, der sich dadurch unentwegt in einer Art Therapie befindet. Besonders feinfühlige Menschen können sich dadurch auf Dauer laut Aussage eines Herstellers auch gestresst fühlen.

Probieren Sie aus, ob und welches Gerät zu Ihnen passt.

Auch die Aufstellung bzw. Installation der unterschiedlichen Geräte ist grundverschieden: Es gibt solche, die man einfach auf den Boden stellt, und andere, die man an die Elektrik anschließt. Einige Geräte sollen mittig über dem Hauseingang hängen, andere im Zentrum der Wohnung stehen und wieder andere auf dem

Dachboden, um einen möglichst großen Radius zu haben. Allen gemeinsam ist, dass sie laut Herstellern und Anwendern das Wohnumfeld nachhaltig harmonisieren und eine positive Wirkung auf biologische Systeme ausüben können. Oft sollen diese Geräte sowohl gegen geopathische Felder wie Wasseradern, Verwerfungen oder Gitternetze als auch gegen Elektrosmog wirken.

Wie bereits erwähnt, ist es von grundlegender Bedeutung, zuerst einmal Störfaktoren, so gut es geht, zu eliminieren bzw. zu vermeiden und anschließend wird bei Bedarf das Umfeld anhand der genannten Geräte harmonisiert und dem Organismus zur Regeneration verholfen. So würde ich beispielsweise mein Bett ungern auf einem Kreuzungspunkt von Gitterlinien aufstellen und ich würde auch nicht gern direkt neben einem WLAN-Router schlafen. Versuchen Sie daher im ersten Schritt, die stärksten Stressoren auszuschalten bzw. zu vermeiden. Weniger ist in diesem Falle deutlich mehr!

Schalten Sie den gesunden Menschenverstand ein und Störquellen aus.

Exkurs: Alles im Universum schwingt!

Wie kann man sich das Phänomen erklären, dass solche Geräte funktionieren, obwohl keine Veränderung der Umgebung im Sinne einer physischen Abschirmung anhand dafür geeigneter Materialien erfolgt? Dazu nehmen wir die Begriffe „Energie" und „Materie" näher unter die Lupe und stellen uns die Frage, ob Materie aus Energie oder Energie aus Materie entsteht und ob Materie „an sich" überhaupt existiert.

Max Planck (1858–1947) formuliert das wie folgt: „Als Physiker, der sein ganzes Leben der nüchternen Wissenschaft, dem Erforschen der Materie gewidmet hat, kann ich Ihnen als Ergebnis meiner Erforschung des Atoms mitteilen: Es gibt keine Materie an sich. Alle Materie entsteht und besteht nur durch eine Kraft, die die Atomteilchen in Schwingung bringt und sie sozusagen als winzigstes Sonnensystem des Alls zusammenhält. Wir müssen hinter dieser Kraft einen bewussten, intelligenten Geist annehmen. Dieser Geist ist die Matrix aller Materie."[292]

Energie ist die Grundlage allen Seins und des gesamten Kosmos. Es ist bekannt, dass sich inzwischen auch im Bereich der Naturwissenschaften bisher als unumstößlich geltende Theorien verändern. So ergeben sich aus empirischen Daten mittlerweile Hinweise darauf, dass die Materie ein Epiphänomen der Energie ist und nicht, wie früher angenommen, die Energiefelder ein Epiphänomen der Materie sind. Nikola Tesla (1856–1943) drückte das folgendermaßen aus: „Wenn du die Geheimnisse des Universums ergründen möchtest, dann denke in den Begriffen Energie, Frequenz und Schwingung."[293] *Genau genommen ist es so, dass Materie „verdichtete Schwingung" ist, wie Max Planck es formulierte.*

Jede Form von Materie besteht also aus reiner Schwingung und besitzt ihre spezifische Schwingungsfrequenz. Wie beispielsweise jedes Organ seine eigene Frequenz hat, so gilt dasselbe Prinzip auch für Störzonen.

Übersetzen wir diese Grundgedanken auf die Beseitigung von Störfeldern, die in Wohnräumen durch Elektrosmog oder Erdstrahlen entstehen, so kann eine Reduzierung der Belastung im Menschen auch durch physikalische, elektrotechnische Lösungen, eben durch Geräte realisiert werden – man muss die Störfelder nicht unbedingt durch spezielle, abschirmende Baustoffe aus den Räumen fernhalten. Das wurde von den Entwicklern solcher Geräte in teilweise aufwendigen, wissenschaftlichen Studien untermauert.

Im Folgenden gebe ich Ihnen detailliertere Informationen zu einer kleinen Auswahl von Entstörungsgeräten, die ich getestet habe. (Bezugsquellen für alle aufgeführten Produkte siehe Seite 287 ff.)

Hamoni® Harmonisierer

Der *Hamoni® Harmonisierer* wurde von Heilpraktikern, zahlreichen Anwendern und Baubiologen ausführlich getestet. Aus einer Publikation in der Zeitschrift *im+PULS**, Ausgabe 37, geht hervor, dass es laut Testleiter Udo Grundmann, Baubiologe, bei den Probanden durch die Aufstellung des *Hamoni®* zu einer Reduzierung des Stressindex bis zu 30 Prozent kam, d. h., das Stressniveau ist deutlich gesunken.[294] Es gibt dazu auch ein sehr interessantes und umfangreiches Begleitheft, in dem von zahlreichen Erfahrungen von Heilpraktikern, Ärzten und vielen anderen Anwendern berichtet wird. Der *Hamoni®* soll laut Herstellerangaben sowohl gegen geopathische Felder als auch gegen Elektrosmog wirksam sein und in einem Radius von 12 Metern horizontal und 12 Metern über dem Gerät seine Wirkung entfalten. Das physikalisch wirkende Produkt wandelt durch Elektromagnetismus die stresserzeugenden Strahlungsanteile um bzw. filtert diese. Das funk-

---

* Herausgegeben von der Vereinigung zur Förderung der Schwingungsmedizin e.V., 57368 Lennestadt

tioniere dadurch, dass ein Schaltkreis von seinem Aufstellungsort aus der Umgebung eine sehr kleine Menge elektromagnetische Energie entziehe, und zwar nur die Energie, die in den athermischen Komponenten stecke. Diese Schaltung sei genau darauf abgestimmt, d. h., sie entziehe nicht wahllos Energie aus dem Feld; das wäre technisch auch nicht möglich. Daher könne man von einem elektromagnetischen Filter oder noch besser „Umwandler" sprechen. Dieses Forschungsgebiet lasse sich nach Aussage des Entwicklers auch als „Bioelektromagnetismus" beschreiben, d. h. die Erforschung der Wirkung von elektromagnetischen Feldern auf biologische Prozesse und Organismen, insbesondere auf Menschen. Die Reduktionswerte bei geopathischen Feldern liegen je nach Ausprägung beim *Hamoni*® bei 75 bis 85 Prozent, was nach Aussage des Herstellers sehr hoch sei. Das bedeute, dass nur sehr sensible Rutengänger hier noch Rutenausschläge wahrnehmen könnten, jedoch befänden sich diese Werte dann nur mehr im oder unter dem Normbereich des menschlichen Organismus.

Das Gerät sollte auf dem Boden an einem geeigneten Platz aufgestellt und der optimale Abstand zum Bett sollte meiner Einschätzung nach individuell geprüft werden. Ich habe auch schon von dem Fall gehört, wo es erst dann zu einer zufriedenstellenden Lösung kam, als das Kästchen direkt unter dem Bett aufgestellt wurde. Das kann nach Aussage eines versierten Radiästheten und Baubiologen dann richtig sein, wenn direkt unter dem Bett starke geopathische Felder mit einem Bovis-Wert von um die 2000 Bovis-Einheiten vorkommen. (Hier lag beispielsweise eine Belastung durch einen Curry-Gitterkreuzungspunkt, kombiniert mit einer Wasserader vor.). Werden also die Beschwerden durch die vom Hersteller vorgeschlagene und in den meisten Fällen als ausreichend empfundene Platzierung von ungefähr 2 bis 4 Meter Entfernung vom Bett nicht besser, so solle man das Gerät ruhig direkt unters Bett stellen und dann beobachten, ob sich die Beschwerden bessern oder bestenfalls sogar ganz verschwinden.

Der *Hamoni*® funktioniert ohne Strom und muss nicht gewartet werden.

VIVOBASE

Der Hersteller von *VIVOBASE* gibt an, dass die Wirksamkeit der Produkte in wissenschaftlichen Studien in Zusammenarbeit mit dem *BION Institute for Bioelectromagnetics and New Biology, Ltd.,* Slowenien, belegt wurde. Die *VIVOBASE*-Produkte sollen laut Hersteller in Zusammenarbeit mit Ärzten und Ingenieuren entstanden sein und dem Schutz des Lebens dienen. *VIVOBASE* grenzt sich deutlich von „esoterischen" Lösungen ab und bezeichnet seine Geräte als hochwirksame, „physikalische/elektrotechnische" Lösungen. Dabei wird ein „natürliches statisches Feld" auf der Ebene der Schönwetter-*Sferics* – in der Natur vorkommende, lebensnotwendige Felder, die förderlich auf Physis und Psyche von Lebewesen wirken – simuliert. *Sferics* werden u. a. im Wellnessbereich eingesetzt. Durch das ständig abnehmende Erdmagnetfeld und die dadurch hervorgerufenen Veränderungen kann es zu den unterschiedlichsten Symptomen kommen.[295] Verstärkt wird das zusätzlich durch die zunehmenden künstlich erzeugten elektromagnetischen Felder, insbesondere in Form von Mobilfunkstrahlung. Es konnte durch Forschungsergebnisse der Max-Planck-Institute in Seewiesen und Andechs nachgewiesen werden, dass solch ein Defizit durch ein statisches Feld ausgeglichen werden kann.[296]

Die Wirkungsweise der *VIVOBASE*-Produkte wird damit erklärt, dass die Wassermoleküle des Körpers daran gehindert werden, hoch- und niederfrequenter elektromagnetischer Strahlung zu folgen und der Körperantenneneffekt somit eliminiert wird (siehe auch Seite 61). Der Körper wird gestärkt und in den Zustand gebracht, in dem er sich befand, als es noch keine Telekommunikation gegeben hat. Somit sei es möglich, die Wirkung von Elektrosmog deutlich zu reduzieren.[297] Diese Produkte können außerdem gegen geopathische Felder eingesetzt werden. Die Wirksamkeit soll laut Hersteller durch handelsübliche Frequenzmessgeräte nachprüfbar sein und wird mitunter auch von einigen Baubiologen empfohlen.

harmony united Ltd.

Die Wirkungsweise der Produkte von *harmony united Ltd.* basiert laut Erfinder Dipl.-Ing. FH Joachim M. Wagner auf der Grundlage von Quantenphysik, Kybernetik und neuronaler Vernetzung von elektronenresonanten Schwingungselementen. Diese Quantenresonanzelemente sind je nach Anwendungsbereich unterschiedlich aufgebaut und enthalten seiner Aussage nach viele Hundert bis mehrere Tausend spezielle räumlich vernetzte Schwingkreise, die alle in unterschiedlichen subharmonischen Frequenzbereichen* der Elektronenfrequenz, dem Grundton des Elektrons, aktiv sind.

---

* Bei diesen Frequenzen schwingen mehrere Oktaven unterhalb der Elektronenfrequenz, d. h. auf tieferen „Tonleitern"

Letztendlich bewirken die *Harmony*-Produkte laut Joachim M. Wagner, dass die Energie sich in natürlichen und technischen Systemen selbst reorganisiert und durch die Neustrukturierung und Bildung natürlicherer Energiestrukturen wieder richtig ins Fließen kommt, wodurch die biologischen Selbstheilungskräfte aktiviert werden und viel effektiver genutzt werden können. Der Hersteller gibt an, dass diese Geräte generell auf sämtliche disharmonische Energiekomponenten positiv einwirken könnten – auch auf geopathische Felder.

Je nach Störfeldern und deren Charakteristika brauche es u. U. eine Kombination unterschiedlicher *Harmony*-Produkte, um eine optimale Gesamtqualität am betreffenden Ort zu erreichen. Kundige Radiästheten sind in solchen Fällen fast unerlässlich und überaus hilfreich, so Joachim M. Wagner. Mit solch einer individuellen Kombination könne seiner Aussage nach so gut wie jedem Störfeld zu Leibe gerückt werden. Über die Funktionsweise der *Harmony*-Produkte kann man, wie mir Joachim M. Wagner in einer E-Mail mitteilte, Folgendes sagen: *„Sie beeinflussen konstruktiv das Schwarmverhalten der kleinsten Energieteilchen, der freien Elektronen. Alle, die chaotisch unterwegs und damit nicht systemfördernd sind, werden wieder ‚eingeladen‘, sich in den Elektronenschwarm des betreffenden Systems zu integrieren. Dadurch wird die ganze Energie wieder lebendiger und für den Menschen wesentlich wertvoller, harmonischer, feinstofflicher. Die Bildung selbstorganisierender natürlicher Energiestrukturen – vergleichbar mit* Spherics *in der Atmosphäre –, die für einen optimalen Energiefluss äußerst wichtig sind, wird dadurch angeregt. Die Luft und die Energie im Umfeld wird buchstäblich leichter und klarer."*

Die Wirksamkeit dieser Produkte in Bezug auf Elektrosmog wurde auch anhand einer Studie durch das Institut für Biosensorik und Bioenergetische Umweltforschung IBBU unter der Leitung von Dr. Noemi Kempe in Österreich bestätigt.[298]

Es gibt auch Baubiologen, Ärzte und Heilpraktiker, die die Produkte von *harmony united Ltd.* empfehlen.

BIOGETA® FM Biofeldformer

Dieses Gerät soll die Belastungen durch Elektrosmog, Funkstrahlung sowie Erdstrahlung ausgleichen und die Selbstheilungskräfte des Körpers anregen. Es handelt sich dabei um ein Modul, das in den Räumen ein harmonisches Schwingungsfeld erzeugen und dabei messbar geologische Störfelder und Elektrosmog ausgleichen soll. Das funktioniert so, dass dem Bewohner in diesen Feldern keine Energie mehr entzogen wird und damit einhergehend keine Schwächung mehr erfolgt. Der *Parasympathikus* wird gestärkt und das vegetative Nervensystem wird entstresst. Die Installation erfolgt über eine Steckdose und soll über den gesamten Stromkreis des Hauses/der Wohnung wirken. Dabei wird weder Strom noch Elektrosmog erzeugt, das Gerät nutzt lediglich die 50 Hertz des Stromnetzes als Transportfrequenz.

In diesem Biofeldformer sind wichtige Informationen und Frequenzen enthalten, die dem Ausgleich des Energiesystems, der Chakren sowie der Reduzierung von psychischem und seelischem Stress dienen. Der Erfinder dieser Geräte, der Baubiologe Sebastian Krüger, ist der Meinung, dass man mit diesem Prinzip letztendlich jede Störfrequenz durch eine entsprechende Interferenz löschen und damit physikalisch beseitigen könne, *„wenn man die Frequenz kennt und weiß, wie man es anstellen muss"*[299].

Die Wirksamkeit des *Biogate®-Home FM Moduls* kann laut Hersteller sowohl von Heilpraktikern als auch von zertifizierten Baubiologen mit diversen Messverfahren nachgewiesen werden. Laut Hersteller soll nach Installation des Moduls im gesamten Haus keine geologische Störzone mehr messbar sein.

Der kosmische UMH Energetisator – UMH Umwelttechnologien
Die UMH-Scheiben wurden in Österreich entwickelt und sind schon seit mehreren Jahrzenten bei zahlreichen Anwendern im Einsatz und sind auch von Ärzten und Wissenschaftlern vielfach getestet und empfohlen.

Sie sollen laut Hersteller sowohl gegen Elektrosmog, verursacht durch hochfrequente Strahlung wie WLAN, Bluetooth, UMTS-Sendemasten u. v. m., elektromagnetische Störfelder, etwa bei der Verwendung von Computern, Druckern oder elektrischen Geräten, sowie geopathischen Störfeldern und Radioaktivität wirksam sein. Außerdem können Wasser und Lebensmittel mit ihrer Hilfe neutralisiert und energetisch aufgeladen werden. Der Hersteller gibt an, dass diese Scheiben auch bei gesundheitlichen Störungen wie Schmerzen, Kreislaufproblemen, Rücken, und Venenleiden, Schlafstörungen, Energiemangel, Leistungsabfall sowie bei Depressionen, Melancholie, Trauer u. v. m. wirksam seien.

Der *Kosmische UMH Energetisator* besteht aus Silizium, das aus reinstem Quarz gewonnen wird. Dieses Material transformiere kosmische Energien optimal. Bestimmte Gesetzmäßigkeiten in Bezug auf Zahl, Maß, Form, Farbe und Symbol spielten ebenfalls eine Rolle. In den Scheiben seien Kraftpotenzen gespeichert, die sich ganzheitlich auf Körper, Geist und Seele auswirkten und somit eine Harmonie auf zellulärer Ebene herbeiführen könnten. Es könne damit eine vollständige Regenerierung und Vitalisierung des Organismus stattfinden, so der Hersteller in einem persönlichen Telefonat. Das Wirkprinzip lässt sich physikalisch so erklären, dass sich schädigende linksdrehende Wellen in biologisch verträglich rechtsdrehende Wellen umwandeln. Die schädigenden Strahlen würden nicht reflektiert, sondern absorbiert, d. h., sie würden von der Silizium-Scheibe aufgenommen, sondiert, geordnet und anschließend wieder in perfekter Struktur ins Feld abgegeben.

Die Scheiben gibt es in der Größe 2,1 Zentimeter (z. B. als Handy-Chip), 3 Zentimeter (etwa zur Anbringung am Hauptschalter des Sicherungskastens) 4,5 und 7 Zentimeter (z. B. als Kettenanhänger) sowie in der Größe 18 und 30 Zentimeter zur Entstörung von Wohnräumen und Gebäuden.

Außerdem bietet *UMH* spezielle Produkte zur Wasseraufbereitung an.

lifespace™ – Pulsing Earth

Simon Fox, der Erfinder von *Lifespace™*, hat Technologien entwickelt, die sich auf die Erweiterung des Bewusstseins durch Schall sowie elektromagnetische und skalare Wellen beziehen. Durch den *lifespace™* soll laut Hersteller ein energetisches Feld geschaffen werden, das sowohl entspannend als auch stärkend und regenerierend wirken kann – je nachdem, welchen der beiden Modi man wählt. Das Unternehmen *Pulsing Earth* weist darauf hin, dass seine Produkte nicht nur effektiv gegen Elektrosmog oder Geopathie helfen würden, sondern vor allem dazu dienten, Orte mit hoher Licht- und Lebensenergie zu schaffen. Das Beeindruckendste für mich ist, dass der Schlaf mit dem *lifespace™* ruhiger, tiefer und erholsamer ist. Wie wichtig ein guter Schlaf für unsere Gesundheit ist, das können Sie auf Seite 29 ff. noch einmal nachlesen.

Das Unternehmen konnte durch Dunkelfeldmikroskopie bei einer Testgruppe nachweisen, dass sich das Blutbild der Patienten bereits nach kurzer Anwendungszeit deutlich verbesserte. Weitere Untersuchungen zeigten, dass sich Wasserkristalle in der Umgebung des *lifespace™* hexagonal strukturieren. (Zum Thema „Hexagonales Wasser" siehe auch Seite 78 ff.) Derzeit untersucht *Pulsing Earth* positive Auswirkungen auf die Psyche, insbesondere bei Kindern. Hier kann man bislang auf eine Verringerung von Panikattacken und Ängsten sowie eine Besserung im Fall von Hyperaktivität schließen. Weitere Studien zur Herzfrequenzvariabilität sind bereits in Auftrag gegeben.

Wichtig: Wenn Sie sich für ein Produkt entscheiden, empfehle ich Ihnen trotzdem, sich an die Empfehlungen zur Reduzierung von Elektrosmog zu halten (siehe Seite 166 ff.) und auf DECT-Telefone, Bluetooth-Geräte oder WLAN-Router zu verzichten oder zumindest die Sendeleistung zu reduzieren bzw. strahlungsarme Modi einzustellen und die entsprechenden Geräte wenigstens nachts komplett auszuschalten. Ihr Körper benötigt unbedingt einen ungestörten Schlaf und jeder unnötige Stressfaktor sollte daher tunlichst vermieden werden.

Wichtig ist auch die Information, dass es nicht ein einziges Gerät gibt, das für alle Menschen gleichermaßen und zu jeder Zeit gut passt. Jeder Mensch ist anders, und was bei dem einen gut wirkt, kann bei dem anderen keine oder sogar negative Effekte mit sich bringen. Sie tun gut daran, ein Gerät etwa 4 bis 6 Wochen zu testen und zu prüfen, inwieweit sich Ihre Beschwerden verringern bzw. Ihr Wohlbefinden sich dadurch verbessert.

Schutz „to go"

Die Hersteller von Entstörungsgeräten, Wohnraumharmonisierern und Biofeldformern bieten teilweise auch einen Schutz vor Elektrosmog für unterwegs an. Diese kleinen Helfer findet man in Form von Chips für Handys und Smartphones (z. B. *GOLD CHIP, Ananti-Chip, Harmony Auric* oder *Harmony Mini*), als am Körper tragbare Karten (z. B. *Harmony Evolution, Tesla Sedona Energiekarte*) oder Mini-Geräte (z. B. *VIVOBASE MOBILE*), als Anhänger (z. B. *Brain-Y Anhänger, Hamoni® Harmonisierer Mobil, Harmony Evolution Pendant*) u. v. m. Daneben gibt es sogar spezielle Geräte fürs Auto, da hier je nach Fabrikat teilweise sehr hohe Störfelder zu messen sind. Fahrer, die z. B. den *HARMONY SUPER CHARGER* von *harmony united Ltd.* verwenden, berichten von einem geringeren Benzinverbrauch, einem angenehmeren Fahrverhalten sowie weniger Stress. Außerdem soll es insbesondere auf langen Fahrten weniger oft zu Ermüdungserscheinungen kommen. Und es wird von der Eliminierung störender Autogerüche berichtet.

Zur Wirkungsweise dieser Produkte gibt es Studien und/oder Tests von den Herstellern. Probieren Sie hier einfach aus, welches System Ihnen zusagt. Alle hier aufgeführten Hilfsmittel haben laut Hersteller eine nachgewiesene Wirkung gegen Elektrosmog.

Zum **Harmony Evolution** der Firma *harmony united Ltd.* schreibt das Institut für Biosensorik und Bioenergetische Umweltforschung in Lieboch/Graz z. B. Folgendes: „*Beim Telefonat mit dem Harmony Chip verschwinden die Belastungen wieder und auch die biologischen Indizes werden sogar besser als im Ist-Zustand.* "[300] Von einem Arzt, der selbst solch einen Anhänger dieser Firma trägt, habe ich erfahren, dass ihm von einer kinesiologisch arbeitenden Therapeutin bestätigt wurde, dass sich die Aura durch den Chip verdoppelt. Ich selbst lege diesen Chip sehr gern auch auf entzündliche oder schmerzende Körperstellen. Die Anwendungsmöglichkeiten sind vielfältig und ganzheitlich.

Von positiven Erfahrungen wird bei der Verwendung des **GOLD CHIP** der Firma *BIOTAC* berichtet. Die Firma war weltweit die erste, die Tachyonen zur Harmonisierung von Elektrosmog anbot, und hat diesen Chip seit 1995 im Programm.

Der **Brain-Y** beruht auf dem Quantenvakuumprinzip, der sogenannten Nullpunktenergie nach Nikola Tesla, sowie dem Multiwellenoszillator von Dr. Georges Lakhovsky und ist nach dem Goldenen Schnitt der Fibonacci-Reihe gefertigt. Er soll laut Hersteller sowohl vor Funk-Mikro- und Skalarwellenstrahlung schützen als auch funktionelle körperliche Dysbalancen ausgleichen. Die optimale Wirkweise ist durch einen wissenschaftlichen Studiennachweis belegt und mit dem begehrten Zertifikat des IIREC-Instituts ausgezeichnet worden. Man kann den *Brain-Y* entweder als Anhänger um den Hals tragen oder in Form eines selbstklebenden Chips auf die Rückseite eines Smartphones, respektive anderer selbststrahlender oder Strahlung aufnehmender Geräte, aufkleben.

Der **Ananti-Chip** ist ein mineralienbasiertes Bioresonanz-Plättchen, das laut Hersteller ein harmonisches Feld um den Anwender herum erzeugen kann. Das Plättchen hat die Form eines Tropfens, soll stabile konzentrische Wohlfühlkreise erzeugen und die vielen unverträglichen Informationspakete im Elektrosmog ausgleichen können. Im *Ananti-Chip* sind Informationen enthalten, die in den natürlichen Magnetfeldern unseres Planeten vorgesehen waren bzw. sind, um in perfekter Struktur zu leben. Der Chip kann auf Smartphones oder Handys geklebt werden.

Das **VIVOBASE MOBILE** soll einen natürlichen Schutzschild in einem Radius von 1,5 Metern aktivieren und eignet sich für unterwegs. Die Wirksamkeit wurde in wissenschaftlichen Studien belegt, sie ist messbar mit handelsüblichen Frequenzmessgeräten. Das kleine Gerät verfügt über einen Lithium-Ionen-Akku und lässt sich durch eine Mini-USB-Schnittstelle aufladen. Es kann bequem in der Hosentasche oder Handtasche getragen werden.

Der **Hamoni® Harmonisierer Mobil** soll in einem Radius von 2 bis 3 Metern wirken und den Anwender vor Elektrosmog schützen. Er kann entweder als Anhänger oder in der Tasche bzw. im Rucksack getragen werden. Sie können ihn auch nachts als Schutz neben Ihr Bett legen. Die grundsätzliche Physik hinter der Funktionsweise ist dieselbe wie beim stationären Gerät, das Gerät ist aber viel stoßsicherer gearbeitet und dadurch für den mobilen Einsatz ideal. Vielen Menschen ist nicht bewusst, dass die Belastung durch Elektrosmog außer Haus oft deutlich höher ist als im eigenen Heim. Das trifft im statistischen Schnitt besonders auf öffentliche Verkehrsmittel und Pkw zu, die besonders belastet sind. Danach folgt im Ranking der Arbeitsplatz und erst an dritter Stelle die eigenen vier Wände. Elektrosensible Menschen leiden also unterwegs besonders stark. Ihre jahrelangen Anfragen nach der Möglichkeit eines mobilen Schutzes waren hauptverantwortlich für die Entwicklung des *Hamoni® Harmonisierer Mobil*.

Beim **BIOGETA® Bio-Wafer** handelt es sich um eine kleine korkummantelte Scheibe, die Sie beispielsweise im Rucksack mit sich tragen können. Der darin enthaltene reine Silizium-Kristall wurde mit 29 000 Bovis-Einheiten in einer bestimmten Frequenz energetisiert und soll laut Hersteller mess- und spürbar auch relativ starke Störzonen harmonisieren. Der *Bio-Wafer* kann sowohl zur Energetisierung von Wasser und Lebensmitteln als auch zur Harmonisierung von Schlaf- und Arbeitsplätzen innerhalb eines Radius von 6 Metern verwendet werden. Er funktioniert, wie mir der Hersteller in einer E-Mail beschrieb, wie folgt: Um eine Frequenz physikalisch zu neutralisieren, benötigt man exakt dieselbe Frequenz, aber in entgegengesetzter Polarität. Der *Bio-Wafer* blockt zum einen die aufsteigende Strahlung durch Interferenz und erzeugt gleichzeitig ein hochschwingendes Feld. Die dabei verwendete Energie sei kosmische Energie, die auf die Erde einstrahle und durch den Bio-Wafer gebündelt und konzentriert werde.

Der Hersteller des **COSMIC MOBILE CHIP** gibt an, dass dieses Produkt ein positives Kraftfeld ins Mobilfunknetz übertrage. Aufgeklebt auf Smartphones und mit dem Mobilfunknetz verbundene Tablets und Notebooks, soll es aus störenden Wellen starke, harmonisierte Kraftfelder generieren. Der Chip soll demnach für all jene Nutzer einen wirksamen Schutz vor hochfrequenter Strahlung bieten, die sich im Wirkungsbereich des *COSMIC TRANSFORMERs* befinden.

Der **UMH Handy-Chip** soll laut Hersteller die Belastungen durch Mobilfunkstrahlung deutlich reduzieren und gesundheitsschädigende Handyfrequenzen harmonisieren. Das Energiefeld des Menschen soll dabei stabil bleiben und das biologische System durch das Smartphone nicht überfordert werden. Ebenso soll eine Schwächung des Immunsystems sowie des Körperwassers und demnach auch des Stoffwechsels verhindert werden. Der *UMH Handy-Chip* wird einfach aufs Handy oder Smartphone geklebt. Seit Kurzem ist auch ein *5G-Handy-Chip* erhältlich.

Die Wirksamkeit wurde u. a. mittels IMEDIS-Voll-Expertensystem, Prognos, Vitalfeldmessung, FKM-Magnetfeldmessung sowie HB-Screen-Pen verifiziert.

Zum Schluss noch ein Hinweis zu diesen Geräten:
Wir sollten nicht einfach kopflos von einer Geräte-Abhängigkeit (Smartphone, Computer etc.) zur nächsten (Harmonisierungsgeräte) wechseln, sondern in allererster Linie darauf achten, dass wir unser Immunsystem und unsere Selbstheilungskräfte durch eine gesunde Lebensweise stärken und, so gut es geht, krank machende Strahlung in unserem Leben reduzieren oder vermeiden. Wird das beherzigt, spricht nichts dagegen, solche Hilfsmittel ergänzend zu nutzen, um so das Wohnumfeld energetisch zu verbessern. Insbesondere für chronisch Kranke und Elektrosensible können diese Geräte zur Harmonisierung von Elektrosmog und geopathischen Störfeldern wertvolle und nützliche Helfer sein. Auch für mich sind sie eine große Unterstützung in diesen herausfordernden und oftmals kräftezehrenden Zeiten. Die Geräte entbinden uns allerdings nicht von der Verantwortung, selbst etwas für unsere Gesundheit und unser Wohlergehen zu tun. Benötigen Sie hierfür Inspirationen, so werden Sie in meinem Gesundheitsratgeber *Ich mach mich gesund* fündig.

Die Spirale – Ein kraftvolles Zeichen aus der Geomantie

In der Geomantie arbeitet man neben mentalen geomantischen Techniken auch mit Zeichen, Materialien und Formen (siehe auch Seite 143 ff.). Ein einfaches Zeichen, das zur Behebung beispielsweise von geologischen Störfeldern beiträgt, ist die Spirale. Sie ist eines der ältesten Symbole überhaupt, das wir bereits. in altsteinzeitlichen Felsritzungen bewundern können. Das Wort „Spirale" geht auf das mittellateinische *spiralis* („schneckenförmig gewunden") zurück und nimmt auf die Windungen des Schneckenhauses Bezug.[301] Neben dem Schneckenhaus begegnen uns mit wachem Auge in der Natur und im Kosmos immer wieder solche Spiralen, z. B. in den eingerollten Ranken und Blättern von Kletterpflanzen, in den Hörnern von Antilopen und Widdern, dem eingerollten Farnblatt und weit entfernt im All in den Spiralgalaxien.

Viele Bewegungsbahnen in der Natur offenbaren sich als spiralförmig, so etwa bei Spinnen, die ihren Faden spiralförmig um einen Punkt legen, nachdem sie einige Fäden sternförmig befestigt haben. Auch der Hurrikan sieht aus wie eine Spirale, wobei sich durch die Corioliskraft die kalten und warmen Luftmassen wie eine Spirale drehen. Und blicken wir in den Mikrokosmos des Menschen, so stellen wir fest, dass auch unsere DNA eine Spiralform hat und sich die Spirale als anatomischer Grundbaustein in der Haarstruktur wiederfindet. Die Schnecke oder *Cochlea*, ein Teil unseres Hörorgans im Innenohr, hat ebenfalls die Form einer Spirale, um die ankommenden Schallwellen zu verstärken[302], und die Nabelschnur des Fötus ist auch spiralförmig gedreht. Johann Wolfgang von Goethe erkannte eine allgemeine Tendenz zur Spirale in der Vegetation, *„wodurch, in Verbindung mit dem vertikalen Streben, aller Bau, jede Bildung der Pflanzen nach dem Gesetze der Metamorphose vollbracht wird"*[303]. Die Spirale kann als eine Urform und ein kraftvolles Symbol des Lebens betrachtet werden. Sie ist das Gegenteil von Statik – pure Bewegung, Tanz. Sie ist Evolution und Involution gleichermaßen.

Bei den Kelten wurde dem Symbol der Spirale eine stark wirksame Kraft zugeschrieben. Es taucht beispielsweise auch in der Form der Triskele[*] auf. In Irland galt die Spirale als ein Symbolbild für die Sonne[304], und sich einrollende oder ausrollende Spiralformen wurden auch in kultischen Gruppentänzen genutzt.[305]

---

[*] Von griechisch *triskelés*, „dreibeinig". Ein Symbol in Form von drei radialsymmetrisch angeordneten Kreisbögen, offenen Spiralen, ineinander verschachtelten Dreiecken, Knotenmustern, menschlichen Beinen oder anderen Dreifach-Formen (nach: Wikipedia)

Und in welche Richtung dreht sich die Spirale?

Eine rund gebogene Linie läuft in immer weiter werdenden Windungen um ein Zentrum bzw. einen Ausgangspunkt oder wieder dahin zurück ... und ergibt so eine Spirale. Sie zeigt uns den Weg hinein oder heraus. Es handelt sich hier also nicht um einen statischen Kreis, sondern um eine Bewegung, die sich mit der Symbolik des Kreises verbindet. Seit alters werden zwei verschiedene Spiralformen unterscheiden:

Die sich, von der Mitte aus gesehen, im Uhrzeigersinn drehende Spirale (auch rechtsdrehende oder sich aufrollende Spirale genannt)[306] ist ein Sinnbild für Entwicklung, für Evolution und damit ein Zeichen der Schöpfung und Geburt. Von einem Punkt aus breitet sich alles nach außen aus. „Evolution" bedeutet wörtlich übersetzt vom lateinischen *evolvere*, „herausrollen, auswickeln, entwickeln" – die Spirale rollt sich von innen nach außen, wickelt sich aus, sie „ent-wickelt" sich. Alles in der Natur ist solchen sich entwickelnden Zyklen unterworfen und in einem stetigen Prozess. Es gibt keinen Stillstand – alles ist in Bewegung, lebendig und fruchtbar beseelt.

Diese Spiralform wird als Sinnbild für das Leben betrachtet und bei den Kelten stand sie für „Wasser, Beginn, Öffnen, Kraft und Bewegung". Im Tao* findet sich ebenfalls die rechtsdrehende Spirale als Symbol für die Schöpfung.[307]

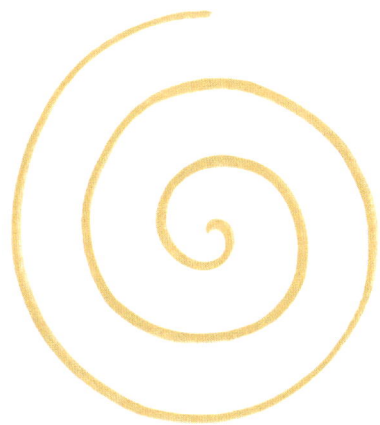

rechtsdrehende Spirale

---

* Auch *Dào*, wörtlich übersetzt „Weg", „Straße"; bedeutet im entsprechenden Kontext „Methode", „Prinzip", „der rechte Weg", „Lehre" oder „Schule". Das Tao Te-King des Laotse stellte das Tao zum ersten Mal als eine Art von transzendenter höchster Wirklichkeit und Wahrheit dar (nach: Wikipedia)

Im Gegensatz dazu wird die sich von der Mitte aus gesehen gegen den Uhrzeigersinn drehende Spirale (auch linksdrehende oder sich einrollende Spirale genannt[308]) mit Konzentration, Introversion, Rückkehr zur Einheit und Tod in Verbindung gebracht.

Beides spielt im Leben eine Rolle – sowohl die Entwicklung ins Leben, als auch der Abschied davon: Es ist ein Werden und Vergehen, ein Kommen und Gehen. Der Weg von außen führt irgendwann wieder in die Mitte, ins Innere und zu sich selbst. Daher kann die Spirale als ein Zeichen der inneren Umkehr des Menschen und seiner geistigen und leiblichen Erneuerung betrachtet werden.[309]

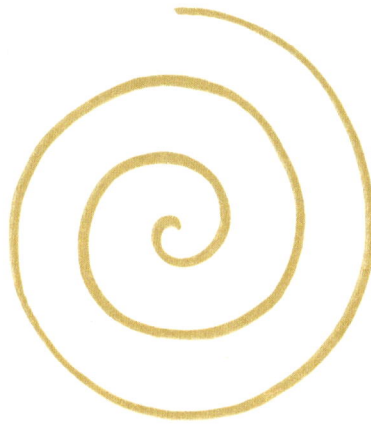

linksdrehende Spirale

Rufen wir uns die Wirkung linksdrehender (destruktiver, energieraubender) und rechtsdrehender (energiespendender, aufbauender) Wasseradern noch einmal ins Gedächtnis (siehe Seite 89 ff.), so erkennt man, wie sich die Drehrichtung bzw. Polarisation des elektromagnetischen Felds der Wasseradern auf das Umfeld auswirken kann.

Eine Besonderheit sind Doppelspiralen, die zu den ältesten Symbolen überhaupt zählen und als Zeichen für das Zusammengehören von Leben und Tod stehen. Im Prinzip ist jede Spirale gleichzeitig eine Doppelspirale, denn wir können sowohl den Weg von innen nach außen (Extraversion) als auch von außen nach innen (Introversion) beschreiten.

Spiralformen entstehen ebenfalls bei elektromagnetischen Feldern, etwa durch WLAN oder DECT, und werden hier als „Zirkularpolarisation" bezeichnet.[310] Ob eine links- oder eine rechtsdrehende zirkular polarisierte Strahlung weniger stresserzeugend ist, das hängt deutlich von der betrachteten Frequenz ab und lässt sich daraus nicht pauschal ableiten, dass „links generell schlecht und rechts generell gut" oder andersherum bedeutet.[311]

Betrachtet man die Natur, gibt es auch hier sowohl links- als auch rechtsdrehende Phänomene, und es ist bislang noch nicht klar, weshalb die Natur mal die linksdrehende, ein anderes Mal die rechtsdrehende Variante bevorzugt. Ist das einfach eine Laune der Natur oder steckt ein Plan dahinter? Mal ist es die rechtsdrehende Milchsäure, die besser für den Darm ist, im Gegensatz dazu bevorzugt der Mensch intuitiv eher die linksdrehende Richtung, denkt man beispielsweise an die Runden im Stadion. Architekten bauen ebenfalls vorwiegend linksdrehende Treppenhäuser, da diese Variante als trittsicher gilt, denn das Geländer sowie die Breitseiten der Stufen liegen hier auf der rechten Seite und die meisten von uns sind Rechtshänder. Daneben begegnet uns die DNA in Form einer rechtsdrehenden Doppelhelix im Gegensatz zu linksdrehenden Aminosäuren. In Flora und Fauna ist es nicht minder verwirrend: Da gibt es beispielsweise die Schlingpflanzen, die sich vorwiegend links herum winden, und die Schneckenhäuser, die zu 99,99 Prozent rechtsdrehend sind.[312] Auch Schrauben, Muttern oder Bohrer sind immer rechtsdrehend, und Sie werden wohl nirgendwo ein Exemplar finden, das linksdrehend ist.

Zurück zu den Spiralen im Wohnbereich: In der Geomantie kann z. B. eine sich im Uhrzeigersinn drehende Spirale dazu genutzt werden, geologische Störfelder auszugleichen. In dem aufschlussreichen und schön anzuschauenden Werk *Neue Geomantie* beschreiben die Autoren Werner Hartung und Anne Stallkamp eine rechtsdrehende Spirale – hier in Form eines „Inka-Symbols" – als ein kraftvolles Zeichen, das dabei helfen kann, Räume energetisch aufzuwerten und zu entstören. Das Symbol soll – einfach auf den Boden gelegt – in einem Radius von 7 Metern alle geomantischen Störungen unterdrücken und ein Energiepotenzial von 9500 Bovis-Einheiten erzeugen. Man kann sich das auf der dem Buch beigelegten Karte aufgedruckte Symbol einfach unters Bett legen und testen, ob der Schlaf sich verbessert.

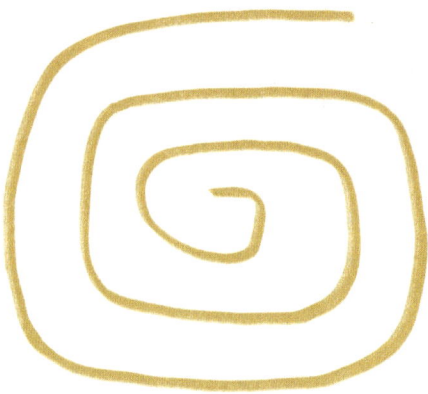

Inka-Symbol in Anlehnung an die Abbildung aus dem Buch Neue Geomantie

Wahrnehmungsübung mit einer rechtsdrehenden Spirale

Sie können natürlich auch selbst eine von einem Zentrum ausgehende, sich im Uhrzeigersinn öffnende Spirale in Form eines Inka-Symbols malen. Nehmen Sie dazu ein Blatt Papier oder einen in Postkartengröße ausgeschnittenen Zeichenkarton und Buntstifte Ihrer Wahl zur Hand. Malen Sie eine Spirale darauf und zeichnen Sie diese einige Male nach oder malen Sie die Kontur etwas dicker aus. Weben Sie gedanklich beim Zeichnen achtsam alle Eigenschaften, die für Sie wichtig sind (z. B. Schutz, Liebe, Ruhe, Wohlbefinden ...), in die Spirale ein. Das Zeichnen darf zu einer wohltuenden, meditativen Handlung werden. Beenden Sie diese, wenn die Spirale für Sie rundum stimmig ist. Legen Sie anschließend das Blatt bzw. den Zeichenkarton mit der Spirale an einen Ort Ihrer Wahl. Spüren Sie in sich hinein, ob und wie sich dieser Ort nun energetisch verändert.

Feng-Shui – Harmonie aus Fernost

Im Feng-Shui begegnet uns die rechtsdrehende Spirale ebenfalls. Universale Symbole und Zeichen erzielen also länderübergreifend eine bestimmte Wirkung und finden in vielen Kulturkreisen ihre Anwendung.

Es gibt im Feng-Shui zahlreiche Formen, Symbole und Objekte, die das *Chi*, d. h. die Lebensenergie, erhöhen sollen und in Wohnräumen zur Harmonisierung eingesetzt werden. Sie erfreuen sich großer Beliebtheit und sind inzwischen auch in Mitteleuropa häufig zu sehen.

Betrachten wir die im Feng-Shui verwendeten geometrischen Formen, so steht der Kreis für Harmonie, Ausgeglichenheit und Vollkommenheit, aber auch für Schutz. Sie können ihn beispielsweise als geflochtenen Kranz an der Wohnungstür platzieren. In unserem Kulturkreis hat der Kreis ebenfalls eine besondere Bedeutung, denken wir z. B. an den Adventskranz oder den Ehering. Der Kreis ist ein Symbol für die Einheit, das Vollkommene, das Absolute, und steht auch für die Unendlichkeit. Er gilt zudem als Schutzsymbol vor Dämonen und bösen Geistern.

Das Dreieck mit der Spitze nach oben steht im Feng-Shui für Männlichkeit, Feuer und Kraft. Die umgedrehte Pyramide für Weiblichkeit und Fruchtbarkeit.

Neben den geometrischen Grundformen gibt es beispielsweise auch Tiersymbole, die uns bei optimaler Platzierung gewisse Vorzüge bringen sollen: Der Fisch (z. B. in einem Aquarium) soll zu Wohlstand verhelfen und der gut platzierte Frosch neben der Eingangstür soll auch Gold und Silber ins Haus bringen.[313] Zu den Symbolen des Reichtums gehören der lachende Buddha und Quasten mit chinesischen Münzen.

Im Feng-Shui gibt es außerdem bestimmte Prinzipien, die dafür sorgen, dass Räume harmonisch wirken:

- In hellen und offenen Räumen kann das *Chi* gut fließen.
- Ordnung und klare Strukturen sind gut für den Fluss des *Chi* – Gerümpel dagegen bremst seinen Fluss. Das tut jede Form von Unordnung und Chaos, also auch Elektrosmog, der Chaos und Unordnung ist.
- Die 5 Elemente sollten vorkommen:
- *Wasser*, z. B. in Form eines Zimmerbrunnens, eines Aquariums oder mit der Farbe Blau;

- *Holz*, z. B. als nach oben wachsende Pflanzen, mit etwas aus Holz, Bambus oder Kork Gefertigtem oder mit der Farbe Grün;
- *Feuer*, z. B. als dreieckige, spitze oder kantige Formen oder mit der Farbe Rot bzw. kräftigen Farben;
- *Erde*, z. B. mit harmonischen, rechteckigen und eher gedrungenen Gebäudeformen, Lehmputz, mit Gelb-, Braun- und Terra-Tönen oder mit einem Gefäß aus Ton, Keramik;
- und *Metall*, z. B. mit den Farben Weiß, Creme und Grau oder mit (halb-)runden Formen oder Metallaccessoires.
- Kristalle gelten als Kraftwerke guter Energie.
- - Zimmerpflanzen erhöhen die Lebensenergie in geschlossenen Räumen.
- Eine gezielte und bewusste Farbgestaltung ist äußerst wichtig (Gold steht z. B. für Reichtum und Fülle): Diese soll, mit Bedacht und geschmackvoll eingesetzt, bestimmte Energien ins Leben ziehen. Es gibt hierbei glücksbringende, gute und schlechte Farbkombinationen sowie sehr gute, gute und schlechte Farben für die einzelnen Himmelsrichtungen. Des Weiteren unterscheidet man zwischen *Yin*- und *Yang*-Farbtönen, die man auch nach den Elementen und den Jahreszeiten ordnen kann.
- Wichtig ist auch eine ausgewogene Lichtgestaltung.
- Materialien sollten gezielt eingesetzt werden.
- Die Mitte der Wohnung oder des Hauses wird betont.

Exkurs: Zimmerpflanzen – Für mehr Lebensenergie und ein gutes Raumklima

Pflanzen spielen in Wohnräumen eine große Rolle. Sie wirken wie eine natürliche, grüne Klimaanlage, indem sie regulierend auf die Luftfeuchtigkeit wirken, die Raumluft filtern und Wohngifte abbauen. Außerdem bringen sie Lebendigkeit ins Haus und sehen einfach schön aus. Wissenschaftliche Untersuchungen bestätigen, dass Pflanzen fühlen, sehen, atmen, hören und sogar miteinander kommunizieren können.[314] Pflanzenliebhaber sind längst davon überzeugt, dass ihre grünen Mitbewohner besser wachsen und prächtiger gedeihen, wenn man mit ihnen spricht. So macht das meine Mutter übrigens ganz intuitiv: Sie richtet täglich ein paar nette Worte an ihre zahlreichen Schützlinge. Und ihre Pflanzen danken es ihr mit üppigem Wuchs und Blühfreudigkeit ohne Gleichen!

Auch im Feng-Shui spielen die grünen Hausgenossen eine wichtige Rolle, denn sie erhöhen das Chi in Innenräumen, erzeugen Harmonie, reduzieren Stress und wirken aufbauend auf unsere Psyche. Außerdem stärken Pflanzen (durch ihre grüne Farbe) das Element Holz, sie haben eine entspannende Wirkung und fördern die Kreativität.

Pflanzen werden im Feng-Shui verschiedenen Eigenschaften zugeordnet. Hier zählen weniger die baubiologisch messbaren Eigenschaften wie die Schadstoffverringerung (z. B. indem sie Formaldehyd aus der Raumluft herausfiltern), dass sie Sauerstoff abgeben und die Raumluft befeuchten, sondern mehr der spezifische, individuelle Charakter der Pflanze, der auf eine bestimmte Art und Weise wirkt. Wichtig ist außerdem, dass die richtige Pflanze am richtigen Ort steht, denn erst dann kann sie die gewünschte Wirkung entfalten.

So gibt es im Feng-Shui Pflanzen, die entzündungshemmend, immunstärkend oder entgiftend wirken sollen (wie Aloe vera), andere, die den Selbstwert und die Eigenliebe erhöhen (z. B. die Bergpalme, Chamaedorea elegans) und wieder andere, die erdend und beruhigend wirken sollen (etwa der Elefantenfuß, Beaucarnea recurvata). Der beliebte Geldbaum (Crassula ovata; auch „Pfennigbaum" oder „Glücksblatt") wird im Feng-Shui gern eingesetzt, da er als Symbol für Reichtum und Wohlstand gilt. Er steht am besten im Wohnzimmer an einem schönen, hellen Plätzchen. Aber der Geldbaum kann noch mehr ... Bestimmte Zimmerpflanzen sollen vor Elektrosmog abschirmen, indem sie einen Teil der Strahlung absorbieren. Dazu gehören Kakteengewächse und eben auch die sogenannten Dickblattgewächse mit dem Gattungsnamen Crassula – damit auch der Geldbaum.[315]

Die Welt der (Zimmer-)Pflanzen ist groß und es gibt für jedes Bedürfnis und jeden Geschmack genug Auswahl.[*]

Wesentlich im Feng-Shui ist auch die besondere räumliche Anordnung der neun Lebensbereiche, die dort als „Häuser" bezeichnet werden. Dieses *Bagua*-Achteck besteht aus neun Lebensbereichen: Im Zentrum – in der Mitte – liegt das *Tai-Chi*, in dessen Bereich die gesamte Energie fließt. Die äußeren Felder werden von Karriere, Wissen, Familie, Reichtum, Ruhm, Partnerschaft, Kindern und hilfreichen Freunden im Uhrzeigersinn abgesteckt.[316] Für jeden Bereich gibt es spezifische Ge

---

[*] Auf der Website *www.everyday-feng-shui.de/feng-shui-zimmerpflanzen* finden Sie eine große Auswahl vieler Pflanzen mit nach Feng-Shui zugeordneten Eigenschaften sowie deren Wirkung gemäß der Baubiologie.

staltungsrichtlinien, die das alles zu einem harmonischen Ganzen werden lassen. Hier spielen auch die fünf Elemente aus Holz, Feuer, Wasser, Erde und Metall eine entscheidende Rolle, denn sie stärken das *Chi* weiter. Das ist ähnlich wie bei der traditionellen chinesischen Medizin (TCM), wo es ebenfalls stark um die Mitte – dieses Mal des Körpers – als Dreh- und Angelpunkt der Gesundheit geht. Ist die Mitte, die Drehscheibe unserer Gesundheit gestärkt, so ist das Gold wert! Und so ist das auch im Feng-Shui. Was für ein schönes Beispiel für die Parallelen zwischen Mensch und Haus.

Doch manchmal beißt sich Feng-Shui mit baubiologischen Empfehlungen: Auch ein trotz nach Feng-Shui-Regeln perfekt harmonisch platzierter Spiegel ist bei hochfrequenten Feldern in den Räumen eher kontraproduktiv, da er sowohl Schall- als auch elektromagnetische Wellen reflektiert und für ein „Strahlenping-pong" in der Wohnung sorgt, der Qi-aktivierende Zimmerbrunnen sorgt in feuchtebelasteten Räumen für noch mehr Schimmel, und ein Bett würde ich persönlich – gänzlich wider Feng-Shui-Manier – auch mal ganz salopp in die Mitte des Raumes stellen, wenn die Wände durch bedenkliche Baustoffe oder Elektrosmog strahlen.

Ich bin hier pragmatisch und entscheide mich in diesem Falle erst einmal für die baubiologische Empfehlung, erst dann nutze ich weitere, harmonisierende und in sich stimmige Maßnahmen. Übrigens habe ich festgestellt, dass das gut plat-zierte, freistehende Bett für meinen Schlaf durchaus förderlich ist. Da ich immer ausreichend Raum um mich herum brauche, schränkt mich die Wand am Bett-haupt eher ein. Es ist also trotz der Plausibilität der sinnvoll erscheinenden Regeln stets individuell verschieden, wie die Maßnahmen wirken und zu den eigenen Kon-ditionierungen, Vorlieben und Prägungen passen.

Das Wissen des Feng-Shui ist sehr umfangreich und komplex und sollte am besten von einem Feng-Shui-Berater umgesetzt werden, um eine wirkungsvolle und harmonische Gestaltung der Räume zu gewährleisten. Die Frage ist, ob wir uns mit unserem kulturellen Hintergrund auf den östlich geprägten Zeichen- und Formenkanon einlassen können und inwieweit sich das mit unseren Prägungen verbinden lässt.

Entstören Sie Ihre Räume mit Zeolith – Einfach und gut!

Eine sehr preisgünstige und effektive Methode zur Reduzierung von Elektrosmog und geopathogenen Feldern ist Zeolith. Dazu hat Dr. med. Christoph Scholtes, Spezialarzt für Akupunktur und Aurikulomedizin in der Schweiz, eine – auf der Grundlage eines durch Schweizer Aurikulomediziner entwickelten Systems namens *PANTA ZEE*® – einfache Methode ersonnen, bei

Eine simple und kosten- günstige Methode zur Raument- störung

der mithilfe von Zeolith elektronische Geräte und sogar ganze Räume entstört werden können.[317] Die Effizienz soll direkt anhand des Polfelds messbar sein.

Das Prinzip dieses Systems ist das folgende: Man klebt an alle vier Ecken eines Geräts, unter das Bett oder in alle Ecken eines Hauses bzw. einer Wohnung eine bestimmte Menge (etwa 1 bis 2 Gramm) des in Säckchen oder Röhrchen abgefüllten Zeoliths. Dr. med. Christoph Scholtes machte hierzu verschiedene Tests: Er klebte Zeolith-Kapseln an die Antennen des Routers mit dem Effekt, dass die deutliche Störung des Polfelds, die normalerweise in der Nähe von aktiven, stark strahlenden WLAN-Routern auftritt, nicht mehr nachweisbar war. Weiter führt Dr. Scholtes aus, dass sich diese Wirkung durch andere Versuche verifizieren ließ und das Ergebnis mittlerweile vielfach bestätigt sei.

Verschiedene Anbringungsmöglichkeiten von Zeolith nach Dr. med. Christoph Scholtes[318]

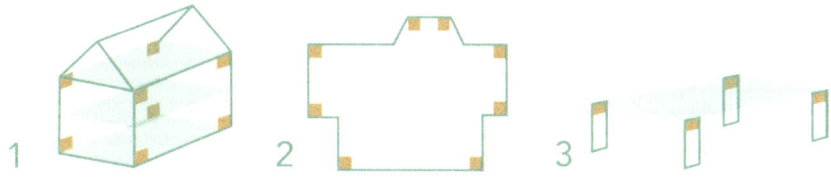

1 *Gebäude- und Wohnungsharmonisierung mit Zeolith*
2 *Bei komplexen Raumformen sollten alle äußeren Ecken mit Zeolith versehen werden.*
3 *Das Bett sollte separat entstört bzw. harmonisiert werden.*

Dr. Scholtes zufolge treffen die Ergebnisse seiner Versuche mit elektronischen Geräten auch auf die Raumentstörung zu: Die in den vier Ecken des Fußbodens und der Decke angebrachten mit Zeolith gefüllten Säckchen führten ebenfalls unmittelbar zu einer deutlichen Verbesserung des Polfelds bei allen im Raum anwesenden Personen, was u. a. zur Folge hatte, dass sie deutlich weniger müde waren. Mit dieser fast kostenlosen und zudem ganz simplen Maßnahme können nach Dr. Scholtes' Ansicht Räume wirkungsvoll entstört werden. Er bezeichnet das regulationstherapeutische und gesundheitstherapeutische Wundermittel Zeolith als „Therapeutikum für Räume", das gerade in unserer Zeit einen wichtigen Beitrag zum gesunden Wohnen leisten könne. Der Bamberger Umweltberater Oskar Uch gab mir gegenüber in einem persönlichen Gespräch an, dass sich die Wirkung durch Zugabe von *EM®*-Keramik noch verstärken lasse. Man müsse individuell prüfen, welche Menge an Zeolith und/oder *EM®*-Keramik benötigt werde, um den gewünschten Effekt zu erzielen.

Exkurs: Zeolith – Ein Multitalent aus der Natur

Klinoptilolith-Zeolith, kurz „Zeolith" genannt, ist sowohl Mineralstofflieferant als auch Entgifter und spielt in der Alternativmedizin eine nicht zu unterschätzende Rolle. Für den Mediziner Prof. Dr. Enrico Edinger ist Zeolith sogar das Produkt des Jahrhunderts,[319] und wenn ich persönlich nur ein einziges Mittel auf eine einsame Insel mitnehmen dürfte, dann wäre es in Anbetracht der vielfältigen Umweltverschmutzungsfaktoren unserer Zeit mit hoher Wahrscheinlichkeit Zeolith.

Der Tausendsassa Zeolith besitzt die Fähigkeit, Kadmium, Quecksilber, Ammonium, Histamin, Blei und Aluminium effektiv aus dem Körper auszuleiten. Es kann laut Fachliteratur und Empfehlung von Therapeuten bedenkenlos über einen längeren Zeitraum eingenommen werden. Laut Dr. Erwin Walraph (* 1937) könnte man unsere Zeit auch als „Aluminiumzeitalter" beschreiben[320], und hier kommt Zeolith ins Spiel, denn es ist ein hocheffektives Naturprodukt, um dieses Umweltgift aus unserem Körper auszuleiten.

Zeolithe weisen strukturell eine geordnete, mikroporöse Gerüststruktur auf, die charakteristisch für ihre zahlreichen Eigenschaften ist. Hauptbestandteil dieses kristallinen Gitters ist Silizium (SiO4) und in geringeren Anteilen auch Aluminium (AlO4). Umgeben sind diese Silizium- und Aluminiumatome von jeweils vier Sauerstoffatomen, sie bilden sogenannte SiO4-Tetraeder und AlO4-Tetraeder.[321] Das Aluminium liegt im Zeolith allerdings in einer unbedenklichen, oxidierten Form vor. Durch die feste strukturelle Einbindung ist eine unerwünschte Aufnahme von Aluminium in den Körper laut Fachliteratur ausgeschlossen.[322] Daneben enthält Zeolith weitere Mikronährstoffe wie Kalzium, Kalium, Magnesium und Natrium. Und Zeolith ist in der Lage, genau jene Nährstoffe abzugeben, die der Körper gerade benötigt. Es ist demnach sowohl Ionenaustauschsubstanz als auch Nährstofflieferant – Multitalent, Allzweckwaffe und Turboentgifter in einem.

Zusammenfassend hat Zeolith folgende Eigenschaften:

- Er leitet durch Ionenaustausch von Schwermetallen und radioaktiven Elementen Gifte aus;
- entgiftet durch Absorption von Säuren, Bakteriengiften, entzündungsfördernden Stoffen, freien Radikalen und Stoffwechselabfallprodukten;
- verbessert die Aufnahme von Nähr- und Mineralstoffen im Darm;
- entlastet die Entgiftungsorgane, insbesondere Leber und Darm;
- fördert die Knochenbildung durch eine verbesserte Aufnahme von Magnesium und Kalzium;
- stabilisiert und harmonisiert das Hormonsystem;
- erhöht die ATP-Produktion in der Zelle (also den Energiestoffwechsel) und verbessert damit die Zellfunktionen;
- ist eine wichtige Siliziumquelle; stärkt und strafft das Bindegewebe, fördert die Remineralisierung des Körpergewebes;
- hält Knochen und Blutgefäße gesund;
- beeinflusst das Herz-Kreislauf-System positiv;
- erhöht den Antioxidantienspiegel;
- fördert die Darmgesundheit;
- entsäuert;
- aktiviert das Immunsystem;
- reinigt Blut und Lymphe;
- wirkt entzündungshemmend;
- eliminiert Pilzinfektionen
- und reduziert last but not least die negativen Auswirkungen von Elektrosmog im Körper.

Farb- und Lichtgestaltung – Rücken Sie Ihre Räume ins richtige Licht

Der azurblaue Himmel im Sommerurlaub; die schneeweiße, puderzuckerbestäubte Winterlandschaft; die saftigen, knallroten Kirschen; das Schatten spendende, dichte grüne Blätterdach; der warme und weiche, golden glitzernde Meeressand; das leuchtende Gelb der Sonnenblume; der majestätische, silbergrau changierende Fels; das schwere, satte Braun der Gartenerde; der zartrosa schimmernde Rosenquarz in meiner Hand: Farben sind ein Teil der Natur und der englische Schriftsteller James Henry Leigh Hunt (1784–1859) bezeichnete Farben sogar als „*Lächeln der Natur*"[323]. So kommt es nicht von ungefähr, dass die Namensgebung mancher Farben auf die Natur verweist, denke man nur an *Enzian*blau, *Erika*violett, *Kastanien*braun, *Kirsch*rot, *Mai*grün, *Maus*grau, *Oliv*grün, *Perl*weiß, *Rubin*rot, *Schnee*weiß, *Schiefer*grau, *Smaragd*grün und *Zitronen*gelb.

In unsere Innenräume können wir das „Lächeln der Natur" ebenfalls hineinholen und dort mit Farben zaubern. Sie können zwar keine Störfelder auflösen, doch sie tragen in einem erheblichen Maße dazu bei, die Qualität der Räume und das persönliche Wohlbefinden zu verbessern. Daher möchte ich sie an dieser Stelle unbedingt wertschätzen.

Mit dem richtigen Anstrich können wir Wohnräume gestalten und sie für uns und unsere Bedürfnisse stimmiger und harmonischer machen. Sicher ist Ihnen schon einmal aufgefallen, dass verschiedene Farben unterschiedlich auf Sie wirken: So wird Ihnen der Blick auf ein kräftiges, leuchtendes Rot eher Antrieb und Kraft schenken und ein tiefes Blau mag Sie eher entspannen und harmonisch stimmen. Jede Farbe besitzt eine bestimmte Wellenlänge, die beim Menschen eine unterschiedliche Wirkung erzielt.

Farbe ist pure Energie! Farbe ist Nahrung für Körper, Geist und Seele und hat damit eine ganzheitliche Auswirkung auf uns und unser Wohlbefinden. Mit den richtigen Farben können disharmonische Schwingungen ausgeglichen, Beschwerden beseitigt und das allgemeine Wohlbefinden gesteigert werden. Übrigens ist die Farbtherapie eine der ältesten Behandlungsmethoden überhaupt und wurde in vielen alten Kulturen zur Linderung verschiedenster Beschwerden angewandt.

Es gibt verschiedene Möglichkeiten, die Kraft der Farben gezielt zu nutzen, u. a. durch

- eine therapeutische Farbbestrahlung des Gesichts oder des ganzen Körpers unter einer farbigen Lichtquelle;
- eine Farbbrille oder indem man eine Zeit lang konzentriert auf eine farbige Fläche blickt;
- die Wahl von Lebensmitteln in der gewünschten Farbe;
- ein farbiges Bad (z. B. mit Naturfarben);
- Farbakupunktur;
- die Wahl farbiger Kleidungsstücke;
- Aura-Soma-Präparate;[*]
- das Hören von Farbklang-CDs[**] von *Akari*
- und farbige Kinesiotapes[***].

Natürlich verfehlt auch die farbliche Gestaltung der Räume ihre Wirkung nicht. Gezielt eingesetzte Farben können nicht nur Räume optisch vergrößern oder verkleinern, höher oder niedriger, gemütlicher oder neutraler wirken lassen, sondern auch die Empfindungen des Menschen direkt beeinflussen. Wichtig hierbei ist, dass die Farben sowohl untereinander ein harmonisches Ganzes ergeben als auch gezielt die richtige Stimmung in den einzelnen Räumen erzeugen – und, ganz wichtig, dass sie zu den Bewohnern passen. Jeder Raum hat eine andere Funktion, und die Anforderungen an eine Küche oder ein Badezimmer unterscheiden sich deutlich von denen, die man an ein Schlafzimmer stellt. Um die optimale Farbe für die einzelnen Räume – und damit für deren Bewohner – zu finden, arbeite ich nach einem bestimmten Analyse-

---

[*] Von lateinisch/griechisch *aura*, „Schimmer, Luft", und griechisch *soma*, „Körper"; eine ganzheitliche Seelentherapie. Hierbei werden ätherische Öle, intensiv leuchtende Pflanzenfarben und Edelsteine in Flüssigkeiten zur äußerlichen Anwendung kombiniert.

[**] Laut *Akari,* einem österreichischen Unternehmen für natürliche Kosmetik u. a. m., lassen sich Farbfrequenzen auch in Tonfrequenzen umrechnen. „Farbklang-CDs" können dabei helfen, eine bestimmte Farbfrequenz im Körper zu unterstützen. Man kann diese z. B. zur Raumreinigung, für Massagen und Gespräche nutzen.

[***] Ein elastisches textiles, farbiges Klebeband, das im Leistungssport und in der Alternativmedizin, z. B. bei Verletzungen, Entzündungen von Muskeln, Bändern und Gelenken, angewendet wird. Die Tapes werden in speziellen Techniken auf die Haut aufgebracht und sollen dadurch gesundheitsfördernde Wirkungen erzielen. Die Wirksamkeit ist wissenschaftlich bislang noch nicht bestätigt

schema, das ich mit Intuition und feinem Gespür für Farben ergänze. Auch die Himmelsrichtungen sollten in die Farbauswahl miteinbezogen werden: Eine Farbe wirkt in einem nach Norden ausgerichteten Raum anders als auf der sonnigen Südseite.

Während es in der Farbwahrnehmung gewisse Gemeinsamkeiten gibt, spielen hierbei auch persönliche Erfahrungen und Assoziationen eine Rolle. Eine individuelle Farbberatung ist komplex und es sollten hierbei verschiedenste Faktoren berücksichtigt werden. Ich arbeite mit meinen Auftraggebern in dieser Phase eng zusammen, versuche ihre Vorlieben, Eigenschaften, Persönlichkeitsmerkmale und individuellen, raumspezifischen Bedürfnisse herauszuarbeiten und daraus ein stimmiges Farbkonzept zusammenzustellen.

Oft wird beim DIY-Farbexperiment der Fehler gemacht, dass die Farben zu kräftig oder insgesamt zu bunt und unharmonisch miteinander wirken. Das kann man vermeiden, indem man beruhigende Farben mit anregenden Farben gekonnt mixt: beispielsweise zwei Drittel des Raumes in neutralen Farben hält (etwa durch Pastelltöne, Naturtöne) und eine dazu passende Akzentfarbe setzt. Die Farbtöne spiegeln sich bestenfalls in den Accessoires wie Vorhängen, Kissen, Decken etc. wider, um den Raum harmonisch zu fassen.

Firmen profitieren ebenfalls von gezielt eingesetzten Farbinterventionen. Das Resultat können motiviertere Mitarbeiter, eine harmonischere Arbeitsatmosphäre, bessere Verhandlungen sowie ein stimmigeres Erscheinungsbild unter Berücksichtigung des firmeneigenen Corporate Design sein. Farbgestaltung ist ein ungemein günstiges und wirkungsvolles Instrument, um Räume energetisch aufzuwerten und ihr volles Potenzial auszuschöpfen.

Es ist verblüffend, wie sich das persönliche Raumgefühl bei optimaler Farbgestaltung verändert: Plötzlich kann sich das Schlafzimmer in einen Ort der Ruhe verwandeln, im Wohnzimmer können anregende Gespräche geführt werden und das Badezimmer wird zu einer stimmungsvollen Wellnessoase. Die Bewohner fühlen sich in ihrer „dritten Haut" einfach wohler.

Durch eine gekonnte Lichtinszenierung mit mehreren, gezielt eingesetzten Lichtquellen kommen die Farben besonders gut zur Geltung, denn Farbe braucht immer Licht, um gesehen zu werden und um wirken zu können. So können gemütliche Ecken, besondere Plätze und lebendige Räume entstehen. Achten Sie auf gesunde Lichtquellen (siehe Seite 185 ff.) und verwenden Sie vor allem abends die richtige Beleuchtung, um Ihren Körper auf einen erholsamen Schlaf vorzubereiten, ihn auf die Nacht einzustimmen.

Wichtig ist auch, neben dem richtigen Farbton das richtige Farbmittel* zu wählen: Auch hier ist der Einsatz von schadstoffgeprüfter, biologisch unbedenklicher Farbe ein absolutes Muss, denn Sie wollen Ihre Wohnräume ja nicht unnötig mit Giften belasten. Ich arbeite hier mit ausgewählten Herstellern zusammen, die nicht nur schöne, sondern auch gesunde Farben produzieren – im Einklang mit Mutter Natur.

Die optimale Farbe hat den richtigen Farbton und ist biologisch unbedenklich.

Bitte lesen Sie zum Thema „Farbe" auch in dem Interview mit Michael (siehe Seite 262 ff.) nach, der Wandfarben und Wandputzen stets auch das Kristallwasser von Dr. Norbert Fenten (Bezugsquellen siehe Seite 287 ff.) beimischt und dadurch eindrückliche Beobachtungen gemacht hat. Dieses besondere Wasser, das ich selbst regelmäßig trinke und für verschiedenste Zwecke nutze, ist durch seine einzigartige Struktur zellgängig, geht mit unseren Zellen in Resonanz und wirkt somit zellregenerierend. Der Forscher und Wissenschaftler Dr. Norbert Fenten beobachtete, dass durch das natürliche Schwingungsfeld von speziell geschliffenen Kristallen und Mineralstoffen, das er stabil in Wasser speichern konnte, gesundheitliche Verbesserungen entstehen. So können unsere Selbstheilungskräfte mit der Wiederherstellung des ursprünglichen Zustands unseres Körpers beginnen. Viele feinfühlige Anwender berichten von der Einzigartigkeit und hohen feinstofflichen Energie dieses besonderen Wassers. Mitunter wird auch von einem besseren und tieferen Schlaf berichtet und von einer gesteigerten Immunabwehr.[324] Diese Kraft können wir auch für unsere Wohnräume nutzen. Eine Mutter berichtete, dass ihr Sohn beim Anblick einer solchen mit etwas Kristallwasser versetzten Wandfarbe bemerkte, dass diese so wunderschön strahle. Kinder spüren feine energetische Unterschiede oft deutlicher als Erwachsene.

---

* Eine farbgebende Substanz, d. h. ein stoffliches Mittel, mit dem die Farbe von Wänden oder Gegenständen verändert werden kann

Noch mehr einfache und gute Dinge für ein gesünderes Wohnen & Leben

Sie haben bis hierher schon eine ganze Menge einfacher Methoden kennengelernt und viel über nützliche Maßnahmen zur Harmonisierung und Heilung von Wohnräumen erfahren, u. a. durch besondere Stoffe wie Zeolith und EM-Keramik, Wohnraumharmonisierer bzw. Biofeldformer, Abstandhalten von Störzonen, Reduzierung von Störquellen sowie Harmonisierung mit bestimmten Symbolen und Materialien.

Nun möchte ich Ihnen noch eine Sammlung von Möglichkeiten an die Hand geben, durch die Ihre Wohnräume – einfach und kostengünstig – harmonisiert und gesünder gemacht werden können.

Bienenwachskerzen – Gesunde Romantik

Eine Kerze verströmt nicht nur ein besonders gemütliches, sanftes Licht, das eine heimelige Geborgenheit vermittelt und uns wohlig auf den Schlaf einstimmt, indem es hilft, den Tag ausklingen zu lassen und zur Ruhe zu kommen. Am besten geeignet sind Bienenwachskerzen: Beim Verbrennen von Bienenwachs entstehen negative Ionen, die Gerüche, Pollen, Bakterien, Viren, Schimmel, Staub und viele andere Schadstoffe aus der Raumluft an sich binden können.[325]

Überall in der Luft befinden sich elektrisch geladene Teilchen, die „Ionen" genannt werden. Ihre Konzentration schwankt allerdings: Draußen in der Natur finden sich viele negative Ionen in der Luft (üblich sind 1000 bis 3000 Ionen pro Kubikzentimeter, im Gebirge oder an Wasserfällen auch mal mehrere 10 000 Ionen pro Kubikzentimeter),[326] in Innenräumen ist es oftmals nur ein Bruchteil und hier dominieren die positiven Ionen. Sie spüren den Unterschied sofort, wenn Sie die oft verbrauchte, abgestandene Innenluft mit der frischen Luft in der Natur vergleichen, die Sie genüsslich tief in sich aufsaugen möchten. Negative Ionen können unser Wohlbefinden fördern und unser Leben positiv beeinflussen, da sie eine Wirkung auf unsere Fähigkeit haben, Sauerstoff zu absorbieren und optimal zu nutzen. Dagegen haben positive Ionen einen negativen Effekt auf uns, denn sie sind mit Allergenen beladen. Negative Ionen können diese Allergene von den positiven Ionen entfernen, sodass diese harmlos zu Boden fallen.[327]

Bienenwachskerzen sind also – ähnlich wie ein Katalysator im Auto – natürliche Luftreiniger, die Schadstoffe in der Luft einfach verbrennen.[328] Daneben verbreiten sie einen honigsüßen Duft in den Räumen – ein kostbares Geschenk der Natur!

Im Gegensatz dazu sind Kerzen aus Paraffin alles andere als empfehlenswert, denn sie sind oftmals mit Färbemitteln, synthetischen Duftstoffen und anderen Chemikalien gemischt. Beim Abbrennen entstehen durch dieses Erdölprodukt und die Beimischungen schädliche Toxine, die u. a. zu Atembeschwerden sowie Allergien führen können.[329] Außerdem wird dabei schädlicher, schwarzer Ruß erzeugt, der in einer sauberen Luft nichts zu suchen hat.

Bienenwachskerzen selbst herstellen

Aus Bienenwachsresten lassen sich wunderbar Kerzen herstellen. So können Sie die Kerzenreste also recyceln. Das macht Freude, nicht nur zur Weihnachtszeit! ☺

Wachsreste
Kerzendochte aus natürlichen Materialien (z. B. von *beegut*; Bezugsquellen siehe Seite 287 ff.)
1 kleines Glas oder 1 Tongefäß
ein heißes Wasserbad

Die benötigte Menge an kleingeschnittenen Wachsresten (die alten Dochte dabei entfernen) in ein im heißen Wasserbad stehendes Gefäß (z. B. ein altes Honigglas) geben und darin schmelzen. In der Zwischenzeit den Kerzendocht mittig in dem Glas oder dem Tongefäß platzieren, in dem die Kerze danach brennen soll. Mit dem Kerzendochthalter des Sets von *beegut*, das aus einem Naturdocht und einer Metallplatte auf der Unterseite besteht, ist das ganz einfach. Anschließend das flüssige Wachs langsam und vorsichtig bis kurz unter den Rand in das Glas hineingießen.

Das Ganze abkühlen lassen. Das Gefäß kann anschließend noch mit einem Bändchen aus Hanf o. Ä. verziert werden – ein tolles und sehr persönliches, weil selbst gemachtes Geschenk.

Wichtig: Verwenden Sie nur Dochte aus natürlichen Rohstoffen! Beim Abbrennen von Kunstfaserdochten entstehen giftige Dämpfe!

Kristalle und Heilsteine – Unsere Helfer seit frühester Zeit

Von jeher verwendeten Menschen Edelsteine und Kristalle zu Heilzwecken; sie stellten sie auf Altäre und in ihre Wohnräume. Jeder Stein besitzt eine eigene Energie und diese wird genutzt, um Heilungsprozesse anzuregen, Beschwerden zu lindern, Entspannung zu erzeugen oder die Lebenskraft zu aktivieren.

Wenn Sie Edelsteine im Raum aufstellen möchten, wird je nach Wirkungsweise des Heilsteins und Raumgröße meist zu größeren Edelsteinen geraten. Es ist außerordentlich wichtig, die Steine an der richtigen Stelle zu platzieren und sie auch richtig miteinander zu kombinieren, da sie die Energie in Räumen auch zum Negativen verändern können. Soll ein Heilstein beispielsweise auf Ihrem Hausaltar stehen, dann sollten Sie zuerst prüfen, ob sich der Hausaltar an der richtigen Stelle befindet – das tun Sie entweder intuitiv oder indem Sie die Hilfe eines erfahrenen Geomanten in Anspruch nehmen. Neben dem richtigen Ort kommt es auch auf die richtige Ausrichtung des Steins im Raum an: Sie sorgt dafür, dass er das energetische Feld des Raumes positiv beeinflusst.

Achten Sie darauf, die Steine gezielt auszuwählen – weniger ist auch hier mehr. Fragen Sie sich, was der Stein bewirken soll: Wünschen Sie sich beruhigende oder anregende Effekte oder soll er Ihre Kreativität fördern? Lassen Sie sich über die Wirkung der Steine von Fachleuten beraten oder belesen Sie sich ausgiebig, um den für Sie passenden Stein zu finden.

Im Folgenden stelle ich Ihnen ein paar Heilsteine aus der Gruppe der Quarze vor, die sich wunderbar für Innenräume eignen:

Der Amethyst

Dieser Stein ist fürs Schlafzimmer geeignet. Der hell- bis dunkelviolett, manchmal auch purpurfarbene schimmernde Amethyst soll auf psychischer Ebene gut bei Angst und Panik wirken, die Nerven entspannen und dabei helfen, schneller einen erholsamen Schlaf zu finden, besser durchzuschlafen und tiefer in die Welt der Träume hineinzusinken. Auch im Meditationsraum ist der Amethyst ein gern gesehener Gast, hilft er doch, das Geistige in unserem Körper zu aktivieren und unsere Wahrnehmung zu stärken. Am Arbeitsplatz kann er unseren Kopf von überflüssigen Gedanken reinigen und uns dabei helfen, fokussierter zu bleiben. Um Räume positiv zu beeinflussen, eignen sich insbesondere die sogenannten Amethyst-Drusen oder größere Amethyste.

Der Bergkristall

Sowohl negative Energien soll dieser Stein ableiten als auch positive Energien und die Heilkraft anderer Heilsteine verstärken. Es handelt sich beim Bergkristall um einen Kristallquarz der Oxide[330], seinem Aussehen nach erinnert er an Glas. Dieser Heilstein soll dabei helfen, Energien zu konzentrieren und zu stärken; er wird gern am Arbeitsplatz aufgestellt. Der Bergkristall gilt als Verstandessortierer, Gedächtnisverbesserer, Wahrnehmungsverstärker und Kraftgeber; er kann uns dabei unterstützen, bei der Sache zu bleiben und konzentriert voller Energie zu arbeiten.

Der Rosenquarz

Harmonie schenkt dieser zartrosafarbene Stein dem Raum. Ihm wird eine Verbindung zum Herzchakra zugesprochen und er soll auch tiefer sitzende Energieblockaden auflösen und die Energie wieder zum Fließen bringen. Der Heilstein kann die zwischenmenschliche Kommunikation auf der Herzebene sowie die Fähigkeit zu lieben fördern. Im Schlafzimmer an der richtigen Stelle eingesetzt, hat er sich bei Schlafstörungen und als natürlicher Schutz vor negativen Straßleneinflüssen, etwa Erdstrahlen oder technischen Feldern, bewährt.[331]

Der Schungit und der Edelschungit

Auch der Schungit (schwarz, matte gröbere Oberfläche) und der Edelschungit (schwarz, glänzende glatte Oberfläche) gehören in die Kategorie der Heilsteine. Ihnen wird die Fähigkeit zugeschrieben, vor geopathischen Feldern und elektromagnetischen Strahlen zu schützen und sowohl das Biofeld des Menschen als auch das der Erde wiederherzustellen. Es gibt verschiedene Möglichkeiten, den Schungit einzusetzen, etwa als Anhänger, als Pyramide zum Aufstellen, als Chip auf dem Handy, als Schungit-Kette oder auch als Rohstein. Vom *Lichtweltverlag* in Österreich (Bezugsquellen siehe Seite 287 ff.) gibt es z. B. eine mit einer besonderen Gravur versehene Schungit-Kugel, die Sie zu Hause aufstellen können.

Diese soll laut Hersteller elektromagnetische Belastungen (5G) aus Wohnungen und Häusern fernhalten und im Wohnumfeld für ein reines und konstantes energetisches Klima sorgen. Außerdem soll sie nach Angaben des Herstellers durch ihre besondere Energie ein Herzöffner sowie ein Bewahrer der Schwingung des Herzens sein.[332]

Bei den EMF*-Schutzprodukten von *Amrita GmbH* (Bezugsquellen siehe Seite 287 ff.) wird ebenfalls Schungit verwendet, der Belastungen durch Elektrosmog ausgleichen kann. Hier wird der Edelschungit in einem speziellen, sich über mehrere Tage erstreckenden Verfahren energetisiert, wodurch ein Torus** entsteht, der die gesundheitsschädigenden elektromagnetischen Felder mit einem ordnenden Prinzip verbinden kann. Dadurch erfolgt eine Neustrukturierung, die eine grundlegende Änderung der biologischen Wirkung auf Lebewesen zur Folge hat.

Diese Produkte können z. B. als Anhänger, als Einlegesohlen für Schuhe, als Handy- oder Desktop-Chip genutzt werden. Außerdem können sie bei WLAN-Routern, Schnurlostelefonen, Druckern, Lautsprechern, Babyfons sowie intelligenten Zählern für Wasser, Strom und Gas eingesetzt werden. Die Wirkung wurde durch verschiedene Testverfahren, wie Dunkelfeld-Mikroskopie sowie Propriozeptionstest, bestätigt.

Während der Edelschungit auch die Wasserqualität enorm verbessern kann und von vielen Anwendern zur Trinkwasseroptimierung eingesetzt wird, sollte man den Schungit hierfür nicht nutzen.

Edelsteine pflegen

Edelsteine sollten regelmäßig „gewartet", sprich gereinigt werden. Sie können sie hierfür einfach unter fließendes Wasser zu halten, sie je nach Kristall in der Sonne aufladen oder in die Erde legen. Es gibt laut Heilpraktikerin und Autorin Anja Tochtermann noch eine andere, ganz einfache Möglichkeit der Reinigung: Nehmen Sie den Kristall einfach in

---

* Abkürzung für elektromagnetische Felder
** Mathematisches Objekt aus Geometrie und Topologie; eine wulstartig geformte Fläche mit einem Loch in der Mitte wie bei einem Reifen oder Donut (nach: Wikipedia)

Ihre Hände, wenden Sie sich liebevoll an das Göttliche und bitten Sie darum, dass der Kristall von allen Belastungen gereinigt werde und seinem höchsten Wohle dienen möge.[133] Eine Bitte, mit einer reinen Absicht verbunden, hat eine sehr hohe energetische Schwingung.

Räuchern & Co. – Räume energetisch reinigen

In fast allen Hochkulturen wurde mit getrockneten Kräutern, Harzen und Samen geräuchert, um rituelle oder spirituelle Handlungen zu unterstützen, den Göttern zu huldigen, Gebete und Meditationen zu begleiten und Orte auf diese Weise von negativen Energien zu befreien. Räucherzeremonien wurden bei besonderen Festen, wie Taufen oder Hochzeiten abgehalten. Sind Sie katholischer Konfession, dann kennen Sie sicher den Weihrauch im Gottesdienst, der die Kirche an besonderen Festtagen erfüllt. Bis heute nutzen viele diesen einfachen Brauch des Räucherns, um damit ihre Räume energetisch zu reinigen und von negativem Ballast zu befreien.

Es gibt Tage im Jahr, an denen solche energetischen Reinigungen besonders sinnvoll sind, etwa bei Mondfinsternis oder an den Tagen vor den Raunächten. Um Wohnräume energetisch zu reinigen, haben sich u. a. folgende Maßnahmen bewährt:

- mit z. B. Salbei, Beifuß oder Weihrauch räuchern;
- mit Wasser und Salz reinigen;
- Rituale mit Klangschalen und Glocken;
- heilsamer Gesang
- und/oder Kerzenlicht.

Solch ein „energetischer Hausputz" empfiehlt sich beispielsweise

- nach einer Trennung;
- nach einer längeren Erkrankung;
- nach einer Entrümplungsaktion;
- nach dem Umzug;
- nach einem Streit:
- wenn Sie einen Neuanfang benötigen;
- wenn in Räumen viel gestritten wird;

- wenn Bewohner depressiv sind;
- wenn Sie sich in den Räumen unwohl fühlen
- und an energetisch spürbar gestörten Orten.

Bedenken Sie, dass alle Maßnahmen zur energetischen Reinigung Ihres Heims einen unmittelbaren Einfluss auf Sie haben: Sie reinigen sich dadurch mit! Sie können solch eine energetische Reinigung wunderbar mit dem Ausmisten und Aufräumen verbinden (siehe Seite 187 ff.).

Im Folgenden stelle ich Ihnen drei Möglichkeiten vor, Ihre Räume energetisch zu reinigen und aufzuwerten.

Negative Energien mit Räuchern vertreiben

Nehmen Sie eine Räucherschale und geben Sie etwas Sand hinein. Darauf legen Sie ein für Ihre Wünsche passendes Räucherwerk (siehe unten), beispielsweise getrocknete Salbeiblätter, Lavendel oder Weihrauch, und zünden Sie dieses an.

Warten Sie, bis es glimmt. Schreiten Sie nun achtsam durch alle Zimmer, eines nach dem anderen – mit der Intention, nicht förderliche Energien, alles Abgestandene und Verbrauchte, alles, was Ihnen nicht mehr dienlich ist, zu entfernen. Fächern Sie den Rauch dabei in alle Richtungen und öffnen Sie auch Schubladen, Schränke, Abstellkammern ... Lassen Sie den Rauch überall hinkommen, auch in die Ecken, und stellen Sie sich vor, wie er alles Negative auflöst.

Wenn Sie damit fertig sind, öffnen Sie mindestens ½ Stunde lang alle Fenster und Türen und lassen die alten Energien hinaus. Bedanken Sie sich für diese Reinigung und heißen Sie die neue Energie in Ihren vier Wänden willkommen. Bitten Sie um mehr Liebe, Fülle und Freude für ihr Haus und Ihre Familie.

Achtung! Wer Probleme mit den Atmungsorganen hat, sollte aufs Räuchern verzichten und stattdessen andere Methoden (z. B. Wasser mit Salz [siehe Tipp unten] oder Klangschalen) wählen.

Wirkungen von verschiedenem Räucherwerk:

Lavendel besänftigt Gefühle, entspannt die Nerven, wirkt beruhigend, reinigt und klärt, bringt den Seelenhaushalt ins Gleichgewicht, wirkt desinfizierend, vertreibt böse Geister und schlechte Gedanken.

Salbei vertreibt negative Energien aus Wohnräumen, wirkt sich positiv auf die Konzentration aus, schafft einen leichteren Zugang zu höherem Bewusstsein, wirkt desinfizierend und keimreduzierend.

Weihrauch, ein Harz, das aus verschiedenen *Boswellia*-Arten gewonnen wird, hat desinfizierende, entzündungshemmende, immunstärkende Eigenschaften und sorgt für seelische Ausgeglichenheit. Er neutralisiert schwere Energien und trübsinnige Gedanken, reinigt innere Energiekanäle, macht präsent und wach.

TIPP

Die Salzwasser-Reinigung: Platz schaffen für gute Energien

Sie können nicht nur Ihren Körper mit einer Salzwasser-Kur, auch „Sole-Kur" genannt, effektiv entgiften und reinigen, sondern auch Ihre Räume. Lösen Sie in einem Eimer in etwa 1 bis 2 Litern Wasser (am besten Quellwasser) circa 1 Handvoll Salz (z. B. Steinsalz) auf und wischen Sie alle abwischbaren und zuvor gereinigten Flächen vom Fußboden über Fenster bis hin zu den Möbeln mit einem nicht zu nassen Lappen ab. Anwender berichten, dass die Wirkung solch einer energetischen Salzwasser-Reinigung enorm groß sei und der Raum nicht nur sauberer wirke, sondern von innen heraus strahle und lichter erscheine. Diese Methode ist zwar etwas aufwendiger als das Räuchern, soll aber eine noch tiefere Reinigung bewirken. Zusätzlich können Sie auch etwas Salz z. B. in die Ecken eines Raumes rieseln lassen, dieses über Nacht liegen lassen, am nächsten Tag aufsaugen und im Müll entsorgen.

TIPP

Visualisierungsübung: Eine goldene Liebeshülle fürs Zuhause

Sie sitzen an einen ruhigen Platz bei sich zu Hause und atmen einige Male entspannt tief ein und aus. … Lächeln Sie sanft und schließen Sie Ihre Augen. … Nun gehen Sie mit Ihrem Bewusstsein in Ihren Herzraum. … Atmen Sie entspannt weiter … und stellen Sie sich vor, wie mit jedem Atemzug ein goldener Lichtstrahl aus bedingungsloser Liebe direkt von Ihrem Herzen in Ihre Umgebung hineinstrahlt. … Beginnen

Sie mit dem Raum, in dem Sie gerade sitzen. Der goldene Lichtstrahl erfüllt dieses Zimmer mehr und mehr. … Gehen Sie dann in Gedanken Raum für Raum durch, und nehmen Sie wahr, wie jeder Raum ganz und gar mit goldenem Licht erfüllt wird, das alles Negative entfernt. Lassen Sie das goldene Licht in jeden Winkel, jede Ecke, jede Ritze eindringen … bis wirklich alles in goldenes Licht getaucht ist. Visualisieren Sie, wie Ihr Haus oder Ihre Wohnung von einer goldenen Kugel umschlossen ist und alles Negative, Disharmonische und Schwächende in Liebe umgewandelt wird. … Bleiben Sie ein paar Atemzüge bei diesem Bild … und kommen Sie dann mit Ihrem Bewusstsein langsam wieder in Ihrem Körper, in diesem Raum, im Hier und Jetzt an.

Bedanken Sie sich für die Heilung und beenden Sie die Visualisierung.

Variante: Sie können dieses Ritual auch abwandeln, indem Sie die göttliche Quelle bitten, Ihre Räume mit bedingungsloser Liebe aufzufüllen. All das, was nicht mit dieser hohen Schwingung in Resonanz geht, wird automatisch weichen.

Nach der Visualisierungsübung können Sie auch noch mit einer brennenden weißen Kerze langsam durch die Räume schreiten. Dort, wo die Kerze unruhig flackert, bleiben Sie ein wenig länger stehen.

Solche Reinigungsprozesse können Sie allgemein unterstützen, indem Sie sich danach duschen oder von Kopf bis Fuß waschen und sich dabei vorstellen, wie alles Negative und Fremde und das, was Sie nicht mehr benötigen, von Ihnen abgewaschen wird und diese Lücken mit Liebe und Freude angefüllt werden.

Es gibt viele Wege, die nach Rom bzw. zu einem gesünderen Wohnumfeld führen: Werden Sie kreativ und hören Sie auf Ihre Intuition, ob und wenn ja, welche Unterstützung Ihre Räume benötigen.

Aus Alt mach Neu – Gebrauchtes energetisch reinigen

Auch alten, bereits von anderen Menschen benutzten oder historisch geprägten Gegenständen, können negative, unserer Gesundheit nicht förderliche Energien anhaften. Das erkennen Sie beispielsweise daran, dass Sie sich in der Nähe einer Antiquität unwohl fühlen, dass Sie die bereits von anderen getragene Kleidung nicht mögen oder in einem geerbten Bett schlecht schlafen. Um diese Gegenstände zu reinigen, empfiehlt es sich, sie sowohl mechanisch gründlich zu reinigen (etwa mit Wasser, in das Sie ein ätherisches Öl träufeln) als diese auch mental von negativen Energien zu klären. Sie können sich beim Reinigen vorstellen, wie der Gegenstand von einer Energiedusche aus klarem, frischem Quellwasser rundherum gereinigt wird und nicht förderliche Energien dabei hinweggewaschen werden. Sie können natürlich auch um Unterstützung aus der geistigen Welt bitten.

Downloads – Ein wirksames Hilfsmittel aus dem ThetaHealing®

ThetaHealing® wurde Mitte der 1990er-Jahre von Vianna Stibal entwickelt. Es handelt sich hierbei um eine energetisch-informative Methode, die Heilung auf der körperlichen, geistigen und seelischen Ebene erschaffen kann, indem man sich mit dem „Alles, was ist" bzw. mit der Schöpferkraft oder Schöpferenergie verbindet. In diese mentale Heilmethode fließen Erkenntnisse aus Quantenphysik, Epigenetik, Zellbiologie sowie Psychoneuroimmunologie ein.

Bei einer *ThetaHealing®*-Sitzung befindet man sich im sogenannten Theta-Zustand, einem tiefenentspannten Bewusstseinszustand, der auch bei der Hypnose oder während der REM-Phase im Schlaf erreicht wird. Hier kann Heilung und Manifestation am wirkungsvollsten geschehen und es können Veränderungen im Unterbewusstsein vorgenommen werden. Es ist der Frequenzbereich, in dem der Mensch sein schöpferisches Potenzial entfalten und gezielt Veränderungen an sich und seiner Umwelt bewirken kann. Mithilfe der Schöpferkraft können negative, schwächende Energien gelöscht und durch positive, konstruktive ersetzt werden. Oft gelingt eine spürbare Verbesserung schon während einer Sitzung.

Beim *ThetaHealing*® sendet man sein Bewusstsein vom Herzen aus durch das Kronenchakra über mehrere Ebenen bis hin zur Schöpferkraft. Auf dem EEG ist erkennbar, dass sich das Gehirn dabei noch im Alpha-Zustand[*] befindet. Sobald man aber einen bewussten, fokussierten Gedanken durch die Krone zum Schöpfer sendet, kommt man laut Vianna Stibal automatisch in den Theta-Zustand.[**]

ThetaHealing® eröffnet einen großen Schatz an Möglichkeiten, und man kann damit sehr einfach auf allen Ebenen sowohl das Leben als auch das Lebensumfeld bereichern. So kann man *ThetaHealing*® neben unzähligen anderen Anwendungsgebieten auch wunderbar dazu nutzen, um Wohnräume zu harmonisieren und zu heilen. Hier bietet sich die Arbeit mit sogenannten Downloads an: Man lädt nach einer bestimmten Vorgehensweise, bei der man mit seinem Bewusstsein zur Schöpferenergie reist, Eigenschaften oder Merkmale anhand der Vorstellungskraft herunter, man „downloadet" diese also, und manifestiert sie dort, wo man sie gern haben möchte. Damit kann man z. B. sein Sofa mit Gemütlichkeit ausstatten, seinen Schlafplatz mit einem erholsamen Schlaf, seinen Vorratsschrank mit einem Frischekick usw. Mit dieser Methode soll es möglich sein, Orte oder Plätze in Wohnräumen energetisch zu reinigen und zu harmonisieren.

Vor 5G können wir uns ebenfalls durch Downloads schützen. In diesem Zusammenhang wurde festgestellt, dass schädliche Strahlung, vor allem Hochfrequenzstrahlung, unserem Körper wenig schaden kann, wenn sich unser Gehirn im Alpha-Zustand[***] befindet. Je entspannter wir also sind und je niedriger damit die Gehirnfrequenz ist, desto weniger kann uns die hochfrequente Strahlung schaden. Sie scheint dann einfach durch den Körper hindurchzugehen, ohne Negatives zu bewirken. Hilfreich sind hier z. B. laut Homöopathin und *ThetaHealer*® Mechthild Wenzelburger[°] folgende Downloads: *„Ich weiß, wie es sich anfühlt, für Strahlung, die nicht meinem besten Wohl dient, durchlässig zu sein"* oder *„Ich weiß, wie es sich anfühlt, unantastbar für negative Auswirkungen von Strahlung zu sein"*.[334] Außerdem rät Mechthild Wenzelburger dazu, sich regelmäßig zu erden, denn ihrer Meinung nach bringt

---

[*] Diese Gehirnwellenfrequenz (8 bis 12 Hertz), auch als „Tor zur Meditation" bezeichnet, tritt bei Hypnose, nach dem Aufwachen, vor dem Einschlafen und beim Tagträumen auf.
[**] Gehirnwellenfrequenz (3 bis 8 Hertz), die in leichtem Schlaf, in tiefer Entspannung, Meditation, in Träumen und bei Heilungen auftritt
[***] Der Alpha-Bereich mit 8 bis 12 Hertz entspricht dem Zustand leichter Entspannung.
[°] Sie hat eine Praxis für Naturheilkunde und ein Seminarinstitut in Eisenberg; siehe *www.praxis-wenzelburger.de.*

es gesundheitsfördernde negative Ionen in den Körper, wenn man mit nackten Füßen auf der Erde steht. Und diese können wiederum positive Ionen, zu denen auch die hochfrequente Strahlung gehört, unschädlich machen.[335] (Mehr dazu siehe Seite 168 ff.)

ThetaHealing® kann in Seminaren oder selbstständig durch die Bücher von Vianna Stibal erlernt werden.

Intuition – Die Kraft der inneren Stimme

Das Wort „Intuition" geht zurück auf das mittellateinische Wort *intuitio*, das so viel wie „unmittelbare Anschauung" bedeutet. Laut wissenschaftlicher Definition wird damit die Fähigkeit bezeichnet, Einsichten in Sichtweisen, Gesetzmäßigkeiten, Sachverhalte oder die subjektive Stimmigkeit von Entscheidungen ohne den Gebrauch des Intellekts zu erreichen.[336]

Unter „Intuition" oder „innerer Stimme" versteht man auch den sechsten Sinn, die Sprache des Herzens, das im Unbewussten verborgene Wissen oder das Bauchgefühl. Wir alle haben diese leise innere Stimme in uns, die uns – laut Schauspieler und Autor Christopher Reeve (1952–2004) – *„führt ... wenn wir nur all den Lärm und das Chaos aus unserem Leben beseitigen und dieser Stimme zuhören"*[337]. Dann werde uns diese innere Stimme sagen, wie wir uns richtig zu verhalten hätten, so Reeve. Gemäß Dr. Claus Eurich (* 1959), Philosoph, Kontemplationslehrer und Publizist, will die Intuition immer wieder neu entdeckt und geschult werden.

Jeder nimmt seine Intuition – seinen goldenen Kompass – auf eine andere Weise wahr: Manche haben Bilder, andere ein besonderes Gefühl, wieder andere hören eine innere Stimme oder haben eine Eingebung, die einem ganz klar „sagt", was Sache ist. Die Intuition ist ein schneller Weg zu einer Antwort, wenn der Verstand vor lauter Wenn und Aber keine Lösung findet. Man kann und sollte sie deshalb wie einen Muskel trainieren.*

Ein gut trainierter Umgang mit der eigenen Intuition schenkt Ihnen Vertrauen und eine klarere Wahrnehmung dessen, was für Sie stimmig ist. Spüren Sie einmal in sich hinein und stellen Sie sich z. B. folgende Fragen:

---

* Mehr zu diesem Thema finden Sie in meinem Buch *Ich mach mich gesund*, Seite 320 ff.

- Ist dieser Schlafplatz für mein Wohlempfinden ideal?
- Gibt es vielleicht ein besseres Plätzchen zum erholsamen Schlafen in meinen Räumen?
- Tut mir das WLAN nachts gut?
- Was brauche ich wirklich, um zur Ruhe zu kommen?
- Fühle ich mich wohl und zufrieden in meinen eigenen vier Wänden?
- Was braucht es in meiner Wohnung/in meinem Haus, damit es mir besser geht?

Denken Sie dabei auch an Ihre Tiere und Pflanzen und daran, wie sie intuitiv den für Sie optimalen Schlafplatz finden.

Lernen Sie, Ihre innere Stimme wahrzunehmen und ihr zu vertrauen.

Entscheiden Sie sich, einen Spezialisten einzuschalten, so kann Ihnen bei der Auswahl des für Sie geeigneten Fachmanns ebenfalls Ihre Intuition helfen. Fragen Sie sich beispielsweise:
- Kann ich diesem Menschen vertrauen?
- Ist er der richtige Ansprechpartner für mich?
- Vertraue ich seiner Arbeitsweise?

Ihre Intuition ist ein unverzichtbarer, wertvoller Begleiter in allen Lebenslagen und wird Sie – sofern Sie diese für sich entdeckt haben und ihr vertrauen – ein Leben lang gut beraten. Laden Sie aber Ihren gesunden Menschenverstand unbedingt ebenfalls ein, wenn es darum geht, Ihr Wohnumfeld harmonischer und gesünder zu gestalten. Bestenfalls arbeiten Intuition und der gesunde Menschenverstand Hand in Hand, um Sie sicher durchs Leben zu navigieren.

Intuitiver Schlafplatz-Scan

Geht es ganz konkret um Ihren Schlafplatz, können Sie die folgende Übung machen:

Legen Sie sich – möglichst tagsüber, um nicht einzuschlafen – ins Bett, schließen Sie Ihre Augen und atmen Sie einige Male tief ein und aus. … Spüren Sie, wie sich Ihr Bauch mit dem Einatmen hebt … und mit dem Ausatmen senkt. Konzentrieren Sie sich auf Ihren Atem und lassen Sie störende Gedanken einfach wie Wolken vorüberziehen. ... Sie sind nun ganz entspannt. ... Jetzt können Sie Ihren Körper mühelos von oben bis unten durchgehen. ... Wie fühlt sich jeder einzelne Bereich im Bett an? ... Gibt es irgendwo Beschwerden, komische Empfindungen? ... Gehen Sie achtsam jeden Körperbereich durch und nehmen Sie einfach wahr, was ist, ohne es zu bewerten. ...

Beginnen Sie anschließend, Ihr Umfeld zu scannen. Sie nehmen wahr, was ist. ... Gibt es Bereiche, die Sie stören? ... Was bringt Sie aus der Ruhe? ... Was erzeugt Stress in Ihnen? ... Was fühlt sich gut an? ... Was brauchen Sie, damit Sie sich in Ihrem Bett wohlfühlen? ... Vielleicht verändern Sie auch einmal Ihre Lage im Bett ... drehen sich auf die Seite ... auf den Bauch ... und spüren in sich hinein, ob sich etwas verändert. ... Oder muss etwas in der Umgebung verändert werden? ...

Wenn Sie das Gefühl haben, dass Sie genug wahrgenommen haben, kommen Sie nach und nach wieder zurück zu Ihrem Atem. Spüren Sie, wie sich Ihr Bauch beim Einatmen hebt und beim Ausatmen senkt. ... Dann öffnen Sie die Augen und kommen Sie im Tagesbewusstsein, im Hier und Jetzt an.

Die Wirkung dieser Übung merken Sie wahrscheinlich sofort. Vielleicht sind Sie fröhlicher, unbeschwerter, beschwingter, klarer oder kreativer, können nachts besser schlafen und träumen? Probieren Sie es aus und entwickeln Sie daraus Ihr persönliches Ritual.

Agnihotra – Ein uraltes Feuerritual

Bei *Agnihotra* handelt es sich um ein uraltes vedisches Feuerritual, das sich heutzutage wieder großer Beliebtheit erfreut. *Agnihotra* setzt sich aus den beiden Sanskritwörtern *agni* (Feuer, Gott des Feuers)[338] und *hotra* (Opferhandlung)[339] zusammen.

Im Jahr 1944 hatte der 1918 geborene Inder Gajanan Rajimwale (Param Sadguru Shree Gajanan Maharaj) eine Vision, in der er erkannte, dass das Wissen der Veden langsam in Vergessenheit geriet. Daraufhin leistete er den Eid, die Veden wiederzubeleben. Das vedische Wissen, das ihm danach offenbart wurde, umfasste auch verschiedene Feuerzeremonien, wovon *Agnihotra* die grundlegendste ist. Dieses Ritual, das 1963 zum ersten Mal in der heute bekannten Form gemacht wurde, verbreitete sich in Windeseile auf der ganzen Welt. Zusammengefasst kann *Agnihotra*, so die beiden Autoren Horst und Birgitt Heigl, die sich schon seit vielen Jahren intensiv der Erforschung dieses Rituals widmen, u. a. eine harmonisierende, reinigende und heilsame Wirkung auf die Umwelt sowie auf Gemüt, Denken und Körper haben.[340]

Die Ausführung ist kinderleicht und dauert nur ungefähr 10 Minuten: Jeweils bei Sonnenaufgang und Sonnenuntergang wird in einer speziellen, pyramidenförmigen Kupferschale, die nach exakten geometrischen Verhältnissen gebaut ist, eine kleine Menge getrockneten und mit Ghee bestrichenen Kuhdungs gegeben. Dieser wird angezündet und im Moment des genau ermittelten Zeitpunkts zu Sonnenaufgang und Sonnenuntergang werden in das gut lodernde Feuer zwei kleine Portionen Ghee mit einigen Reiskörnern gegeben. Dabei wird ein Mantra rezitiert. Sowohl Kuhdung als auch Ghee und Reis müssen bestimmten Qualitätsanforderungen genügen.

Ein Pionier in der Anwendung von *Agnihotra* in Deutschland ist der Homa-Hof in Heiligenberg. Dieser wendet das Ritual seit vielen Jahren sehr erfolgreich an und hat damit bemerkenswerte Erfahrungen im Obst- und Gemüseanbau sowie der Heilung der Atmosphäre gemacht. Beim Homa-Hof können Sie alles bestellen, was Sie für *Agnihotra* benötigen (wie die Kupferschale und den Kuhdung). Außerdem bietet er regelmäßig kostenlose Infoveranstaltungen zum Thema an.

Die Wirkung von *Agnihotra* wie die der dabei zurückbleibenden Asche konnte durch wissenschaftliche Untersuchungen belegt werden. Es wird von folgenden positiven Eigenschaften berichtet:

- Regeneration und Harmonisierung im körperlichen, geistigen und seelischen Bereich;[341]
- antibakterielle, desinfizierende, antifungizide, antivirale Wirkung;[342]
- Reinigung und energetische Aufladung von Atmosphäre, Boden und Wasser;[343]
- gesundheitliche Unterstützung für Mensch, Tier und Pflanze;[344]
- Erneuerung von Gehirnzellen, Revitalisierung der Haut und Reinigung des Bluts;[345]
- Neutralisierung schädlicher Strahlung wie Radioaktivität, Elektrosmog, geopathischen Störfeldern;[346]

- Beseitigung von Toxinen aller Art und Unterstützung bei der Entgiftung von Körper und Geist;[347]
- Verbesserung der Luftqualität und Reduzierung von Atemproblemen[348]

...

Wenn Sie sich näher mit den wirklich vielfältigen Wirkungen beschäftigen möchten, empfehle ich Ihnen das Buch *Agnihotra* von Horst und Birgitt Heigl wärmstens. Es zeigt eindrücklich, was für eine Bereicherung dieses Ritual für uns alle sein kann.

Die bei *Agnihotra* entstehende Asche − Sie enthält reichlich Spurenelemente, Mineralstoffe und ist äußerst energiereich − kann vielfältig angewendet werden, z. B. als Dünger in der Landwirtschaft oder als selbstgemachte Salbe auf natürlicher Grundlage zur Wundheilung. Auch hier zeigen Studien und Untersuchungen, dass diese Asche bemerkenswerte Eigenschaften besitzt und Mensch, Tier und Pflanze wertvolle Dienste leisten kann.

Agnihotra kann laut Horst und Birgitt Heigl in einem Radius von 1,5 Kilometern und sogar bis 12 Kilometer über dem Erdboden wirken: Es versorgt damit Wasser, Erde, Luft, Pflanzen sowie alles Lebendige mit wertvollen Nährstoffen und einer hohen feinstofflichen Energie. In diesem Zusammenhang möchte ich einen Satz zitieren, der im Zusammenhang mit *Agnihotra* häufig auftaucht: *„Heile die Atmosphäre und die Atmosphäre heilt dich."*[349]

Horst und Birgitt Heigl berichten von einer enormen energetischen Aufwertung von Räumen, in denen *Agnihotra* zelebriert wird − am Energiekörper des Menschen sind nach dem Ritual ebenfalls messbare Veränderungen festzustellen. Selbst im Bereich der geopathischen Störfelder gibt es Bemerkenswertes zu berichten: So erzählen Horst und Birgitt Heigl, dass Besucher, die am Homa-Hof mit Radiästhesie arbeiteten, Messungen auf den Feldern durchführten. Sie stellten fest, dass vorhandene geopathische Störfelder wie Verwerfungen und Wasseradern mit *Agnihotra*-Asche und dem Pyramidentopf* in ihrer Wirkung reduziert und in manchen Fällen sogar aufgehoben werden konnten. Des Weiteren wird von einer Verlagerung starker geopathischer Belastungen nach einer 10-tägigen Durchführung verschiedener *Yagnas*** berichtet. Ein Baubiologen konnte messen, dass sich

---

* Kupferne Schale in Pyramidenform, speziell für das *Agnihotra*-Feuerritual
** Sanskritwort, bedeutet „verehren"; gemeint ist ein Ritual oder eine Opferzeremonie, bei dem/der ein Feuer entzündet wird (nach: Yoga-Vidya)

vorhandene Störzonen im Haus um einige Meter weiter hinaus in den Garten verschoben hatten.

Wasseradern und andere geopathische Störzonen unter dem Schlafplatz könne man laut Horst und Birgitt Heigl auch mit *Agnihotra*-Asche unter dem Bett „vertreiben". Hierbei solle man zu Anfang schwach dosieren und mit 1 Teelöffel Asche (z. B. in einer kleinen Schale) beginnen, da man ansonsten vor lauter Energie nicht mehr schlafen könne.[350] Streut man *Agnihotra*-Asche dorthin, wo sich Wasseradern befinden, schlagen Pendel oder Wünschelruten nicht mehr aus.[351]

In meinen Augen stellt *Agnihotra* eine sehr einfache und wirkungsvolle Möglichkeit dar, die uns hilft, die Umwelt und den Lebensraum zu verbessern bzw. zu heilen. Wer sich näher mit diesem Thema beschäftigen möchte, dem empfehle ich die Lektüre des Buchs von Horst und Birgitt Heigl oder den Besuch einer Infoveranstaltung am Homa-Hof.

Agnihotra kann täglich oder auch nur gelegentlich sowohl im Außenraum als auch in Innenräumen (Hier sind jeweils spezielle Vorsichtsmaßnahmen zu treffen, etwa Windschutz, Regenschutz oder Abzugsanlagen) ausgeführt werden. Wenn Sie Störfelder in Ihren Räumen vermuten, ist die Anwendung der Asche eine sehr einfache und preisgünstige Möglichkeit, um auszuprobieren, ob sich dadurch die Störfelder beseitigen lassen. Außerdem stärkt diese Zeremonie, wie bereits erwähnt, das gesamte Energiefeld des Menschen. Und auf einem höheren energetischen Niveau sind Sie weniger anfällig für äußere Störfaktoren. Ein ganzheitlicher Anwender-Tipp par excellence!

Naturharmoniestation – Ein Energiegerät (auch zum Selbstbauen)

Ähnlich wie *Agnihotra* können Sie Ihre Umgebung auch mit der Naturharmoniestation (NHS) von störenden Einflüssen, wie Elektrosmog oder Luftverschmutzung, reinigen und energetisch anheben. In diesem Gerät wird das Wissen des deutschen Naturwissenschaftlers Wilhelm Reich (1897–1957) aus der ORGON*-Technologie

---

* Nach Wilhelm Reich eine Art Lebensenergie, die überall in der Atmosphäre vorhanden ist. Von ihm wurde der sogenannte Orgon-Akkumulator (eine Kabine aus verzinktem Eisenblech, die mit isolierendem Material umgeben ist) entwickelt, der diese Energie verdichten und an den darin sitzenden Menschen abgeben soll.

mit den Eigenschaften der natürlichen Elemente sowie von Naturwesen vereint. Ziel ist das Wohl der Erde mit all den Wesenheiten. [352]

Radiästhetische Messungen zeigen, dass sich beim Aufstellen einer NHS ein energetischer Torus mit einem Zentralzylinder bildet und dabei ein Harmonisierungsfeld entsteht: Je nach örtlicher Situation kann eine solche Station eine Ausdehnung von bis zu 14 Kilometern Durchmesser und etwa 70 Kilometern Höhe erreichen. [353] Durch das großflächige Aufstellen von möglichst vielen Naturharmoniestationen in einem bestimmten Abstand kann man bewirken, dass das Lebensumfeld wieder naturrichtig schwingen kann. Das bedeutet laut Anwendern eine bessere Bodenbeschaffenheit, ein besseres Pflanzenwachstum, eine reinere Luft, eine spürbare Reduzierung von Elektrosmog sowie eine Anhebung der Gesundheit von Mensch und Tier im unmittelbaren Umfeld. Durch radiästhetische Mutung* wurde verifiziert, dass sowohl die alten als auch die neuen Erdgitternetze durch die Resonanz synchronisiert und gestärkt werden. [354]

Man kann sich solch eine Naturharmoniestation kostengünstig und einfach selbst bauen, indem man einen kompletten Bausatz kauft. Inzwischen gibt es sogar eine mobile Version, die *NHS 3.0*, die man auch platzsparend auf dem Balkon oder auf dem Fensterbrett aufstellen kann. Mit dieser soll man laut Hersteller auch therapeutisch arbeiten können (Bezugsquellen siehe Seite 287 ff.). Es gibt mittlerweile auch NHS-Gruppen in sozialen Netzwerken (siehe Seite 289).

Schwingungserhöhung – Der kostenlose Königsweg

Die eigene Schwingung zu erhöhen ist eine kostenlose Methode, die uns unabhängig macht. Ich kenne einige Menschen, die auf jegliche Gerätschaften zur Abschirmung oder Reduzierung von Elektrosmog oder geologischen Störfeldern gänzlich verzichten. Sie sind der Meinung, dass sie all das nicht benötigen und den Schutz selbst erzeugen können. Sie wissen, dass Geist Materie verändern kann und dass sie sich selbst auch gegen Stressoren wappnen können. Dass das möglich ist, beweisen zahlreiche internationale Wissenschaftler und Autoren wie Dr. Dawson Church, Dr. Bradley Nelson, Dr. Deepak Chopra oder Dr. Joe Dispenza. Wenn

---

* Vorgang der Detektion durch radiästhetische Instrumente

Sie sich näher dafür interessieren, lesen Sie die von diesen Autoren veröffentlichten Bücher und probieren Sie aus, ob und wie sich dadurch Ihr Leben verändern kann.

Ich möchte Ihnen an dieser Stelle von einer Begebenheit aus dem Jahr 1945 erzählen, die weltweit für großes Aufsehen sorgte:[355] Beim Abwurf der Atombombe über Hiroshima meditierten 16 Mönche in einem kleinen Kloster in unmittelbarer Nähe. Sie waren so tief in ihre Meditation versunken, dass sie nichts von dem mitbekamen, was sich draußen vor ihrer Türe abspielte. Sie traten danach völlig unversehrt hinaus und erblickten die große Verwüstung und kümmerten sich um die wenigen Überlebenden. Erstaunlich ist, dass die Mönche Zeit ihres Lebens keinerlei Symptome einer Strahlenerkrankung aufwiesen und alle über 80 Jahre alt wurden.[356]

Wodurch lässt sich dieses Phänomen erklären? In der tiefen Meditation befanden sich die Mönche auf einer anderen als der alltäglichen Bewusstseinsebene und in einem Zustand sehr hoher Schwingungsenergie. So konnte ihnen auch die immense Strahlenbelastung im Laufe ihres weiteren Lebens nichts anhaben, weil sie sich generell in einem Zustand höherer Frequenz befanden. Nun sind wir zwar keine regelmäßig meditierenden Mönche, doch zeigt dieses Beispiel sehr anschaulich, wie der Mensch es mit seinem Bewusstsein und seiner geistigen Energie schaffen kann, sich selbst vor den negativen Auswirkungen einer ungesunden Umwelt zu schützen. Meditation ist dabei nur eine von vielen Möglichkeiten, die eigene Schwingung anzuheben.

> Wir alle sind liebende Wesen und Schöpfer unserer Realität.

Letztendlich besitzt jeder Mensch die Fähigkeit, sich selbst und sein Umfeld positiv zu verändern, nur trauen die meisten es sich nicht zu oder sie misstrauen sich selbst und ihren (intuitiven) Fähigkeiten. Sie erkennen (noch) nicht, dass jeder einzelne Mensch für sich betrachtet ein wunderbarer Schöpfer seiner eigenen Realität und in der Lage ist, seine Wirklichkeit durch die Kraft seiner Gedanken und seiner Herzensliebe zu verändern. Der erste Schritt ist hier der eigene schöpferische Wille. An dieser Stelle möchte ich auf die wunderbare *Anastasia*-Buchreihe von Wladimir Megre hinweisen (siehe Literaturempfehlungen Seite 291 ff.).

Es gibt verschiedenste Möglichkeiten, sich selbst energetisch zu schützen: Sie können sich vorstellen, wie eine unsichtbare Hülle – ähnlich einem Reflektor –

jegliche schädliche Strahlung reflektiert, sodass sie gar nicht an Ihren Körper herankommt, oder wie um Sie herum ein Feld, erfüllt von der höchsten Liebesenergie, alle negative Strahlung neutralisiert. Dieses Feld kann mit der Energie des Herzens erzeugt werden oder aber Sie bitten die geistige Welt um Unterstützung. Eine andere Variante ist, die Frequenz der eigenen Schwingung auf allen Ebenen stetig zu erhöhen. Hierbei können Sie ebenfalls die geistige Welt bitten, Sie zu unterstützen. Wenn Sie Ihre eigene Schwingung erhöhen, sind Sie weniger anfällig für negative Strahlung. Die eigene Schwingungsfrequenz können Sie z. B. erhöhen, indem Sie sich von einschränkenden, negativen Emotionen, Mustern, Gedanken, Blockaden, Traumata, Eiden, Gelübden etc. befreien,* nach Ihrem Seelenplan leben, meditieren, mit Freude und Leichtigkeit durchs Leben gehen, die Natur genießen; indem Sie Dankbarkeit, Achtsamkeit und Wertschätzung in Ihr Leben hineinlassen und aus Ihrem Herzen heraus leben. Darüber hinaus erhöht sich die Schwingungsfrequenz ebenfalls, wenn Sie sich nähr- und vitalstoffreich ernähren, gutes Wasser trinken, Gifte – so gut es geht – vermeiden und Körper und Geist regelmäßig entgiften. Wichtig ist es, hier alle Ebenen zu berücksichtigen!

Hilfe aus der Natur – Wirksame Mittel einnehmen, die schützen

Die Natur hält, wie bereits mehrfach erwähnt, jede Menge Schätze für uns bereit, die helfen, uns vor den Auswirkungen schädlicher Strahlung sowie vor Stressoren in der Umwelt zu schützen und wieder ins Lot zu kommen. Natürliche Helfer zum Einnehmen, um Stress durch Elektrosmog und geopathische Felder auszugleichen und die eigene Kraft insgesamt zu stärken, habe ich in meinem Buch *Ich mach mich gesund* präsentiert.** In diesem Zusammenhang möchte ich Ihnen gern zwei aus meiner Sicht empfehlenswerte Mittel aus dieser Sammlung vorstellen: Das homöopathische Arzneimittel *Aura-Elect®* von *ALHOPHARM Arzneimittel* sowie das spagyrische Mittel *PS 1017.0* von *PHYLAK Sachsen®*. *Aura-Elect®* (Wirkstoff: *Aesculus* Dil. D4) arbeitet mit der Kraft der Kastanie und kann bei elektromagnetischen Belastungen, geopathischen Störfeldern sowie radioaktiven Belastungen zum Einsatz

---

* Anleitung siehe Website von Christina von Dreien im Anhang, Link Seite 290 f.
** *Ich mach mich gesund*, Seiten 407 f. und 411 ff.

kommen.[357] Die Kastanie hat einen stärkenden Einfluss auf das Nervensystem und sorgt für innere Ruhe. Die spagyrische Schutz-Mischung *PS 1017.0* enthält Brennnessel (*Urtica*), Ackerstiefmütterchen (*Viola*), Stechwinde (*Sarsaparilla*), Zimmergrün (*Catharanthus*), Kermesbeere (*Phytolacca*), Johanniskraut (*Hypericum*), Schwarzafrikanischen Rindenbaum (*Okoubaka aubrevillei*), Neem *(Azadirachta Indica),* Sibirischen Ginseng (*Eleutherococcus*) sowie Kleines Immergrün (*Vinca*) und kann laut Hersteller vor elektromagnetischer Strahlung von Schnurlostelefonen u. a. schützen.[358] Neben zahlreichen weiteren Mischungen hat *PHYLAK Sachsen*® auch ein Mittel zum Schutz vor 5G in seinem umfangreichen Sortiment.

Um das richtige Mittel für Sie zu finden, lassen Sie sich von Ihrem Therapeuten beraten, testen Sie das für Sie optimale Mittel kinesiologisch aus oder finden Sie intuitiv ein für Sie passendes Mittel.

Typgerechte Einrichtung – Gestalten Sie Ihr Zuhause nach eigenem Gusto

Zum Abschluss all dieser kerngesunden Wohn-Tipps möchte ich Ihnen noch ein paar Impulse zur individuellen Gestaltung der Wohnräume mitgeben. Gesundes Wohnen ist das eine, doch ist jeder von uns einzigartig und möchte das auch durch die Gestaltung seiner Wohnräume zum Ausdruck bringen. Die Räume, in denen wir leben und arbeiten, sollten uns sowohl rundum guttun, uns Behaglichkeit, Kraft, Freude, Kreativität und Erholung schenken, als auch unsere Persönlichkeit und unseren Geschmack widerspiegeln. Wir können uns nur dann wirklich wohl in unseren Räumen fühlen, wenn sie unserem ganz besonderen und unverwechselbaren Typ, unserem „Ich" entsprechen.

Im Interior Design, in der Innenarchitektur also, unterscheidet man Bewohner nach verschiedenen Stil-Typen. Vielleicht sind Sie ja der Typ *Abenteurer* und setzen gern gekonnt ihre verschiedenen Reisetrophäen dekorativ in Szene? Dann sind Sie ein Freund warmer Farben und lieben das Behagliche, Unkonventionelle und Authentische. Oder sind Sie eher der *Skandinavische Typ*? Dann können Sie in einem ruhigeren Ambiente mit freundlichen Farben, klaren Formen und hellem Holz erst so richtig auftanken und Kraft sammeln. *Fantasievolle Typen* dagegen fühlen sich in einem Zuhause wohl und geborgen, das sich durch einen Mix verschiedener

(Vintage-)Möbel und Materialien, zahlreicher, liebevoll ausgesuchter Accessoires, mit viel Kuscheligem und farbig Akzentuiertem auszeichnet. Im Gegensatz dazu möchte es der *Minimalist* gern ganz pur und klar, er folgt der Maxime „Weniger ist mehr" und setzt seine mit Bedacht ausgewählten, hochwertigen Gegenstände gekonnt in Szene. Und dann gibt es natürlich auch noch Menschen, die sich weder in die eine noch in die andere Kategorie „einordnen" lassen und vielleicht auch kein großes Aufheben um ihre Einrichtung machen.

Welchem Typ Sie auch immer entsprechen möchten, beherzigen Sie als Basis die hilfreichen Gesundheits-Tipps der letzten Seiten und finden Sie darüber hinaus mithilfe Ihrer Intuition oder der Professionalität eines Interior Designers Ihren individuellen Stil heraus. Dann steht dem Projekt „Wohlfühloase" bzw. „Kraftort" eigentlich nichts mehr im Wege.

Lassen Sie sich auf das inspirierende Abenteuer, gesund und typgerecht zu wohnen, ein. Sie werden spüren, wie Sie in einer solchen Umgebung aufblühen werden.

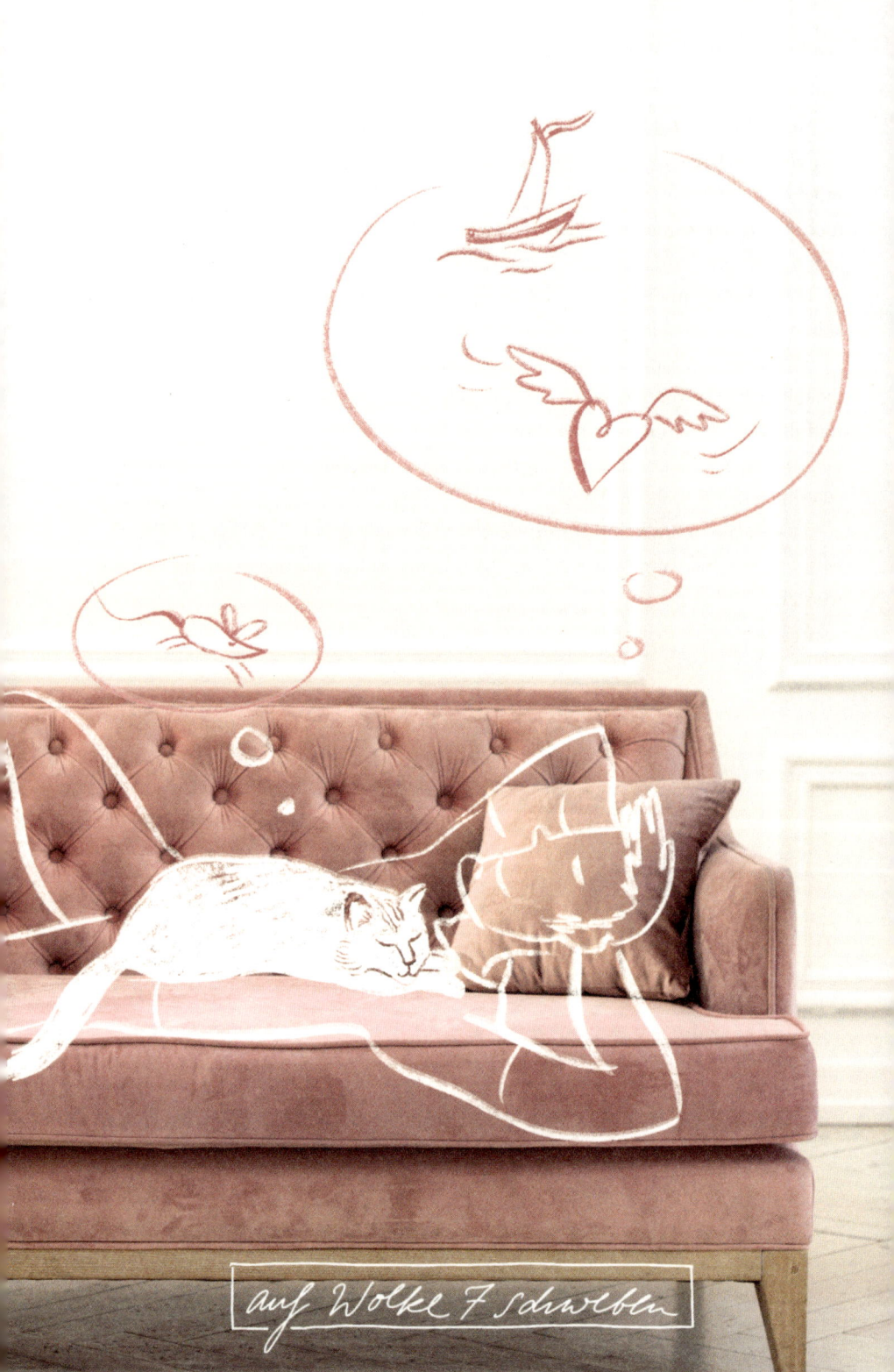

auf Wolke 7 schweben

Kapitel VII

Interviews mit erfahrenen Wohnspezialisten – Das Sahnehäubchen

Wie bereits eingangs erwähnt, gibt es für das kranke Haus wie für den kranken Menschen eine Vielzahl an Therapeuten, die sich um Heilung kümmern können. Ich lade Sie im Folgenden ein, dem zu lauschen, was versierte Visionäre, Erfinder, Wegbereiter und Macher zu berichten haben. Sie werden erstaunt sein, wie viele unterschiedliche Aspekte es rund um „gesundes Wohnen" gibt.

So verschieden diese Spezialisten sind und damit auch ihr Blick auf das Thema „Wohnen": Gemeinsam ist ihnen, dass sie sich für ein lebenswertes Miteinander von Mensch und Natur einsetzen und ihnen das gesunde Wohnen und Leben am Herzen liegt. Für diese Interviews habe ich meine Fühler quer durch Deutschland und sogar über die Landesgrenzen hinaus ausgestreckt. Ich habe mit Experten gesprochen, die in Kiel, Lübeck, Winterberg, Dresden, Spaichingen sowie Goldegg und St. Urban leben.

Sebastian Krüger, *Strahlenfrei wohnen*

Herr Krüger aus Winterberg ist ein Spezialist, der nicht nur das Haus vom Fundament bis zum Dach analysiert, sondern auch dessen Bewohner von Kopf bis Fuß auf Herz und Nieren prüft. Er ist Baubiologe, Radiästhet und Heilpraktiker, was man in dieser Kombination äußerst selten trifft. Für mich war das ein Grund, Herrn Krüger einige wichtige Fragen zu stellen.

Stellen Sie sich uns doch bitte vor, Herr Krüger. Was begeistert Sie an Ihrem Beruf?

S. K.: *Mein Name ist Sebastian Krüger, ich bin 45 Jahre jung und Vater von zwei zauberhaften kleinen Töchtern. Als geprüfter Rutengänger, Heilpraktiker, Baubiologe und Bioresonanztherapeut bin ich im gesamten deutschsprachigen Raum unterwegs und untersuche Häuser und Wohnungen auf Umweltbelastungen und technische Störfelder hin.*

Dabei berate ich Menschen zu ganzheitlich-medizinischen Alternativen und Lösungen und verbessere allem voran ihren Schlaf. Unter www.strahlenfrei-wohnen.de betreibe ich einen Blog zum Thema „Gesundes Schlafen und nachhaltige, ganzheitliche Gesundheit", und unter der Marke BIOGETA® entwickeln wir in unserem Team, biofeldformende Bioresonanzmodule zum Ausgleich von technischen und geopathischen Belastungen. Zuvor war ich über 10 Jahre als Tontechniker im eigenem Tonstudio tätig – daher wohl mein Faible für Frequenzen. ☺

Viele meiner Kunden und Patienten sind sehr krank. Nicht wenige haben Krebs und recht viele leiden an chronischen Autoimmunerkrankungen, allergischen Reaktionen oder an Unverträglichkeiten. Und so ziemlich alle haben Schlafstörungen!

Für mich ist es kein Zufall, dass in jedem einzelnen Fall eine starke Belastung des Schlafbereichs festzustellen war, und so gehört das Schaffen eines Refugiums, eines wirklichen Freiraums, in dem sich der Körper erholen und regenerieren kann, für mich vor jede Art von Therapie! Ein gesunder Schlaf- und Ruheplatz muss die Basis jeder Therapie sein, und viele Therapien würden dadurch wahrscheinlich gar nicht benötigt.

Sie sind aufgrund Ihrer besonderen beruflichen Qualifizierung nah am Menschen und an dessen häuslichem Umfeld dran. Welche Parallelen gibt es zwischen einem kranken Haus und einem kranken Hausbewohner?

S. K.: *Vorweg lässt sich sagen, dass ich in über 1200 von mir durchgeführten Schlafplatz-*

analysen bei überwiegend kranken Menschen noch nicht einen einzigen Fall erlebt habe, bei dem es zu einer ernsthaften Erkrankung gekommen ist, der Schlafplatz jedoch unbelastet war. In ausnahmslos allen Fällen, bei denen eine schwere chronische Erkrankung vorlag, gab es auch eine starke geopathische Störung des Schlafbereichs und der Ruhebereiche.

Häufig lässt sich aufgrund der Symptome schon erahnen, um welche Art von Belastung es sich handelt. So findet sich bei akuten Fällen von multipler Sklerose meist eine Störung durch ein Benker-Kubengitter – das auch häufig zu Herzrhythmusstörungen und Atemaussetzern führt. Neben Symptomen wie Herzrasen, starke Unruhe und in der Folge von Unausgeschlafenheit bis hin zu völliger Erschöpfung. Paracelsus [1493/94–1541] wird die Aussage, dass ein krankes Bett der sicherste Weg sei, die Gesundheit zu ruinieren, zugeschrieben – und im 16. Jahrhundert gab es weder Elektrosmog noch Belastungen durch Funk. Hier ging es also nur um geopathische Störungen.

Das Wissen um die Verbindung zwischen Krankheiten und einem gestörten Schlafplatz ist so alt wie die Menschheit selbst, und es ist mir völlig unverständlich, dass Ärzte in ihrem Studium nichts darüber lernen, und sich in meisten Fällen auch nicht selbst darüber informieren, denn sie alle müssen ja den Eid des Hippokrates [um 460–370 v. Chr.] leisten, dass sie ihren Beruf „zu Nutz und Frommen der Kranken, nach bestem Vermögen und Urteil" ausüben und ihre Patienten „… bewahren vor Schaden und willkürlichem Unrecht". Oftmals lassen sich allein durch das Abschalten, Minimieren und Ausgleichen von technischen Feldern und Erdstrahlen in den eigenen vier Wänden schon kleine Wunder bewirken.

Beispielsweise hat das Deaktivieren eines DECT-Schnurlos-Telefons in Nähe des Kopfs plus Installation eines Ausgleichmoduls in einem Fall dazu geführt, dass sich nach langer Kinderlosigkeit plötzlich der lang ersehnte Kinderwunsch erfüllte. Durch das Dauerstrahlen des Telefons im angrenzenden Zimmer wurde die Melatoninproduktion der Zirbeldrüse der Betroffenen gestört, wodurch das gesamte hormonelle System durcheinandergeraten war.

In einem anderen Fall hat sich ein angeblicher angeborener genetischer Immundefekt bei einem kleinen Kind wie durch Zauberhand in Luft aufgelöst. Und das nur durch das Ausgleichen einer technischen Störquelle und einer Wasserader und der Veränderung des Schlafplatzes. Es gibt viele solche Beispiele, bei denen eine Funktionsstörung oder sogar mehrere Krankheitssymptome verschwunden sind oder sich zumindest stark gebessert haben, nur dadurch, dass technische Felder beseitigt, reduziert oder Belastungen durch Erdstrahlung ausgeglichen wurden.

Weshalb kommen die Menschen zu Ihnen?

S. K.: *Im Grunde treibt sie alle der Leidensdruck zu mir. Sei es der persönliche, aufgrund von massiven Schlafproblemen, einer schlechten Diagnose oder chronischen Beschwerden,* *bei denen keine Therapie greift. Oder aber es sind die Kinder, die einfach nicht kommen wollen, die ständig krank sind, Unverträglichkeiten entwickeln oder bettnässen, obwohl organisch alles in Ordnung ist.*

Ein unerfüllter Kinderwunsch z. B. hat in vielen Fällen hormonelle Gründe. Das Hormonsystem wird stark von Melatonin beeinflusst und dieses ist damit auch entscheidend für die Fruchtbarkeit verantwortlich. Durch den Aufenthalt auf geopathischen Störzonen sowie durch die Belastung durch Elektrosmog und Funk wird die Melatonin-Produktion der Zirbeldrüse empfindlich gestört. Behebt man die ursächlichen Probleme, hat es auch der Klapperstorch in der Regel leichter. Ich habe schon einige Fälle erlebt, bei denen es wenige Monate nach einer Haus- oder Wohnungsharmonisierung zu der lang erhofften Schwangerschaft gekommen ist.

Sie haben ein ausgeklügeltes Schema entwickelt, das hilft, Wohnen gesünder zu machen. Beschreiben Sie kurz Ihre besondere Vorgehensweise in Bezug auf die sogenannten sechs As!

S. K.: *Die sechs As sind eine von mir erdachte und verwendete Systemlösung zur optimalen Wohnraumharmonisierung, nach der ich bei meinen Haus- und Wohnungsharmonisierungen arbeite. Die sechs As stehen für:*

1. *A wie „Aufklären“: Vor der baubiologischen Untersuchung eines Hauses ist es meiner Meinung nach essenziell wichtig, die Menschen, die in dem Haus leben, über die gesundheitlichen Risiken geologischer Störfelder sowie technischer Strahlung aufzuklären und auf die Gefahrenpotenziale hinzuweisen. Das können die Mobilfunkantenne in der Nachbarschaft, das DECT-Telefon im eigenen Haus und eines von vielen anderen Dingen sein. Viele „Störer“ sind den meisten Menschen überhaupt nicht bewusst, und durch eine ausführliche und aufklärende Beratung wird ein Bewusstsein für diese Risiken und Belastungen geschaffen, sodass die gesundheitlichen Belastungen durch einen bewussteren Umgang zukünftig automatisch reduziert werden können. Dazu stelle ich zusätzlich viele Informationen in meinem Blog und in kleinen Schulungsvideos zur Verfügung.*

   Ein kleiner Hinweis an dieser Stelle: Zur Minimierung technischer Belastungen in den eigenen vier Wänden habe ich ein Buch geschrieben mit dem Titel Elektrosmog Soforthilfe. *Es enthält 25 Praxis-Tipps, wie Sie Elektrosmog- und Funkbelastungen selbst reduzieren und Ihre Gesundheit fördern können. Meinen Kunden gebe ich dieses Buch kostenfrei mit, damit sie schon einmal die wichtige Basisarbeit erledigen können, indem sie nicht benötigte Felder ausschalteten. Man kann es aber auch gegen eine Versandkostenerstattung kostenfrei bei mir bestellen. Infos dazu finden sich unter: elektrosmog-soforthilfe.de.*

2. *A wie „Ausweichen":* Grundsätzlich ist es so, dass es keine störfreien Plätze gibt. Oder schon, aber nicht großflächig. Ein optimales Vorgehen ist es deshalb, zuerst das Haus oder idealerweise schon vorab den Bauplatz auf vorhandene Störzonen zu untersuchen, um dann die Schlafbereiche entsprechend auf möglichst gering belasteten oder völlig unbelasteten Stellen einzurichten. Solche Schlafplätze erhöhen die Regulationsfähigkeit des Körpers für eine spätere Biofeldformung (zum Ausgleich von Restbelastungen), und der Körper erhält wieder Regulationsreserven, die er bei der immer stärker werdenden Zwangsbestrahlung auch benötigt. Wenn man im Vorfeld einem Benker-Kubenkreuzungspunkt als Beispiel ausweicht, steigt die Wahrscheinlichkeit eines erholsamen und regenerierenden Schlafs bei einer anschließenden Harmonisierung erheblich. Das Gleiche gilt für eine DECT-Basisstation an einer an das Bett angrenzenden Wand oder die direkte Einstrahlung eines Sendeturms in der Nachbarschaft.

3. *A wie „Abschalten":* Brauchen Sie nachts unbedingt ein aktives WLAN? Wohl eher nicht. Deshalb empfehle ich immer, das WLAN nachts abzuschalten. Außerdem kann man Niederfrequenzfelder am Schlafplatz sehr gut durch fernbedienbare Steckdosen abschalten und nicht aktiv verwendete Ladeteile von Handys können problemlos ausgesteckt werden. Durch selektive Aktivierung und vor allem Deaktivierung von Verbrauchern (etwa der Heizung in einem Wasserbett, dem Handy in den Flugmodus usw.) kann man schon kleine Wunder bewirken

4. *A wie „Abschirmen":* Falls Sie – wie viele Menschen – in der unglücklichen Situation sind, dass in Ihrer Nachbarschaft ein starker Hochfrequenz(HF)-Sender für Mobilfunk steht oder Ihre Nachbarn Sie mit ihrem WLAN „unter Beschuss nehmen", macht eine Abschirmung durchaus Sinn. Durch die Verwendung spezieller Farbe, Stoffe, Gewebe oder Vorhänge lassen sich selbst starke HF-Belastungen sehr gut bis auf einen kleinen Teil minimieren. Ebenso kann man mit geerdeten Stoffen oder Farben, Hausstrom-Belastungen aus ungeschirmten Leitungen oder der angrenzenden Nachbarwohnung über die Erdleitung ableiten. Ein wichtiger Hinweis ist: Es sollte hier jedoch sehr vorsichtig vorgegangen werden, da man durch eine unbedachte Maßnahme wieder andere Felder anziehen kann. Eine Niederfrequenz(NF)-Abschirmung sollte immer von einem geschulten Baubiologen vorgenommen werden.

5. *A wie „Ausgleichen":* Erfahrungsgemäß ist es nicht möglich, sowohl sämtliche Schlafplätze als auch alle Arbeits- und Ruhebereiche so auszurichten, dass diese nicht gestört sind. Ich habe noch keinen Fall erlebt, wo das möglich gewesen wäre. Deshalb empfehle ich, eine ak-

Die 6 As als Systemlösung zur Wohnraumharmonisierung

tive Regulation in Form einer Biofeldformung zu installieren, um die verbleibende Restbelastung auszugleichen. Dadurch wird der Körper im gesamten Haus konstant in den wichtigen Regulationsfrequenzen ausgeglichen, sowohl im Bereich der geopathischen Erdstrahlung als auch im Bereich der technischen Felder. Sprich, wenn Sie beispielsweise auf einer Wasserader schlafen, wird Ihr Körper genau in den Frequenzen gestärkt und ausgeglichen, die durch die Wasserader gestört werden. Je nach Gerät, wird die Trägerfrequenz des Spektrums der Wasserader durch eine Interferenz gelöscht, sodass diese dann selbst mit einem Bioresonanzgerät nicht mehr nachzuweisen ist. Infos dazu findet man unter www.biogeta.de.

6. *A wie „Aufbauen": Nachdem die Schlafplätze entstört, harmonisiert oder verlegt wurden, ist es wichtig, das Energiesystem wiederaufzubauen und nachhaltig zu stabilisieren. Nicht selten haben meine Kunden viele Jahre auf starken Störzonen geschlafen und sind energetisch ziemlich ausgezehrt. Zum Aufbau des Energiesystems empfehle ich meistens, zuerst einmal eine Wasserrenaturierung – gegebenenfalls mit davor geschaltetem Filter – zu installieren. Durch das Trinken von gutem und lebendigem Wasser ist der Körper schneller in der Lage, wieder zu Kräften zu kommen und Energie zu tanken. Hierfür haben wir ein System bei uns im Shop, das wir empfehlen, weil es sehr gute Resultate liefert. Ein BIOGETA® Bio-Wafer eignet sich durch sein hohes Energiefeld ebenfalls bestens, die eigenen Batterien schnell wieder aufzuladen. Zusätzlich empfehle ich die Einnahme von guten und natürlichen Nahrungsergänzungen, Präparaten zum Entgiften und Entsäuern und zum Aufbau der Darmflora.*

Wie kombinieren Sie die wissenschaftlich basierte Baubiologie mit der oftmals esoterisch gebrandmarkten Radiästhesie? Wie ergänzen sich Ihrer Meinung nach diesen Disziplinen?

S. K.: *Das größte Problem an der Sache ist, dass esoterisch häufig mit exoterisch verwechselt wird. Im Rahmen einer bioenergetischen Bewertung arbeite ich radiästhetisch, aber nicht esoterisch, sondern exoterisch, sprich: Ich gehe in Resonanz mit externen Feldern, die außerhalb von mir sind und die ich körperlich spüre. Die „Werkzeuge", die ich als Zeigewerkzeuge verwende, sind im Grunde nur Hilfsmittel, um meinen analytischen und kritischen Verstand zu überlisten. Der Verstand möchte immer erklären, relativieren oder definieren. Deshalb gebe ich ihm die Möglichkeit, Informationen, die ich über meinen Körper aufnehme, über einen kleinen Tensor als Werte auf Skalensystemen anzuzeigen. So erfüllt der Verstand die von ihm so geliebte linksdominante analytische Arbeit und hilft mir dabei, Dinge, die ich fühle, aber nicht einordnen kann, zu strukturieren. Schon vor mehr als 3500 Jahren wurde im hawaiianischen Huna-*

Shamanismus gependelt, um Informationen vom höheren Selbst (also aus der Informationsebene) zu bekommen und dabei das mittlere Selbst – den kritischen Verstand – zu umgehen. Das ist auch das Wesen der Radiästhesie.

Was viele heute nicht mehr wissen, ist, dass alle großen Geister unserer Zeit radiästhetisch gearbeitet haben. Goethe soll einmal gesagt haben, dass das feinste physikalische Messinstrument der Mensch sei – wenn er sich seiner Sinne bediene. Max Planck hat den Begriff „feinstofflich" definiert. Und zwar für den Bereich, ab dem die Messgeräte versagen und der Bereich des „Feinstofflichen" beginnt. Einstein nannte den Bereich „metaphysisch".

Diese Begriffe werden heute mit Esoterik in Verbindung gebracht, stammen aber ursprünglich von Physikern. Sie alle haben gependelt. André Bovis lebte in der Zeit vor dem Zweiten Weltkrieg. Er war Physiker und der offizielle Lebensmittelkontrolleur der französischen Regierung. Um die Lebensmittel auf ihre Vitalität hin zu überprüfen, nutzte er das von ihm entwickelte Biometer, auf dem er die Werte erpendelte. Das kann man sich heute kaum vorstellen, aber in dieser Beziehung waren die Menschen früher weiter als heute. Ich selbst arbeite u. a. mit einer etwas abgeänderten Form seines Biometers.

Genau wie jedes Tier, spüren auch wir Menschen grundsätzlich die Felder, die uns guttun, und auch jene, die uns nicht guttun. Wir sind jedoch so konditioniert, dass wir stets versuchen, Dinge mit etwas zu vergleichen, was wir schon erlebt oder im Gefühl erlebt haben, weil es uns immer wieder erzählt wurde. Das ist dann unsere Wahrheit. Dennoch haben wir zu jeder Zeit Zugriff auf das große Ganze, aus dem wir nur punktuell Dinge wahrnehmen und den Rest „interpolieren". Das ist vergleichbar mit einem Eisberg. Unser Alltagsbewusstsein ist die Spitze. Der Rest ist aber auch noch da, und darauf können wir zugreifen, indem wir z. B. radiästhetische Hilfsmittel verwenden.

In meinen baubiologischen Analysen spielt die Radiästhesie neben der Bioresonanz – die im Grunde auch eine Form passiver Radiästhesie ist – eine große und wichtige Rolle. Das Verfahren, das ich über die Jahre entwickelt habe, ermöglicht es mir, Felder zu bewerten, ohne zu wissen, was es ist. Ich kann einfach anhand bestimmter Faktoren definieren, wie sich die Felder verhalten. Ob sie Energie ziehen oder abgeben und ob der Körper die Energie aufnehmen kann oder ob sie ihn eher stresst. Mit der Resonanztestung, bei der ich nur Frequenzspektren miteinander vergleiche, kann ich dann im Detail sehen, um was für eine Störung es sich handelt. Diese Kombination ist für mich die effektivste und genauste Methode, geopathische Störungen zu definieren und zu bewerten. Das geht weit über eine Untersuchung mit einer Wünschelrute, wie ich es ganz früher gemacht habe, hinaus. Denn auf diese Art lässt sich leicht überprüfen, ob eine vorgenommene Harmonisierung funktioniert oder nicht.

Leider haben noch zu viele Menschen Probleme mit dieser Thematik. Ich weiß, dass es viele Baubiologen gibt, die in ihrem Ausbildungsinstitut quasi nichts über Geopathie lernen und dann bestenfalls mit einer Wünschelrute untersuchen, wenn überhaupt. An der Paul Schmidt Akademie (PSA) und am Institut für Baubiologie und Gesundheit (IBUG) lernt man in der baubiologischen Grundausbildung von meinem guten Freund und Elektrosmog-„Mentor" Wolfgang Sievers neben den ganzen technischen- und bauphysikalischen Grundlagen zusätzlich den Umgang mit einem Bioresonanzgerät zur reproduzierbaren Definition von geopathischen Störzonen. Damit ist diese Ausbildung im Bereich der Baubiologie einzigartig. Für die Methode der bioenergetischen Bewertung entwickele ich derzeit ein Ausbildungsmodul, das quasi darauf aufbaut. Dazu wird es im Frühjahr die ersten Seminare geben.

Finden Sie für jedes Problem eine Lösung oder hilft manchmal einfach nur der Umzug? Welches war Ihr hartnäckigster Fall?

S. K.: *Im Großteil der Fälle findet sich eine Lösung. Es sei denn, das Haus wurde direkt unter eine Hochspannungsleitung gebaut oder hat massiven Schimmelbefall. Wenn das Hauptproblem eine geopathische Störung war, lässt sich das meistens gut ausgleichen, und eventuellen stärkeren Störungen kann man zusätzlich ausweichen. Elektrosmog- und Funkbelastungen lassen sich meist ebenfalls gut ausgleichen und abschirmen. Wenn das Problem jedoch im Bereich der Baustoffe liegt, ist es meist etwas schwieriger. Ich hatte einen Fall, bei dem ein Paar seit knapp 25 Jahren chronisch krank war, mit teilweise heftigen neurologischen und rheumatischen Problemen, und kein Arzt oder Heilpraktiker konnte wirklich helfen.*

Auch nachdem die geopathischen Störungen behoben und kein Elektrosmog mehr messbar war, blieben die Symptome. Mithilfe der Bioresonanz habe ich dann bei einer erneuten Testung der beiden Eheleute eine starke Belastung durch PCB und Lindan festgestellt. Das sind Weichmacher und Holzschutzmittel, die in Häusern seit Anfang der 1990er-Jahre verboten sind. Die beiden wohnten im ausgebauten Dachstuhl eines alten Bauernhauses. Ich habe dann eine Staubprobe und anschließend Späne aus dem Dachstuhl genommen und über einen Resonanztest eine starke Belastung festgestellt. Danach haben wir die Proben in ein Speziallabor geschickt und als Antwort bekommen, dass das Haus sofort zu räumen und zu sanieren sei. In dem beigefügten Informationsblatt des Labors fanden sich fast alle Symptome als mögliche Folgen der Vergiftung aufgelistet, die das Paar um ihre besten Jahre gebracht hatten. Im Anschluss teilte mir der Mann mit, dass der Dachstuhl vor etwa 26 Jahren komplett mit einem Holzschutzmittel behandelt worden und kurz darauf in eine Wohnung umgebaut worden sei. In so einem Fall helfen nur Umzug oder massive Baumaßnahmen.

Ja und dann gibt es noch Fälle, bei denen die Ursache tatsächlich auf anderen Ebenen zu liegen scheint. In dem Dorf, in dem ich lebe, gibt es ein Haus, das seit meiner Kindheit immer sehr verwahrlost, trostlos und irgendwie unheimlich wirkt. Das ganze Grundstück schwingt irgendwie traurig und düster. Obwohl es mitten in einem schicken Neubaugebiet liegt, ist dieses Grundstück extrem ungepflegt, und ich weiß gar nicht, ob dort überhaupt noch jemand wohnt. Niemand will dort hin. Es scheint also etwas Seltsames an dem Grundstück zu sein. Und in der Tat stand dort wohl früher der Galgen. In solchen Fällen bin ich nicht der Richtige, da müsste dann ein Geomant etwas zu verändern versuchen, oder Menschen, die da den richtigen Zugang haben. An dieser Stelle wird es esoterisch, da wir es dort vermutlich mit hängenden Energien zu tun haben, die wir über unser Inneres erreichen können. Wenn ich so etwas in meinen Untersuchungen vermute, versuche ich, meine Kunden an einen Spezialisten zu vermitteln, oder ich empfehle tatsächlich einen Umzug.

Welchen Do-it-yourself-Tipp haben Sie für den Leser in Bezug auf einen gesunden Schlafplatz?

S. K.: *Sorgen Sie in erster Linie dafür, dass Sie alles optimieren, was Sie selbst in die Hand nehmen können, sodass Ihr Körper die Belastungen, die nicht in Ihren Händen liegen – wie das WLAN von Nachbarn oder der Funkturm in der Nähe – besser verkraften kann. Dazu kann mein Buch* Elektrosmog Soforthilfe *hilfreich sein. Hier gebe ich Ihnen viele hilfreichen Praxis-Tipps und liste auf, worauf Sie unbedingt achten sollten, wenn Sie die Belastungen in Ihren eigenen vier Wänden auf ein Minimum reduzieren wollen. Ergänzend gibt es ein Video-Tutorial mit mehr als 70 Videos, in denen ich detailliert zeige, worauf es zu achten ist und wie Sie Felder selbst erkennen und bewerten können. Viele der Filme sind Praxisvideos, die ich während meiner Analyse zur Dokumentation aufgenommen habe.*

*Wenn Sie testen möchten, ob Ihr Schlafplatz gestört ist, können Sie auch gern unseren kostenfreien Selbsttest machen: Beantworten Sie einfach 14 Fragen und Sie erhalten direkt im Anschluss eine Auswertung per E-Mail mit vielen hilfreichen Tipps.**

Haben Sie vielen Dank, Herr Krüger, für diesen interessanten Einblick in Ihr Tätigkeitsfeld.

---

* Test siehe *www.strahlenfrei-wohnen.de/start-belastungs-test*

Manuela Langer

Manuela Langer aus Dresden ist Permakultur-Fachfrau, Visionärin und Hoch-empathin*. Sie ist einer unserer wertvollen „Wasserbekanntschaften": Wir lernten sie an einer artesischen Quelle kennen, an der wir regelmäßig unser Trinkwasser abfüllen. Wir kamen sofort ins Gespräch und entdeckten viele Gemeinsamkeiten sowie unsere Liebe zu gutem Wasser. Sie erzählt uns oft Geschichten über zau-berhafte Orte, heilsame Rituale und wundersame Begebenheiten. Auch sie hat viele Beobachtungen rund ums Haus gemacht, die sie mit uns teilen möchte.

Erzählen Sie uns bitte kurz, Frau Langer, wer Sie sind, und was Sie beruflich machen.
M. L.: *Ich bin Manuela Langer, Hochsensible, Pionierin, Visionärin, Permakultur-Gärtnerin, Beraterin für umweltbewusstes Leben im Alltag und Mutter von zwei wunderbaren Töchtern, 18 und 19 Jahre alt, die mich viel gelehrt haben. Begonnen hat dieser Weg mit dem Garten meiner Eltern und meinen Naturbeobachtungen in meiner Kindheit.*

Weiterentwickelt wurde mein Erfahrungsschatz durch die Geburt meiner Kinder, indem wir unsere Ernährung komplett auf biologisch-ökologisch umstellten und nach und nach auch das Fleisch wegließen, was meine Wahrnehmung noch weiter sensibilisierte. Als meine zweite Tochter auf die Welt kam, war sie völlig überfordert von den Eindrücken der Stadt, und zeigte uns das, indem sie häufig schrie. Nur im Wald war sie entspannt. Wir bekamen das Angebot, uns in einem Lehmhüttendorf mitten in der Natur in der Nähe von Meißen auszuruhen, was meine Jüngste dort auch konnte. Sie schlief erst einmal 2 Tage durch, und ich lernte meine Sensibilität noch ein Stück weiter kennen und die Bauweise mit Naturmaterialien, vorwiegend Lehm, was mich sehr faszinierte. Nach drei Monaten sind wir wieder zurückgegangen nach Dresden, ich organisierte mir Lehm für das Kinderzimmer und verputzte damit eine Wand. Mütterliche Eingebung? Meine Kinder konnten sich ab dem Tag auch in der Stadt besser erholen. Wir verbrachten immer wieder Zeit in diesem Lehmhüttendorf, solange es uns möglich war. Und wir reparierten auch teilweise diese kleinen Lehmhäuschen, die ein Ehepaar in den 1950er-Jahren erschaffen hat.

Später zogen meine Kinder und ich aufs Land in ein Haus, in dem das obere Stockwerk komplett aus Fachwerk war, leider mit Zement verputzt, den wir erst einmal entfernten, bevor

---

* Eine besondere Form der Hochsensibilität. Menschen, die hochempathisch sind, sind zwar auch hochsensibel, doch vordergründig geht es bei „Hochempathie" um ein ausgeprägtes Mit-Fühlen mit Mitmenschen, Tieren, Räumen und alldem, was einem umgibt.

ich dann begann, die Wände neu mit Lehm zu verputzen. Jetzt gerade bin ich wieder einmal dabei, die Wohnung, in der wir derzeit leben, mit Lehm zu verputzen, um das Klima und die allgemeine Energie hier zu verbessern und Schimmelbefall vorzubeugen. Dazu verwende ich auch effektive Mikroorganismen.

Lehmhäuser als Wohlfühloasen

Sie sind hochsensibel. Was genau versteht man darunter?

M. L.: *Ich scheine mehr zu spüren als andere Menschen. Das wurde mir in meinem Leben immer wieder bestätigt. Manchmal sehe ich Krankheiten, manchmal die Auren oder ich spüre das Befinden. Warum nur manchmal? Es gibt Augenblicke, in denen ich entweder meditiere oder mit mir selbst beschäftigt bin, da blende ich das Außen aus. Es gab Zeiten, in denen ich mir gewünscht habe, nicht so viel zu sehen und zu spüren, da ich es den Menschen gern gesagt habe, was ich wahrnahm, und sie dann Angst vor mir bekamen oder mich ablehnten.*

Des Weiteren spüre ich Schwingungen, und Strom höre ich sogar, was mich in unserer letzten Wohnung gesundheitlich stark beeinträchtigte … ich bekam hohes Fieber. Bei verdichteten Funkwellen bekomme ich ein starkes Fiepen in den Ohren oder sogar starke Kopfschmerzen, und wenn ich mit dem ICE fahre, habe ich das Gefühl, als zerreiße es mich, ich bekomme extreme Ohrschmerzen.

Was spüren Sie in kranken Häusern, und was haben Sie selbst unternommen, um Ihr krankes Wohnumfeld zu heilen?

M. L.: *„Kranke Häuser" können mehrere Ursachen haben: Der Standort kann auf einer Wasserader oder an einem Platz liegen, der den Naturgeistern sehr wichtig ist, oder auf einem Schlachtfeld/in einem ehemaligen Kriegsgebiet, wo es viele Tote gab, oder nah an einem Friedhof oder Krankenhaus; beim Bau kann es zu Streitigkeiten, Unfällen etc. gekommen sein; die verwendeten Materialien, wie Zement, Stahl und Beton, können dazu beitragen oder vorangegangene Generationen, die im Haus gelebt haben und deren Seelenanteile noch anwesend sind, teilweise sind es sogar Verstecke in den Mauern, die das Haus und deren Bewohner krank machen.*

Meine erste bewusste Begegnung mit solch einem Haus war, als wir nach der Wende in einen Plattenbau (Beton und Stahl) gezogen sind. Ich verbrachte, wie auch schon vorher in meiner Kindheit, die meiste Zeit draußen, weil ich es in der Wohnung nicht aushielt. Wenn ich doch mal längere Zeit darin verbrachte, beschallte ich die Räume mit meinem Gesang oder mit Musik aus der Anlage. Ich wählte intuitiv nicht das Radio, sondern hörte nur ausgewählte Musikstücke. Zu dieser Zeit wusste ich noch nicht, was mir da partout nicht guttat. Ich handelte noch sehr unbewusst.

Ich war zu jener Zeit sehr oft krank. Meine erste eigene Wohnung war dann schon spezieller und ich konnte meine Wahrnehmung ein wenig bewusster einordnen. Es handelte sich um ein Altbauhaus mit Ofenheizung an einer stark befahrenen Straße. Es gab für meine Wohnung im Erdgeschoss einen extra Eingang mit Lichthof. In den ersten Nächten hatte ich immer wieder denselben Traum von einer Frau, die von einem betuchteren Mann vergewaltigt wurde. Sie sah aus wie eine Magd. Also begann ich zu forschen, fragte bei den Menschen ringsum nach, ob sie die Geschichte des Hauses kennen würden. Leider ohne großen Erfolg. Ich fand nur heraus, dass es das älteste Haus in der Umgebung war und es sich um ein Herrenhaus handelte, was zwischen dem 18. und dem 19. Jahrhundert erbaut worden war. Also schloss ich daraus, dass meine Wohnung wahrscheinlich das ehemalige Dienstbotenzimmer war, was meine Träume erklärte. Und wieder beschallte ich die Räume mit meinem Gesang und mit Musik aus meiner Anlage und hatte immer Kerzen an – noch einmal eine eher unbewusste Entscheidung. Bewusst nahm ich Kontakt zu den Seelenanteilen der Dienstmagd auf, fand heraus, dass sie sogar umgebracht worden war, und führte sie zum „Licht". Ab diesem Tag hörten die Träume auf. Nur die Energie bzw. die Schwingung in diesen Räumen war nach wie vor nicht sonderlich gut. Das lag sicher daran, dass sie mit konventionellen Baustoffen aus dem Baumarkt renoviert worden waren und das Haus an einer stark befahrenen Straße lag. Positiv in diesem Haus war, dass die Stromleitungen noch alte waren und der Strom somit für meine Ohren noch nicht so laut wie der heutige war. Ein Elektriker erklärte mir, dass das an den Phasen liege. Heute gibt es mehr Phasen als damals.

Nach drei Jahren zog ich aus und immer wieder von Wohnung zu Wohnung, meist waren sie saniert. Ich kam nie richtig an, weil ich mich nicht wohlfühlte. Aber ich sammelte meine Erfahrungen. Nach vier Umzügen in zwei Jahren bezog ich mit meiner kleinen Familie wieder eine Altbauwohnung (in der ich dann später die Wand im Kinderzimmer mit Lehm verputzte).

Worin liegt Ihrer Meinung nach das Problem in der heutigen Baukultur?

M. L.: *Diese Frage ist sehr vielseitig zu beantworten. Erst einmal das Positive: Inzwischen werden wieder Häuser aus Naturmaterialien gebaut, was leider auch mit großen Investitionen verbunden ist. Der Trend ist auf jeden Fall da, dass die Menschen wieder mehr danach schauen, wie und wo man gesund bauen kann. Es werden auch Geomanten zurate gezogen, was ich jedem nur empfehle, sowie Baubiologen, die gute Hinweise geben können, ob das Haus langlebig und hochschwingend für seine Bewohner ist.*

Die andere Seite ist leider nicht so positiv: Die Städte werden immer dichter und eckiger, es wird nicht mehr darauf geachtet, wo gebaut wird, und es sind extrem viele leitende Materialien in den Wänden – meist Stahlstreben für Beton und dann noch die Stromleitungen. Teilweise wird auf Ley-Linien und Wasseradern gebaut, die Himmelsrichtungen werden nicht beachtet und es wird bei den Baumaterialien gespart. Es werden Flüsse und Bäche umgeleitet, alte Bäume gefällt, was dem Bauklima gegebenenfalls schadet.

In Island gibt es ja einen Elfenbeauftragten, der in Baufragen befragt wird. Genau das müsste in Deutschland auch wieder angewandt werden und vorher sollte eine Säuberung des Bodens von alten Seelenanteilen gemacht werden. Gerade in den Städten, in denen Kriege getobt haben, sind die Böden durchtränkt von Seelenanteilen. Manche wissen nicht einmal, dass sie tot sind.

Wie sieht in Ihren Augen ein gesundes Lebensumfeld aus?

M. L.: Ich persönlich fühle mich in einem rundlichen Lehmhaus mit Holzdach mit einem weitgehend natürlichen Garten – Permakultur – am wohlsten. Alles wächst und lebt miteinander in optimaler Harmonie, wie es uns der Wald zeigt.

Welche Tipps haben Sie für die Leser, wenn sie für ihre Gesundheit aktiv werden wollen?

M. L.: Zuallererst sollte man einmal aus der Situation, in der man sich befindet, das Beste machen. Smartphones ausschalten oder den Flugmodus einstellen, wenn man die Telefone gerade nicht benötigt. Ich habe mein Handy immer im Flugmodus und schaue ab und zu nach, ob mich jemand angerufen hat … dann rufe ich zurück. Das gilt auch für alle anderen technischen Geräte. Strom nachts ausschalten, dann schläft man gesünder. In alle vier Ecken der Räume Rosenquarz legen und sie regelmäßig zu Neumond reinigen.

Mantras oder Herzenslieder singen, das tut uns selbst und auch den Schwingungen in den Räumen gut. Morgens räuchern, um sie von alten Energien zu reinigen, danach die Fenster öffnen. Dazu gibt es inzwischen gute Lektüre und natürlich auch Kurse.

Wenn möglich mit Naturmaterialien bauen und renovieren. Sich mit den Mietern im Haus zusammentun, den Vermieter anschreiben, wenn es um Sanierungsarbeiten geht, und darum bitten, dass natürliche Materialien verwendet werden, dafür auch einen Aufschlag auf die Miete anbieten. Reinigen mit einfachen natürlichen Mitteln wie Soda, Zitronensäure und effektiven Mikroorganismen. Für eine starke Reinigung der Atmosphäre und des Lebensumfelds empfehle ich ein altes vedisches Feuerritual, das auf dem Homa-Hof Heiligenberg kostenfrei erlernt werden kann. Sich gesund ernähren, entgiften, den Darm reinigen … das gehört ebenfalls zu einer guten Lebensqualität und hebt die Schwingungen im morphogenetischen Feld. ☺

Vielen Dank für dieses informative Gespräch, Frau Langer.

Markus Meltschoch, *Ananti*

Markus Meltschoch aus Spaichingen ist Händler von Energieprodukten und Geräten zur Harmonisierung von Elektrosmog und beschäftigt sich schon seit langer Zeit mit diesem Thema. Er sucht nach effektiven Möglichkeiten, diese Störquellen zu reduzieren und bietet in seinen Shops hierfür diverse Produkte an. Aus seiner Perspektive kann er einen guten Überblick bieten.

Erzählen Sie von sich und Ihrem Werdegang, Herr Meltschoch.

M. M.: *Durch meine langjährigen kaufmännischen Tätigkeiten verbrachte ich gut und gern zwölf Stunden am Tag vor Rechner, Tablet, Notebook und am Telefon ... Meine täglichen Begleiter waren Kopfschmerztabletten, ich hatte ständig eine „Rotznase" und trank sehr viel Wasser. Ich dachte damals, dass Flüssigkeitsmangel die Ursache für meine Kopfschmerzen sei, und trank Unmengen Wasser, bis ich feststellte, dass es auf die Qualität bzw. das perfekt strukturierte Wasser ankommt, das dem Körper zur Verfügung gestellt wird. Irgendwann wollte ich meine Tage nicht mehr auf diese Weise verbringen und stellte mir die Frage: Sind meine Wehwehchen psychischer Natur oder tatsächlich Reaktionen auf die Umwelt ...? Nachdem die Frage nach den psychischen Ursachen für mich beantwortet war, begann ich mit der Suche nach Heilsteinen, die mein Energiefeld auf natürlichem Wege positiv beeinflussen können. Hier stieß ich jedoch relativ schnell an Grenzen. Die Lösung war wohl, meinen Job zu wechseln oder eben nach Hilfsmitteln zu suchen, die entweder technisch oder informell eingreifen. So entstand meine Affinität zu Produkten aus den Bereichen „Elektrosmogharmonisierung" und „Wasserenergetisierung".*

Dass ich irgendwann dann in diesem Bereich als Händler und Berater unterwegs war, ergab sich jedoch aus einer persönlichen Überzeugung – ich machte es mir mit den Jahren zur Aufgabe, Menschen Lösungen anzubieten, die sich in ähnlichen Situationen befanden wie ich einstmals.

Meine Vision ist es, den technischen Fortschritt nicht rückgängig zu machen, sondern die Geräte und Strahlungen zu nutzen, um positive Schwingung auf unserem Planeten zu verteilen. Was im ersten Augenblick vielleicht befremdlich wirken mag, ist mittlerweile zu meinem Motto geworden: „Gebt mir Strahlung – ich wandle sie über Bearbeitung der Informationsebene in Positives für die Menschheit um." Das heißt im Umkehrschluss: Je mehr Strahlung da ist, die positive Information mitbekommt, desto förderlicher ist es für die Menschheit. Denn zurück in die Steinzeit werden wir wohl eher nicht gehen (wollen) ...

Sie haben als Händler Erfahrung mit vielen Geräten zur Harmonisierung von Elektrosmog und geopathischen Feldern gemacht. Was ist Ihnen dabei aufgefallen?

M. M.: *Mir ist aufgefallen, dass auf der einen Seite eigentlich alle Hersteller auf Ihre Art und Weise gute Möglichkeiten gefunden haben, auf der anderen Seite jedoch sehr beschränkt gearbeitet wird. Nur wenige Hersteller lassen eine Zusammenarbeit über deren „Firmengrenze" hinaus zu. Hier könnten sehr viele Synergieeffekte entstehen, die dem Wohle aller dienen würden. Und als Händler vermittle ich auch ein bisschen, was des Öfteren gelingt.*

Worin liegen die entscheidenden Unterschiede?

M. M.: *Die entscheidenden Unterschiede liegen in den verschiedenen Herangehensweisen. Mit welchem Material arbeitet man? Welche Informations- bzw. Befeldungsart der Harmonisierer wird genutzt? Dass es all diese verschiedenen Herangehensweisen gibt, hat Vorteile, denn nicht jedes System eignet sich für jeden.*

Was empfehlen Sie Menschen, die in einem kranken Haus leben?

M. M.: *In erster Linie sollte man versuchen, etwas über die geschichtliche Vergangenheit des Platzes / Grundstücks respektive des Hauses herausfinden. Gern auch mithilfe von hellsichtigen Menschen. Sollten lediglich geopathische Verwerfungen der Grund dafür sein, dass ein Haus krank ist, so gibt es verschiedene Hilfsmittel, mit denen Abhilfe geschaffen werden kann. Man sollte sich als Hausbesitzer mit Dingen wie Radiästhesie vertraut machen und sich selbst als „Antenne" zulassen.*

Welches Gerät verwenden Sie selbst und welche Beobachtungen konnten Sie machen?

M. M.: *Da ich Händler bin, stehen mir mehrere Geräte zur Verfügung, die ich auch nutze. Ich kombiniere sie und verwende manches Instrument auch nur vorübergehend. Die Tesla-Antenne beispielsweise war für mich eineinhalb Jahren lang unverzichtbar. Dann wiederum war sie ein paar Monate lang zu stark. Das hängt immer mit den Magnetfeldern der Erde auch zusammen … Aktuell setze ich meinen eigenen Room-Converter ein. Er ist mineralienbasiert und gibt eine natürliche Schwingungsbandbreite ab. Hinzu kommen vitalisierende Frequenzen. Der Converter ist perfekt in Sachen „Geomantie*

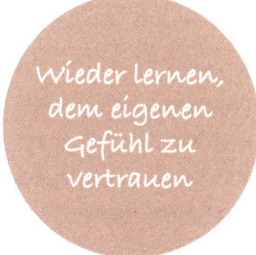

Wieder lernen, dem eigenen Gefühl zu vertrauen

und Elektrosmog". Doch das wird sicherlich nicht immer so sein. Vielleicht ist schon in wenigen Monaten z. B. VIVOBASE *oder wieder die Tesla-Antenne das Produkt oder Gerät, das dann am besten passt. Ich vertraue auf mein Gefühl (Antenne), und meines Erachtens sollte jeder Mensch lernen, sich selbst besser wahrzunehmen.*

Generell jedoch trage ich den Stein der Harmonie *von Josef Schwarzkopf und Dr. Wolfgang Fick. Er schafft perfekte Struktur und macht das Eigenfeld elastisch, sodass hier nichts anhaften kann!*

Welche Methoden wenden Sie an, um ein Gerät zu testen? Spüren Sie selbst aufgrund Ihrer Feinfühligkeit, ob ein Gerät etwas taugt oder nicht?
M. M.: *1. Fühlen (Zulassen), 2. Zusammenschluss von 25 bis 30 Alternativmedizinern, Therapeuten und Heilpraktikern, medizinischen Dachverbänden, 3. Erfahrung, 4. Marktbeobachtung und 5. Kundenrückmeldungen – das alles ist Grundlage für die Auswahl der Instrumente.*

Welchen Tipp haben Sie für die Leser, die ihre Wohnräume auf ein besseres Level bringen wollen?
M. M.: *Generell sollte man sich nicht zu sehr auf eine Möglichkeit fixieren. Die Wohnräume sollten nicht zu sehr energetisiert werden. Man sollte sich zuerst der natürlichen Methoden bedienen, das Umfeld beobachten und erst dann auf Geräte zurückgreifen. Die Natur ist der beste Lehrer!*

Vielen Dank, Herr Meltschoch, für dieses interessante Gespräch.

Michael, Inhaber einer Firma für naturnahes Bauen

Michael ist ein Mensch, der ganzheitlich arbeitet und denkt. Seit seiner Kindheit fühlt er sich lebendig mit der Natur verbunden und hat in seinem Leben schon immer gern selbst die Dinge ausprobiert, von denen er gehört oder gelesen hat, um selbst Fakten zu schaffen. Er betreibt im Norden Deutschlands eine Zimmerei sowie eine Lehm- und Naturbaufirma und arbeitet in erster Linie im Bereich der Altbausanierung. Da Michael sich momentan vorrangig um seine persönliche Entwicklung kümmern möchte, will er an dieser Stelle auftreten, ohne dass sein vollständiger Name genannt wird.

Michael, Ihnen liegt das naturnahe Bauen sehr am Herzen. Was genau verstehen Sie darunter?

M.: *„Naturnahes Bauen" kann ich grob in drei wichtige Bereiche unterteilen: Bereich eins beinhaltet zuerst einmal naturnahe Baustoffe, z. B. Lehm, Kalk und auch Holz. Diese sind schadstoffarm und belasten weder Umwelt noch Mensch. Mit diesen Werkstoffen schaffen Sie ein Haus, das von Grund auf schon mal eine hohe Energie besitzt. Bereich zwei ist die energetische Reinigung vor einer Sanierung. Stellen Sie sich vor, Sie wohnten auf einem alten Gutshof, in dem in früheren Zeiten in der Küche die Magd vom Hausherrn missbraucht wurde. Der Schmerz der Magd sitzt auch nach vielen Jahrzehnten oder Jahrhunderten noch energetisch an diesem Ort fest. Das kann zur Folge haben, dass Sie sich nur ungern in der Küche aufhalten, hier nicht gern kochen wollen und den Ort lieber meiden. Alte Häuser sammeln alles Mögliche an Energien, und deshalb lasse ich den betreffenden Ort generell von solchen alten Energien energetisch reinigen, bevor ich mit der Arbeit an einer Baustelle beginne. Meine Leitsatz ist: Es darf leicht gehen!*

Es darf
leicht gehen
und einfach
sein ...

Man verbaut sich durch Unterlassung solcher einfachen Methoden, die ich übrigens von medial begabten und energetisch arbeitenden Kolleginnen ausführen lasse, ein gesundes und energetisch einwandfreies Wohnen. In diesen Bereich gehört auch das Arbeiten mit EM®*, mit Effektiven Mikroorganismen. *Ich nutze hierfür EM® in Form von Pulver oder meistens eine flüssige, in Wasser verdünnte EM®-Lösung, mit der ich auf der Baustelle jeden Tag die Räume einsprühe. Erstens trägt diese Maßnahme dazu bei, dass die oft sehr verschmutzte Raumluft sich merklich bessert, weil Gerüche, Staub etc. reduziert werden und zweitens steigt die Energie beim Arbeiten. Man hat einfach mehr Power. Leider wird das nicht von allen Menschen gleich gut vertragen bzw. gern gesehen, denn EM® hat die Eigenschaft, Konflikte aufbrechen zu lassen, die in einem schlummern. Viele wollen sich nicht ansehen, was da los ist, und scheuen daher eine reinigende Auseinandersetzung. Ich finde, dass es sich mit EM® leichter und energiereicher arbeiten lässt. Im Bereich drei kommen wir dann zum hochenergetischen Bauen, in dem ich generell das besondere Kristallwasser von* Nova Vitalis *integriere. Das gebe ich in die Endbeschichtung, z. B. in die Farbe oder in den Putz. Auch bei Oberflächenbeschichtungen,*

---

* **Effektive Mikroorganismen®** sind eine Mischung regenerativer Mikroorganismen, die in nahezu allen Bereichen des Lebens positiv wirken. Ihre Entwicklung geht auf den Japaner Prof. Teruo Higa (*1941) zurück, der entdeckte, dass sich nützliche und hilfreiche Mikroorganismen enorm positiv auf die Fruchtbarkeit des Bodens und auf ein dynamisches Bodenleben auswirken können.

wie Lehm-Edelputz oder Kalk-Edelputz, kommt ins Anmachwasser etwas Kristallwasser dazu. Für zehn Liter sind ungefähr zwei bis drei Schnapsgläser ausreichend. Manchmal gebe ich auch – je nach Bauherrenwunsch – fein vermahlene Edelsteine wie Rosenquarz oder Kräuter mit dazu.

Nach welchen Prinzipien arbeiten Sie?

M.: *Ich habe vieles, was beispielsweise Hildegard von Bingen schrieb, selbst ausprobiert und für gut befunden. Auch die Prinzipien von Sigmund Schuster habe ich in meine Arbeit integriert und ich orientiere mich zudem an den Mondphasen. Nehmen wir ein einfaches Beispiel: Die Fichte wird vom Menschen in dem Bewusstsein gepflanzt, dass sie später zum Nutzholz wird. Dafür müssen die Bäume ausgewachsen sein, denn eine „reife Lady" hat eine ganz andere Energie als solch ein „junges Ding". Im naturgesunden Bauen gelten eben andere Regeln! Eine Fichte, die gesund und munter in den Bergen wächst und hundert Jahre alt ist, ist reine Licht- und Wärmeenergie: Stecke ich ein solches Holzscheit in den Ofen, so lodert es hell und es wird wohlig warm. Sigmund Schuster hat irgendwann einmal mehrere Wochen gefastet, und als er in diesem Zustand unter einer Fichte saß, flüsterte ihm die Fichte zu, was die Fichten brauchen, um den Menschen ihre Licht- und Wärmeenergie voll umfänglich zugängig machen zu können. Das Wesen der Fichten ist dem des Menschen sehr ähnlich: Die Fichte ist ein aufstrebendes Gewächs, dem Licht zugewandt, hat Wurzeln in der Erde und im Himmel ihre Spitze. Sie ist ein Kanal zwischen Himmel und Erde, genauso wie der Mensch. Nach den Schuster-Prinzipien wird das Holz wie folgt geerntet:*

Der Baum sagt generell ja dazu, dass er gefällt werden muss, denn er ist, wie bereits erwähnt, in dem Bewusstsein gepflanzt worden, dass er später dem Menschen als Nutzholz dienen soll. Aber in dem Augenblick, wo man die Kettensäge ansetzt, verspannt er sich und diese Verspannung muss sich erst wieder lösen bzw. aus dem Baum entweichen. Und das kann sie, wenn der Baum nach dem Fällen mit allen Ästen bis zum Frühjahr liegen bleibt! Am 21. Februar strömt der Fluss des Lebens wieder in die Bäume hinein – auch in diejenigen, die gefällt wurden. Das sieht man beispielsweise an gefällten Lärchen, die am Stamm junge, frische Triebe bilden, die bis zu einem Meter lang werden können. Der Baum möchte sich einfach nochmals fortpflanzen und diese starken, lebensbejahenden Kräfte setzen sich immer durch. Der Saftstrom im Baum kommt nochmals in Bewegung und der Baum entspannt sich dadurch wieder. Gleichzeitig werden Flüssigkeiten und Inhaltsstoffe aus dem Baum herausgezogen, die später für Schädlinge interessant sein könnten. Man braucht dann also bei solch einem Holz keinen chemischen Holzschutz! Danach kommen die Äste ab und *das Holz wird zwei Jahre lang getrocknet. Mehr geht nicht, das ist die optimale Behandlung für die Fichte, das ultimative „ACME"*. Hier in diesem Zusammenhang noch ein Schlenker zu* Anastasia**: *Sie empfiehlt, den Samen einer Pflanze etwa neun Minuten lang unter der Zunge zu tragen, damit er weiß, für wen er wächst. In unserem Speichel sind alle Informationen enthalten, und der Same erkennt, woran ich leide und was mir zum Gesundwerden fehlt. So kann er die Stoffe produzieren, die ich brauche.*

Was ist das Besondere an diesem Holz?

M.: *Aus diesem Holz kann man richtige Kraftplätze bauen! An solchen Orten vervielfacht sich die Energie des Menschen und es findet eine wesentliche Energieanhebung statt. Und das kann man nutzen, um hochenergetisch zu bauen, indem man aus diesem Holz etwa eine Fußbodenverkleidung, eine Wandverkleidung oder Möbel konstruiert. Darin ist die reine Licht- und Wärmeenergie gespeichert. Meine Idee ist, auf einer Messe verschiedene „Beam-Stations"*** aus Beton, Holz, Styropor … aufzustellen, damit der Messebesucher selbst spüren kann, worin und womit er sich wohlfühlt. Vielleicht kann er dann eines Tages in ferner Zukunft erkennen, welche meiner drei Stufen ihm wirklich entsprechen. Die Frage ist immer: Was vertrage ich persönlich? Was tut mir gut? Was ist angemessen? Was brauchen der Bauherr, der Standort, das Gebäude? Und: Was brauchen alle gemeinsam? Mein ganzheitlicher Ansatz findet sich auch in meinem Logo wieder – es ist rund und bei mir bekommen Sie nur „runde Sachen". Übrigens schenke ich meinen Gesprächspartnern auf den Messen auch gern einen Schluck Kristallwasser ein. Dann kommen wir gleich auf den Punkt und ich bin nach zwei bis drei Sätzen gleich bei dem, was den Messebesucher eigentlich hierhergebracht hat. So muss ich nicht um den heißen Brei herumreden. Das Wasser hilft dabei sehr, auf eine harmonische Gesprächsebene zu kommen.*

Erzählen Sie noch etwas zu den Mondphasen?

M.: *Es gibt verschiedene Mondphasen, und je nachdem, gibt es gute und schlechte Tage, um einen Baum zu fällen. Es gibt einen einzigen Erntetag im Jahr, an dem Holz nicht schwindet, und diesen kenne ich natürlich. Ich wollte ausprobieren, ob das tatsächlich stimmt. Wir haben also an*

---

*   Englisch *acme*, „Gipfel", „Höhepunkt", von altgriechisch *akmē*, „Höhepunkt" (nach: Wikipedia)
**   *Anastasia* ist eine Romanreihe des russischen Autors Wladimir Megre, erschienen im Govinda Verlag und im Silberschnur Verlag
*** Ein Photonenfluter, der nach den Ordnungsprinzipien der Natur aus Holz gebaut ist. Ein Aufenthalt darin kann wie eine Neukalibrierung wirken. Solche „Beam-Stations" finden hauptsächlich Anwendung bei Therapeuten, um die Patienten mit Licht zu fluten und so den Therapieerfolg zu erhöhen.

diesem Tag eine Lärche geerntet, sie sofort ausgesägt, in achtundzwanzig Zentimeter breite und vier Zentimeter dicke Bohlen gesägt und noch vor Weihnachten als Fußboden verbaut. Jeder, der davon wusste, sagte mir damals, dass ich verrückt sei, dass das nicht funktionieren könne, denn normalerweise würde das Holz um fünfzehn bis zwanzig Prozent schwinden, und Sie hätten bei dieser Größe der Bohlen einen Schwund von sicher drei Zentimeter. Nun – der Fußboden liegt seit 2005 und die Fuge ist kleiner als drei Millimeter! Das hat auch die stärksten Kritiker überzeugt und ich weiß nun definitiv, dass das, was ich gelesen habe, auch tatsächlich funktioniert!

Worin sehen Sie Ihr Alleinstellungsmerkmal?

M.: Ich habe eine Nische gefunden, die tatsächlich sehr besonders und in gewisser Weise einzigartig ist. Diese ganzheitliche Arbeit am Bau machen in diesem Umfang nur ganz wenige und ich habe im Laufe der Zeit viele Erfahrungen auf dem Gebiet gesammelt und dadurch einen ganzheitlichen Blick auf das Thema „Bauen" erhalten. Üblicherweise sind die Arbeiten auf der Baustelle sehr umfangreich: Es fallen Holzarbeiten, Maurerarbeiten, Gartenarbeiten, Reparaturen, Putzarbeiten usw. an, und da ich alle diese Arbeiten gut beherrsche und auch selbst ausführen kann, wird einfach „ein Schuh draus", d. h. etwas Ganzheitliches.

Zum Abschluss: Bitte glauben Sie mir kein Wort, von dem, was ich Ihnen hier erzählt habe. Bilden Sie sich Ihre eigene Meinung und lesen und recherchieren Sie z. B. in Paunggers und Poppes Buch Bauen mit dem Mond oder in Sigmund Schusters Buch Die Lichtkraft des Baumes und entdecken Sie das naturgesunde Bauen selbst ... für sich.

Vielen Dank, Michael, dass Sie uns diesen Einblick in Ihr Tun gegeben haben.

Bernhard Ratheiser, UMH Umwelttechnologien

Auch in unseren Nachbarländern ist natürlich gesundes Wohnen ein Thema, und ich bin sehr froh, den Ingenieur Bernhard Ratheiser aus St. Urban/Österreich kennengelernt zu haben, um einmal einen Blick über den Tellerrand bzw. über die Landesgrenzen hinaus zu werfen.

Die Firma *UMH Umwelttechnologien* hat Produkte zur Wasserenergetisierung und Wohnraumharmonisierung entwickelt und ist seit mehr als 25 Jahren in diesem Bereich tätig.

Herr Ratheiser, erzählen Sie uns doch bitte kurz, wer Sie sind und wie Sie leben.

B. H.: *Ich wurde auf einem Biobauernhof geboren und habe schon früh einen starken Bezug zur Natur und Schöpfung aufgebaut. Mein Werdegang als Techniker einer Maschinenbauschule hat mir die Möglichkeit gegeben, die Techniken mit naturkonformen Wirkungsweisen zu entwickeln. Bionic ist eine neue Wissenschaft, die der Natur ihre Geheimnisse entlockt. Das habe ich auch in Verbindung mit Geräten geschafft, die dem Wasser im eigenen Heim wieder eine optimale Quellwasserstruktur ermöglichen. Derzeit lebe ich sehr naturnah und nachhaltig auf dem Land, von wo aus die oben genannte Firma als Familienunternehmen geleitet wird.*

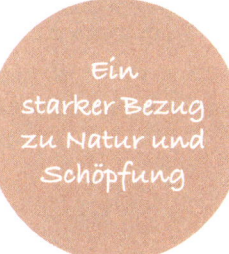

Ein starker Bezug zu Natur und Schöpfung

Wie sind Sie auf die Idee gekommen, in diesem Bereich tätig zu werden?

B. H.: *Ich ließ mich von Dr. rer. nat. Wolfgang Ludwig (1927–2004), einem Physiker, inspirieren, der schon in den 1990er-Jahren die Forderung stellte, Wasser ganzheitlich zu untersuchen und entsprechend aufzubereiten, da er Schadstoffinformationen auch in mehrfach destilliertem Wasser finden konnte. Durch Ausbildung in energetischen Bereichen der Quantenphysik, Schwingungsmedizin, Spagyrik, Edelsteinkunde und vielem mehr habe ich einen sehr ganzheitlichen Zugang zu Gesundheitsthemen sowie deren Nutzung in technischen Geräten.*

Welche Rolle spielt Wasser in Ihrem Leben? Warum denken Sie, dass man Wasser heutzutage aufbereiten muss?

B. H.: *Wasser ist für uns das Lebensmittel Nummer eins, also wichtiger als beispielsweise biologisch angebaute Nahrung. Es steuert alle Stoffwechselprozesse im Körper und liefert nicht nur Flüssigkeit als solche, sondern vor allem Energie, den Wasserstoff. Wir haben heute einen großartigen Komfort, was die Wasserversorgung bis in unsere Häuser und Wohnungen betrifft. Leider geht das auf Kosten der Struktur des Wassers, da es durch Druckrohrleitungen gepresst wird, und dabei gehen seine sehr wesentlichen kristallinen Strukturen verloren. Die heutige Physik spricht bei Wasser von einer „vierten Phase", die es neben „fest", „flüssig", „gasförmig" und „kristallin" gibt. Wenn Wasser in dieser kristallinen Form vorliegt, wie das bei einer artesischen Quelle der Fall ist, so kann es in Mensch, Tier und Pflanze einen viel positiveren Effekt erreichen. Es gelangt optimal ins Zellinnere und hydriert somit den Hauptbereich des Körpers, nämlich den intrazellulären Bereich.*

Unser Körper kann mit einem solchen Wasser optimal entgiften, entschlacken sowie seinen Stoffwechsel sowie die Nährstoffversorgung optimal aufrechterhalten. Zudem hat der Organismus mit hexagonalem Wasser auch die Möglichkeit, sehr viel Energie des Wasserstoffs aus dem Wasser zu nutzen. Das ist in der heutigen stressigen und frequenzbelasteten Umwelt von großem Vorteil.

Sie verwenden Silizium in Ihren Produkten. Was hat es mit diesem Stoff auf sich?

B. H.: *Silizium ist zu 70 Prozent in der Erdkruste enthalten und ein optimales Mineral, um Schwingungen aus dem Kosmos zu empfangen sowie Informationen zu speichern. Es hat zudem dieselbe Frequenzgrundlage wie Wasser und unsere Zellen. Es ist ein wichtiges Element in der heutigen Technik und Chipindustrie. Wir nutzen diese speziellen Eigenschaften, um eine Transformierung von belastenden Frequenzen und Störfeldern zu erreichen.*

Sie haben eine Scheibe zur Harmonisierung von Wohnräumen entwickelt, die ihre Wirkung je nach Größe in einem Radius von bis zu dreißig Metern entfalten kann. Wie würden Sie einem Laien das Phänomen erklären, dass über solch eine Distanz eine Wirkung messbar ist? Eine normale Glasplatte hätte diesen Effekt ja nicht.

B. H.: *Da haben Sie sehr recht. Wir arbeiten mit einem mehrstufigen Energetisierungsverfahren für die Energy-Scheiben, um diese erstaunlichen Wirkungen zu erreichen. Der Wirkradius variiert je nach Größe der Scheiben. Zudem haben wir mehrere tragbare Anhänger, die das Energiefeld des Trägers ausgleichen, einen guten Schutz bei HF-Strahlung bieten und zudem die Meridiane harmonisieren. Es können damit Belastungen in Städten, am Arbeitsplatz, beim Telefonieren usw. gut „geheilt" werden. Sogar Hunde verändern Ihr Verhalten deutlich, wenn Sie solch einen Anhänger tragen.*

Herr Ratheiser, lassen Sie die Wirkung Ihrer Produkte überprüfen?

B. H.: *Die Wirkung der Energy-Produkte sowie der Wasseraufbereitungsgeräte wurde vielfach untersucht, wobei sich ihre positiven Effekte bestätigt haben. Es erfolgt etwa ein Ausgleich des Erdmagnetfelds, wenn die Energy-Produkte im Raum aufgestellt werden. Störzonen von Wasseradern, Hartmann- und Curry-Gittern, die sonst sehr störend auf den Menschen wirken, werden durch sie umgewandelt. Es entsteht ein biologisch optimal verträgliches Raumklima. Es hat sich zudem erwiesen, dass sich elektromagnetische Belastungen ausgleichen lassen und dieselben ins Positive gewandelt werden. Linkspolare elektromagnetische Frequenzen werden zu* *rechtspolaren, die viel verträglicher sind, obwohl dieselben noch messbar sind. Im Bereich des Wassers haben wir Nachweise über eine hexogonale Wasserstruktur, die Löschung von Schadstofffrequenzen, eine Kalkumwandlung, Oberflächenspannungsreduktion sowie eine Veränderung des pH-Werts, verbessertes Pflanzenwachstum, Einsparungen an Reinigungschemie u. v. m.*

Welche Rückmeldungen bekommen Sie von Ihren Kunden im Bereich der Wohnraumharmonisierung? Wie ist die Resonanz von Ärzten und Heilpraktikern?

B. H.: *Wir haben hier sehr unterschiedliche Rückmeldungen, je nach Arbeit der Therapeuten. Eine sehr interessante Erfahrung konnte eine Therapeutin machen, die die Telomere der Zellen misst und diese mit dem Stresspotenzial der Probanden (Burn-out-Patienten) vergleicht. Es konnte gezeigt werden, dass die sonst sehr stark verkürzten Telomere durch die* UMH *Energy-Produkte stabil bleiben und dadurch eine größere Stabilität der Patienten erreicht wird, sodass diese ihrer oft stressigen Arbeit weiter nachgehen können. Zudem sind die Telomere ein Maß für die Langlebigkeit des Menschen.*

Andere Anwender können wieder Ihre Arbeit als Radartechniker oder Polizist erfüllen, was ohne die Produkte nicht mehr möglich gewesen wäre. Viele Kunden berichten, dass sie wieder gut schlafen können, was ihnen seit zwanzig Jahre nicht mehr möglich war. Bei Menschen mit Herzrhythmusstörungen konnten diese nicht mehr nachgewiesen werden u. v. m. Es wird auch von einer besseren psychischen Disposition berichtet sowie einer allgemein erhöhten Stabilität im Leben. Durch die Erhöhung der Raumenergie wird die Wohnung/das Haus wieder zu einem Ort, in der/in dem man sich wohlfühlt und Energie für den Alltag tanken kann.

Was kann man Ihrer Meinung in den eigenen Wohnräumen tun, um sich und seine Gesundheit zu stabilisieren? Reicht allein das Harmonisieren oder sollten die schlimmsten Stressoren auch ausgeschaltet werden?

B. H.: *Das ist eine sehr wichtige Frage. Unser Grundsatz ist es, zu vermeiden, wo es möglich ist, und nur das abzuschirmen, was wir nicht mehr gut beeinflussen können bzw. von außen eindringt. Man sollte heute sehr genau darauf achten, welche Produkte man wirklich benötigt, um im Wohnraum möglichst unter zehn Mikrowatt Belastung zu bleiben. Dazu sollte das* WLAN *unbedingt bei Nichtbedarf ausgeschaltet werden, auch schnurlose Telefone strahlen im Stand-by-Modus enorm und können durch Schnurgeräte oder Eco-DECT+-Geräte ersetzt werden, die nur beim Telefonieren strahlen. Drucker, Babyfone und viele Geräte mehr haben oft DECT-Techno-*

logien oder Bluetooth, was sehr schädigend für die Gesundheit ist. Bedenken Sie, dass die Belastung im Quadrat zur Entfernung abnimmt. Geräte, die Sie unbedingt brauchen, sollten immer möglichst weit vom Schlafplatz bzw. vom Kinderzimmer entfernt aufgestellt werden, und alles, was möglich ist, sollte ausgeschaltet werden, wenn es nicht benötigt wird, etwa durch Zeitschaltuhren, die das garantieren. Leider beeinflussen Bluetooth und WLAN (2,4 Gigahertz) unseren Zellstoffwechsel auch bei geringer Intensität. Die Zellmembran arbeitet mit +22,5 Hertz. WLAN und Bluetooth haben jedoch eine Parallelfrequenz von -22,5 Hertz. Das führt zur Auslöschung der Stoffwechselfrequenz, weshalb Dr. Ludwig diese Einflussnahme als „Krebsfrequenz" bezeichnet, weil sie direkt auf den Stoffwechsel einwirkt. Der italienische Physiker Emilio Del Giudice [1940–2014] und der deutsche Arzt Dr. Ernst Hartmann [1915–1992] haben diese Zusammenhänge gut erforscht. Durch 5G bekommt die Belastungsthematik eine noch größere Dimension. Dr. Dietrich Klinghardt beispielsweise rät Patienten, die gesunde Kinder bekommen möchten, dringend, auf Handys während der Schwangerschaft zu verzichten. Zudem erläutert er sehr eindrücklich den Zusammenhang von Hochfrequenzstrahlung, Schwermetallen bzw. Giften in Umwelt und Nahrung sowie den enorm zunehmenden neurodegenerativen Erkrankungen.[359]

Haben Sie vielen Dank für Ihre interessanten Ausführungen, Herr Ratheiser.

Erhard Rietz, Naturbaustoffe Rietz

Erhard Rietz gehört zu den Menschen, die in ihrem Tun ihre Bestimmung gefunden haben: Er liebt die Natur und möchte diese auch in unsere Häuser bringen, damit so eine lebendige Symbiose entstehen kann. Betritt man sein Ladengeschäft, so fühlt man sich sofort wie in einer anderen Welt, hier tickt die Uhr anders. Es duftet nach verschiedenen Hölzern, guten Ölen und Lehm, das gedimmte Licht ist warm und behaglich, und die harmonischen Farben, das flackernde Feuer im Kaminofen, die zahlreichen Muster und Anschauungsstücke in den hölzernen Regalen erzählen vom gesunden Leben in Einklang mit der Natur. Herr Rietz begrüßt uns im kalten Januar barfuß auf dem schweren Holzfußboden und erzählt uns sogleich, dass er seit mehr als dreißig Jahren nicht mehr krank war. Wir tun es ihm gleich, ziehen unsere Schuhe aus und machen es uns bei Kerzenschein am runden Tisch bequem bei gefiltertem, energetisiertem Wasser.

Erzählen Sie uns doch bitte, wie Sie zu Ihrem spannenden Beruf gefunden haben, Herr Rietz.

E. R.: *Meine Berufung als Händler (kommt von „handeln") ist es, dem Bauenden und/oder Wohnenden zu helfen. Ich bediene generell die komplette Beratungsschiene von Kopf bis Fuß und vom Dach bis zum Fundament, wie man so schön sagt, und das über alle Gewerke und Materialien hinweg. Das bedeutet, dass ich meine Kunden rundum betreue, wobei sie sich ganz entspannt zurücklehnen können. Ich nehme sie an die Hand. Meine ersten konkreten praktischen Erfahrungen mit alten Häusern habe ich vor siebenundzwanzig Jahren gemacht, als ich mit meiner damaligen Frau in der hinteren Sächsischen Schweiz ein Haus gekauft habe. Es war ein altes Fachwerkhaus von 1832, das sich in einem sehr schlechten, verwahrlosten Zustand befand. Wir haben es fünfeinhalb Jahre lang zu neuem Leben erweckt und es in ein Kleinod verwandelt, und ohne gute und fähige Handwerker, also überwiegend in Eigenleistung. So war das der Beginn meines Wegs in die Selbstständigkeit. Nach der Scheidung haben wir unser Haus in gute Hände abgegeben.*

Im April 1998 gründete ich meine Firma Naturbaustoffe Erhard Rietz *in Dresden-Cotta, wo sie auch heute noch ist. Ich handele mit Naturbaustoffen für gesundes Bauen und Wohnen.*

Was genau macht ein Bauseelsorger?

E. R.: *„Sorge" ist für mich ein schwieriges Wort, denn sorgen sollte man sich nicht. Doch ich habe mich mittlerweile mit dem Wort versöhnt, denn es kann ja durchaus auch positiv verstanden werden. Ich „sorge" in meinem Tun dafür, dass es anderen gutgeht. Als Bauseelsorger kümmere ich mich nicht nur um die Bedürfnisse des Hauses, sondern auch um die der Menschen, die im Haus leben oder sich ein Haus bauen wollen. Oftmals spüre ich sehr gut, wo die Nöte der Menschen liegen. Ich versuche, sie zu transformieren und Lösungswege aufzuzeigen. Fast alle Bauherren wollen zwar ein Haus bauen, wissen aber nicht, worauf man zu achten hat. Die wenigsten können wahrnehmen, was ihnen wirklich guttut, und brauchen Unterstützung. Da komme ich dann ins Spiel. Als Bauseelsorger biete ich alle erforderlichen Leistungen an, um die Menschen mit ihrem Haus oder der Wohnung an sich und ihrer Einstellung dazu in Einklang zu bringen.*

Ich kenne in allen Fragen rund um Baustoffe und Materialien aus. Durch jahrelangen Kundenkontakt kenne ich die Wichtigkeit der persönlichen Sicht aller Beteiligten. Ich netzwerke mit erfahrenen Handwerkern, Planern, Architekten, Geomanten und anderen Fachrichtungen.

> Mensch und Haus im Einkang miteinander

Mit dem Vertrauen der Menschen, die zu mir kommenden, meinem Wissen und Erfahrungs-schatz in Bezug auf gesunde Baustoffe und Einrichtungsgegenstände ist es möglich, ein Umfeld zu schaffen, in dem sich Körper, Geist und Seele entfalten und in Harmonie wirken können. Wer z. B. ein Haus bauen möchte, bei dem schaue ich zuerst einmal, was genau er möchte, braucht und kann, und bringe das in Einklang miteinander. Es gibt fünf Hauptstufen, um ein Haus einzuweihen, zu beleben und zu beseelen: Erstens die Inbesitznahme des Grundstücks, die zeremonielle Einweihung am vorgesehenen Bauplatz; zweitens die Grundsteinlegungszere-monie, hier werden vorbereitete „Schätze" und Segenswünsche in das Fundament eingebracht: drittens das Richtfest, nach Fertigstellung des Dachstuhls wird eine Richtkrone aufgesetzt und anschließend mit den Handwerkern eine kleine Dankesfeier durchgeführt; viertens die Hausrei-nigung, nachdem der Bau fertiggestellt wurde und alle Handwerker ihre Arbeit beendet haben, wird die „energetische Raumreinigung" durchgeführt, um noch störende Energien aus der Bauzeit zu entfernen.

Jetzt ist der Baukörper mit neutraler positiver Energie gefüllt – die Besitzer können in das Haus einziehen. Sie sind die ersten, die gemeinsam über die Haustürschwelle treten. Danach gehen sie durch alle Räume und wünschen sich durch positive Affirmation, was sie gemeinsam oder jeder für sich darin erleben möchten bzw. möchte. Und fünftens gibt es noch die Einzugsfeier, bei der alle am Bau Beteiligten, einschließlich der Verwandten eingeladen werden, um das Haus gemeinsam einzuweihen. Heute ist von all diesen Ritualen nur noch das Richtfest übrig geblieben.

Ich schicke zuerst einen Geomanten aufs Grundstück, der prüft, ob die Energie des Orts stimmt und ob es geopathische Störfelder gibt. Er nimmt diesen Ist-Zustand auf und findet dann z. B. auf dem Grundstück den besten Platz fürs Haus. Bei Häusern, die schon gebaut sind, prüft er, was der Ort zur Gesundung braucht (wo z. B eine Birke gepflanzt werden muss). Er gibt Ratschläge, was verbessert werden kann, sagt aber auch ganz klar, wenn er Bedenken hat, an dem Ort zu bauen oder in dem schon stehenden Haus zu leben. Das Grundstück kann in seiner Gesamtheit harmonisiert werden. Es gibt tatsächlich Plätze, an denen man nicht leben kann, ohne krank zu werden. Ich erinnere mich an einen Fall, wo alle Störquellen vorlagen, die man sich nur vorstellen kann: Erdverwerfungen, Sendemasten, Hochspannungsleitungen, Was-seradern, Risse ... an solch einem Ort können meiner Meinung nach nur Pflanzen oder Tiere leben, die Strahlensucher sind und solche Störfelder zum Gedeihen brauchen. Der Mensch gedeiht hier nicht. Außerdem prüfe ich als Bauseelsorger auch, ob das Vorhaben des Bauherrn realistisch ist, sowohl in finanzieller als auch in psychologischer Hinsicht. Im besten Fall ist es so, dass zwischen dem Haus und dem Menschen eine natürliche Symbiose entsteht – wie eine Liebesbe-ziehung zwischen Mann und Frau.

Wie viele kranke Häuser haben Sie in Ihrem Leben schon „geheilt"? Woran leiden die meisten Häuser, die Sie aufsuchen?

E. R.: *Das ist eine schwierige Frage ... da muss ich überlegen. Es sind sicher über zwei Dutzend Häuser bzw. solche Menschen, die sich dafür entschieden haben, dass wir das gemeinsam machen. Dann kann ich auch aus dem Vollen schöpfen und mit der geistigen Welt arbeiten. Diese Menschen leben immer noch glücklich und gesund in ihren Häusern. Man spürt einfach schon am Anfang des Arbeitsprozesses, ob die Chemie stimmt. Damit ist die Basis für alles andere geschaffen. Diese Bewohner sehen ihre Häuser als Kraftort und Schutzraum. Sie begreifen ihr Haus als ihre erweiterte Hülle und haben ihr Inneres damit nach außen gebracht. Die meisten Häuser leiden heutzutage – wie früher übrigens auch – an vergiftetem Raumklima durch ungesunde Baustoffe und Wohnmaterialien. Bauphysik und Bauklimatik werden hier vollkommen negiert. Dazu kommen immer mehr die Felder durch Mobilfunkstrahlung. Generell berate ich von Grund auf bis ins kleinste Detail und arbeite mit diversen hervorragenden Fachfirmen vor Ort und mit Architekten zusammen, damit es eine „runde", gesunde Sache wird. Letztendlich bekommen die Menschen ein Rundumsorglos-Paket – vom Anfang bis zum Ende des Bauprozesses. Ich betrachte diesen komplexen Vorgang als ganzheitliche Arbeit mit Mensch, Haus und Natur. Oft bringe ich auch Weltbilder ins Wanken, was nicht jedermanns Sache ist. Dann trennen sich unsere Wege ...*

Welche Art Menschen suchen Sie auf? Sind es die klassischen „Ökos"?

E. R.: (lacht) *Genau die kommen eben nicht. Die meisten Leute, die zu mir kommen, wissen selbst nicht, wie sie zu mir gekommen sind. Sie stolpern in den Laden und sind dann plötzlich hier. Ich denke, dass sie einfach „geführt" sind – wie wir alle. Sie wissen zumeist nicht, und es interessiert sie auch nicht, was sie zu mir geführt hat. Ich frage sie manchmal, wie sie denn auf mich gekommen sind ... Die Antwort ist meist ein Schulterzucken oder ein „Ich bin jetzt einfach da". Natürlich kommen manche auch über Empfehlungen zu mir. Im Schnitt sind die Leute zwischen vierzig und fünfzig Jahre alt oder eben ganz jung, so Mitte zwanzig. Sie haben vielleicht ein Haus von der Oma geerbt haben und wollen es gern wieder so schön wie früher haben. Wir fahren dann zusammen zum Objekt, machen eine Bestandsaufnahme und danach wird gemeinsam ein Plan entwickelt.*

Sind heutzutage mehr Menschen für gesundes Wohnen offen, oder kommen sie zu Ihnen, weil Sie in der Branche bekannt sind?

E. R.: *Für gesundes Wohnen interessieren sich in heutigen Zeiten deutlich mehr Menschen als früher, das Bewusstsein wächst stetig. Oft kommt solch ein Umdenken von heute auf morgen,* *weil die Leute spüren, dass sie in ihrem Leben etwas verändern oder nicht mehr so weiterleben möchten wie bisher. Sie möchten ihr Lebensumfeld ihrer inneren – gewandelten Energie – anpassen, und bei mir bekommen sie ja alles, von der Trockentoilette bis zum Wasserfilter, von der Farbe an der Wand bis zum Zirbenholzbett – eine komplette Ausstattung sozusagen. Unsere Zeit ist eine Zeit des Wandels und der passiert oft schneller, als man denkt.*

Worauf sollte der Bauherr von heute Wert legen? Was kann er tun, damit das Haus gesund bleibt, ein Leben lang?

E. R.: *Gut sind Produkte, die aus der Natur kommen und ihr nicht schaden, ohne große Umformung oder gravierende chemische Veränderung. Solche Produkte sind hochwertiger und können irgendwann auch wieder in den Kreislauf zurückgeführt werden, ohne die Natur zu belasten. Bei mir gibt es nur Produkte, die diesen Kriterien genügen – frei nach meinem Grundsatz, dass ich nur das Beste verkaufe. Und das ist nachhaltig, hochwertig, ökologisch und ästhetisch. Wichtig ist mir auch, dass die Herkunft der Produkte stimmt, d. h. die Firmenphilosophie ethisch korrekt und die Seele der Firma rein ist. Das schlägt sich maßgeblich auf die Wirkung ihrer Produkte nieder. Fragwürdige Firmen kommen für mich nicht infrage. Außerdem sollte man darauf achten, das Haus regelmäßig von negativen oder nicht mehr förderlichen Energien zu befreien, etwa durch Räuchern etc. Wenn der dort lebende Mensch klar und aufgeräumt ist, ist das jedoch nicht nötig. Dann ist das Haus genauso glücklich wie der Mensch, der in ihm lebt.*

Man sagt, auch Häuser haben eine Seele. Können Sie das spüren?

E. R. (lacht)**:** *Ja, natürlich: Das Haus spricht mit mir! Ich komme rein und dann fängt das Haus an, mir etwas zu erzählen. Das ist mit jedem Haus so. Jedes Haus möchte eine Geschichte erzählen und sie machen das alle gern. Sie freuen sich, wenn jemand hereinkommt, von dem sie wissen, dass er etwas von Häusern versteht und vor allem mit ihnen sprechen kann. Sie spüren das einfach. Es hilft ihnen ja, alte Verkrustungen loszuwerden und Baustoffe, die ihnen nicht guttun, ... das ist wie beim Menschen. Ein Haus möchte auch keinen Schimmel haben. Schon wenn ich ein Haus betrete, kann ich den Schimmel riechen, und ich merke sofort, was nicht stimmt. Die Häuser erzählen auch von alten Seelen, die immer noch darin wohnen. Ich erinnere mich an einen Auftrag in einem Schloss. Der Schlossherr nahm Kontakt zu mir auf, weil es im Keller des Schlosses spukte. Er hatte keine Ahnung, woran es lag. Ich bin dann in den Keller hinuntergegangen und habe erkannt, dass dort noch Seelen hausten, die in alten Zeiten erbärmlich gehalten wurden. Es war eigentlich ganz einfach, dem Spuk auf die Schliche zu kommen: Die Bediensteten aus der Küche waren dort unten früher eingesperrt gewesen und hatten nie Tageslicht zu Gesicht bekommen.*

Ihre Seelen waren immer noch da. Ich fragte sie, was ich für sie tun könne. Sie antworteten, dass sie gern ein Fest haben wollten, um gesehen und gewürdigt zu werden und dann in Frieden gehen zu können. Es wäre also ganz einfach gewesen, den Spuk zu beenden … durch ein schönes Fest, bei dem man gut auftafelt und zu dem man auch die Ahnen einlädt. Mit Freude und Tanz zu Ehren dieser bislang nicht gewürdigten Seelen. Leider wurde das nicht umgesetzt, da die Schlosseigentümer nicht daran glaubten, und so spukt es heute immer noch in ihrem Keller.

Bei einer anderen Hausbegehung, bei der eine Dame mich vor einem Wohnungskauf um Rat gefragt hatte, war ihr Hund anwesend. Ich bat ihn, mir die Stellen im Haus zu zeigen, die unbelastet waren. Hunde sind Strahlenflüchter und legen sich nur an die Stellen, die gut für sie sind. Er zeigte mir dann gerade mal eine ungefähr einen Quadratmeter große Stelle im ganzen Haus und legte sich immer nur dorthin. Er sagte mir übrigens schon, bevor ich das Haus betrat, dass es kein guter Ort sei, indem er plötzlich losbellte. Es ist ein spannender Beruf und man lernt immer weiter.

Sie haben ein revolutionäres Haus entworfen: das sogenannte Hobitzhaus. Dieses wartet immer noch darauf, realisiert zu werden. Erzählen Sie uns etwas darüber?

E. R.: *Gern. Mein Haus stellt die Quintessenz meines bisherigen Wirkens dar, in ihm sind alle Belange, wie konsequent ökologisch und nachhaltig, regionaler Bezug der Baustoffe bis hin zu geschlossenen Stoffkreisläufen und schöne, sinnige Einrichtung, berücksichtigt. Nichts bleibt unbe(tr)achtet. Die Grundsätze gesunden Wohnens treffen hier in einem wunderschönen Entwurf zusammen. Ein Heim zum Wohlfühlen und Gesundbleiben für Körper, Geist und Seele. Das ganze Bauwerk lässt dem menschlichen Energiefeld Raum zum Sein. Ein Tonnendach mündet in sanfter Rundung gen Himmel. Ein Galeriewohnzimmer über zwei Etagen sowie eine großzügige Fassadenöffnung nach Süden lassen die Grenzen von herkömmlichen Räumen weit hinter sich und beziehen die umliegende Natur in den Wohnraum mit ein. Der Dachüberstand schützt vor Überhitzung im Sommer und umhüllt die behagliche Terrasse. Das Tonnendach steht auf einem stabilen Fachwerk aus Mondphasenholz mit Lehmausfachung.*

Lehm und Holz im richtigen Verhältnis verhalten sich wie Mann und Frau in einer Liebesbeziehung, noch besser geht es nicht. Die kombinierte äußere Hanf- und Holzweichfaserdämmung kommt ohne Fremdstoffe aus, und hat eine unbegrenzte Lebenserwartung. Als letztes ziert eine unbehandelte Lärchenverschalung die Wand, auch hier sprechen wir von Jahrhunderten. Das Tonnendach ist eine Konstruktion nach Zollinger. Wo immer es möglich ist, arbeiten wir mit dem Goldenen Schnitt. Dieser wurde in der Architektur zum ersten Mal erwähnt (griechische Antike), und findet sich in der Natur wieder. Die Deckenheizung entspricht der Sonnenstrahlung in Wirkung und Strahlungsrichtung. Ein Grundofen ist vorgesehen. Innen gibt es Lehmputz und Holzböden, ideal fürs Raumklima. Der Grundrahmen besteht aus Fachwerk und ruht auf Schraubpfählen, das Haus ragt 30 bis 75 Zentimeter aus der Erde. Nasse Füße sind ausgeschlossen. Gleichermaßen eine Akupunktur der Erde. Wir bieten auch die Innenraumgestaltung einschließlich Möblierung an. Vom Rohbau für Selbstbauer bis hin zu „schlüsselfertig" ist alles möglich. Äußere Einwirkungen wie Elektrosmog, Radon usw. können bei der Planung und Durchführung berücksichtigt werden. Mein Haus ist nahezu wartungsfrei, die Standölfarbe der Holzfenster, die auch auswärts öffnend möglich sind, wird nach 12 bis 15 Jahren aufgefrischt. Mit der zu erwartenden Ökobilanz ist das Hobitzhaus ein zukunftsträchtiges und ästhetisches Konzept auf dem sich wandelnden Markt.

Ich danke dafür, dass Sie uns diese spannenden Einblicke in Ihre Arbeit gewährt haben, Herr Rietz.

Erwin Thoma, *Thoma Häuser*

Thoma-Häuser aus Goldegg in Österreich sind Häuser der Superlative: Höchste Erdbebensicherheit, sechsfacher Brandschutz und der Weltrekord bei Wärmedämmung. Erwin Thoma, Unternehmer und Autor, ist ein Pionier des gesunden Wohnens und etablierte Holz zum Hightech-Baustoff der Zukunft. Für seine Kinder wollte er damals das gesündeste Haus bauen – und legte damit den Grundstein für die kerngesunden Thoma-Häuser. Erwin Thoma hat zahlreiche Bücher über Bäume veröffentlicht – herzöffnende, besondere Schätze, die uns seine Liebe zur Natur nachempfinden lassen und uns daran erinnern, dass die größten Schätze direkt vor unserer Haustüre zu finden sind. In seinem neuesten Buch *Strategien der Natur* zeigt er, dass der Baum in der heutigen Zeit für uns und unsere Umwelt so wichtig ist wie nie. Erwin Thoma öffnet uns die Tür zu einer Welt voller faszinierender Mythen und Geschichten, voller spannender Details, ganzheitlicher Zusammenhänge – ein leidenschaftlicher Appell an uns Menschen.

Herr Thoma, Sie pflegen eine besondere Beziehung zu Bäumen. Wie kam es, dass Sie Holz als den Bauwerkstoff der Zukunft entdeckten?
E. T.: *Von klein auf habe ich im Wald gespielt, die Bäume dieser Welt erkundet und den Geruch des Harzes geliebt. Auf dieser Spur bin ich mein Leben lang geblieben.*

Wodurch unterscheidet sich ein Thoma-Haus von einem herkömmlichen Holzhaus und was versteht man genau unter „Mondholz"?

E. T.: *Die Firma* Thoma *baut echte Holzhäuser. Sie sind vollständig aus Holz, ohne synthetische Dämmstoffe, Folien, Kleber etc. Der Vorteil ist, dass aus diesem reinen Naturmaterial energieautonome Häuser entstehen. Die Bauherren sparen sich nicht nur Heiz- und Kühlkosten, sondern leben auch im gesündesten Haus, dessen Material wertvoll bleibt und immer wieder als Baustoff verwendet werden kann. Dass dabei das bestmögliche Holz verwendet wird, ist verständlich. „Mondholz" wird im Winter jeweils in der Phase des abnehmenden Mondes geerntet. Wissenschaftliche Untersuchungen der Technischen Hochschule Zürich, ETH, zeigen, dass dieses Bauholz auf natürlich Weise vor Pilzen und Insekten geschützt und so haltbar ist, dass auf giftige Holzschutzmittel ganz und gar verzichtet werden kann. Es ist ein altes Wissen, das durch die Wissenschaft neu bestätigt wird.*

Wird vor dem Bau eines Thoma-Hauses untersucht, ob der Bauplatz frei von geologischen Störfeldern ist?

E. T.: *Ja, das empfehlen wir unseren Kunden und Bauherren.*

Wie stehen Sie zu der stetig ansteigenden Belastung durch hochfrequente Strahlung? Warum kann ein Thoma-Haus seine Bewohner besser davor schützen als ein anderes Haus?

E. T.: *Massives Holz schirmt ab einer Stärke von zwanzig bis fünfundzwanzig Zentimeter hochfrequente Strahlen so gut wie vollständig ab. Messungen zeigen Abschirmungen von über 99,9 Prozent. Wer vollkommen abgeschirmt schlafen möchte, muss nur noch entsprechende Fenster einbauen und bekommt so eine Oase der Erholung. Mit normalen Fenstern reicht normalerweise die hier eintretende Reststrahlung, um mit dem Mobiltelefon Gespräche zu führen.*

> Massives Holz schirmt hervorragend ab.

Von der Vision lassen Sie sich leiten?

E. T.: *Wir wollen als Unternehmen unsere Häuser so bauen, dass sie für sieben Generationen nach uns auch noch gut sind.*

Vielen Dank, dass Sie sich die Zeit genommen haben, Herr Thoma.

Matthias Langwasser, *Regenbogenkreis*

Matthias Langwasser ist Autor, Coach, Speaker, Unternehmer und ein Pionier der neuen Zeit. Er entschied sich bereits in jungen Jahren, vegan und nachhaltig im Einklang mit der Natur zu leben, und gründete 2006 den *Regenbogenkreis* – einen Online-Handel für ökologische und nachhaltige Produkte. Kurz vor der Fertigstellung von *Wohn dich gesund* erschien sein Buch *Reise in die Freiheit*, in dem er von seiner beeindruckenden Reise durch die Landschaft Frankreichs und Spaniens erzählt. Ich bin so berührt von diesem Buch, dass ich mich spontan entschieden habe, ein Interview mit Matthias Langwasser zu machen. Er ist zwar kein Wohn-Spezialist im herkömmlichen Sinne, aber ein Natur-Wohn-Spezialist der besonderen Art.

Herr Langwasser, Sie schreiben in Ihrem Buch *Reise in die Freiheit*, dass Sie zwei Jahre lang ohne Geld und Zelt – ausgenommen in den kalten Wintermonaten – ausschließlich draußen in der Natur gelebt und „gewohnt" haben. Warum haben Sie diesen Weg gewählt und wie sicher und behütet haben Sie sich ohne ein Dach über dem Kopf gefühlt?

M. L.: *Ich wollte raus aus dem alten System in Deutschland, in dem ich mich sehr eingeengt fühlte. Mir war wichtig, Zeit allein in der Natur zu verbringen, um Klarheit über meinen weiteren Lebensweg zu bekommen und Antworten auf meine drängendsten Fragen zu finden. Ich wollte mich noch tiefer mit der Natur verbinden und von ihr lernen. Nach den ersten Tagen, in denen ich mich an die neue Schlafsituation gewöhnen musste, direkt ohne physischen Schutz unter freiem Sternenhimmel zu schlafen, fühlte ich mich nach und nach immer wohler und geborgener. Die Natur wurde zu meinem Zuhause. Sie hat mich mit Nahrung und Lebensenergie versorgt.*

Sie haben ziemlich schnell intuitiv herausgefunden, dass es auch in der Natur Plätze gibt, die sich mehr oder weniger gut zum Schlafen eignen. Welche Erfahrungen haben Sie in Bezug auf Ihren Schlaf und Ihre Schlafqualität gemacht?

M. L.: *Draußen zu schlafen ist eine ganz andere Erfahrung, als wenn man in einem Haus zu übernachtet. Da gibt es viele Eindrücke, denen wir normalerweise nicht ausgesetzt sind: Mond, Sterne, Moskitos, Geräusche von Tieren, Wind und Regen, eine früh aufgehende Sonne und der Morgengesang der Vögel. Nachdem ich mich an diese Dinge gewöhnt hatte, wurde mein*

Schlaf immer tiefer, fester und erholsamer. Während ich vorher oft unruhig schlief, manchmal schlecht träumte und morgens des Öfteren Kopfschmerzen hatte, war mein Schlaf in der Natur so erholsam, dass ich morgens in der Regel topfit war. Auch heute ist es so, dass mein Schlaf etwa am Meer mich richtig regeneriert. So sollte es eigentlich immer sein!

Sie haben sich ganz bewusst dafür entschieden, eine gewisse Zeit lang die Natur zu Ihrem unmittelbaren Zuhause zu machen. Hat sich bei Ihnen die Einstellung und Ihr Verhältnis zum konventionellen Wohnen, wie wir das kennen, dadurch grundlegend verändert?

Die natürliche Ordnung in der Wohnung nachbilden

M. L.: *Ja. Ich versuche, so viele natürliche Elemente wie möglich in meine Wohnung zu bringen, um mich nicht so abgeschnitten von der Natur zu fühlen. Mein Bestreben ist, die natürliche Ordnung auch in meiner Wohnung nachzubilden.*

Was unternehmen Sie ganz konkret, um die Natur in Ihre Wohnräume zu holen, und worauf richten Sie Ihr besonderes Augenmerk?

M. L.: *Wir haben viele Pflanzen, Bergkristalle, Rosenquarze, Salzkristalllampen, Fundstücke aus der Natur wie Holz und Muscheln sowie viele Naturbilder in unserer Wohnung. Ich achte darauf, nur natürliche baubiologische Materialien zu verwenden, und habe Naturholzmöbel und einen Korkfußboden.*

Leben Sie momentan so, wie Sie es sich immer erträumt haben? Falls (noch) nicht, welche Vision haben Sie in Bezug auf die für Sie optimalen Wohnräume und die passendste Wohnumgebung?

M. L.: *Ich liebe meine Wohnung, und die Lage in der Stadt ist auch sehr schön, da wir direkt an einem Park und am Fluss leben, in dem ich täglich schwimme. Meine Vision ist jedoch, wieder richtig in der Natur zu leben und sehr viel Land zu haben, um dort wieder Selbstversorgung und Permakultur umzusetzen.*

Sie sind gerade nochmals Vater einer Tochter geworden. Wie sollte Ihrer Meinung nach ein gesundes Wohnumfeld für gesunde und glückliche Kinder aussehen?

M. L.: *Die verwendeten Wohnmaterialien sollten natürlich und schadstofffrei sein. Ich bevor-*

zuge eine natürliche Ordnung, die nicht perfekt oder steril ist, dafür aber einladend und gemütlich. Es sollte für die Kinder viel zum Entdecken und Ausprobieren geben. Es ist wichtig, dass sie frei sind, sich ihren eigenen Lebensraum nach ihren Bedürfnissen zu gestalten. Dazu braucht es das Einfühlungsvermögen der Erwachsenen, die ihren Kindern ihren Raum und ihre Spielorte lassen, ohne der Ordnung wegen alles immer wieder aufzuräumen.

Was wünschen Sie sich in Bezug auf „gesundes Wohnen", und worauf sollten die Menschen Ihrer Meinung nach heutzutage achten, damit ihre Wohnräume gesund sind und gesund bleiben?

M. L.: *Die meisten Menschen sind sich gar nicht bewusst, wie viele Schadstoffe sie sich in ihre Wohnung holen. Das fängt an bei Wandfarben, Putzmitteln und hört auf bei Produkten aus Billigplastik. Ich kaufe ausschließlich biologische Reinigungsmittel und verwende natürliche Baumaterialien. In vielen Wohnungen rieche ich sofort chemische Putzmittel, Deos oder Parfüms, die permanent eingeatmet werden, ohne dass es den Menschen bewusst ist, weil sie sich schon an diese Giftstoffe gewöhnt haben.*

Was unternehmen Sie, um sich vor negativer Strahlung – insbesondere vor hochfrequenter elektromagnetischer Strahlung – zu schützen und Ihre Lebenskraft insgesamt zu stärken?

M. L.: *Dieser Bereich ist mir sehr wichtig. Ich verwende kein WLAN, sondern habe in allen Räumen LAN-Kabel verlegt. Der mobile Datenempfang des Handys ist meistens ausgeschaltet. Meine Wohnung ist voll von Produkten zur Neutralisierung von schädlichen elektromagnetischen Feldern. Alle technischen Geräte sind mit der Blume des Lebens beklebt. Ich trage einen Schutz-anhänger, um mein Feld zu stärken. Ich ernähre mich biologisch und vegan und verwende viele Superfoods aus unserem Shop. Außerdem bin ich so oft wie möglich draußen. Auch im Winter springe ich täglich ins kalte Wasser, um mein Immunsystem zu stärken … außerdem macht es mir großen Spaß.*

Ich danke Ihnen herzlich dafür, Herr Langwasser, dass Sie sich die Zeit genommen haben, meine Fragen zu beantworten, und wünsche Ihnen für Ihre zukünftigen Projekte alles Gute!

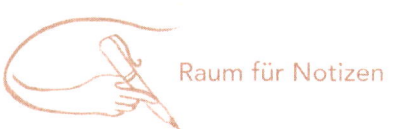 Raum für Notizen

„Ganzheitlichkeit" als Ziel – Ein paar Worte zum Abschluss

Wie Sie in *Wohn dich gesund* feststellen konnten, ist mein Ansatz stets ein ganzheitlicher. Und daher ist mein Rat auch der folgende: Verbinden Sie gesundes Wohnen mit einer gesunden Lebensweise – einer nähr- und vitalstoffreichen Ernährung, ausreichend Bewegung, natürlichem Licht, positiven Gedanken sowie lebendigem, gutem Wasser. Nur wenn Sie ganzheitlich an die Sache herangehen, wird auch etwas „Ganzes" draus. Halbe Sachen lohnen sich auch hier nicht und führen zu suboptimalen Ergebnissen.

Hören Sie dabei immer auf Ihre innere Stimme und Ihre Intuition – Ihren goldenen Kompass –, und finden Sie heraus, welche der vielen aufgeführten Vorschläge Ihnen dabei helfen könnten, eine gute Wohnqualität, mehr Gesundheit und einem erholsamen Schlaf zu erfahren. Für den einen mag die eine Lösung wunderbar funktionieren, der andere benötigt vielleicht etwas ganz anderes.

Betrachten Sie das Projekt „Gesundes Wohnen" als ein Herzensanliegen für sich und Ihre Familie sowie Ihre Tiere und Pflanzen, und kommen Sie dabei sich selbst, Ihren Wünschen und Bedürfnissen näher und wachsen Sie gern über sich hinaus! Erkennen Sie, dass Sie mit Ihrem Bewusstsein sowohl in die entferntesten Winkel des Universums reisen als auch das gesamte Universum in einem kleinen Sandkorn wahrnehmen können. Es ist nicht nur unsere Umwelt, die uns prägt, wir können mit unseren Gedanken, unserem Handeln unsere Umgebung zu einem besseren, heilen Ort machen. Machen Sie mit! ☺

Spüren Sie in sich nach, was gut für Sie ist und was Sie an Ihrem Lebensumfeld verbessern können – und: Setzten Sie diese Dinge beherzt um, um es mit Johann Wolfgang von Goethes Worten in *Wilhelm Meisters Wanderjahre III* zu sagen:

> *„Es ist nicht genug zu wissen, man muss auch anwenden;*
> *es ist nicht genug zu wollen, man muss auch tun."*

Mögen wir uns auch in Bezug auf das Wohnen dem Guten, Wahren und Schönen zuwenden. In diesem Sinne alles Gute für Sie und Ihr Zuhause!

Caterina Teresa Guccione

Anhang

Dank

Mein herzlicher Dank gilt Wolfgang Maes, durch dessen Veröffentlichungen ich überhaupt erst auf das Thema „Gesundes Wohnen" aufmerksam geworden bin. Ohne ihn würde es dieses Buch nicht geben. Des Weiteren danke ich meinen Interviewpartnern, die mich dazu animiert haben, an manchen Stellen noch mehr in die Tiefe zu gehen. Ihre Beiträge sind in meinen Augen eine große Bereicherung für das Buch. Außerdem sei auch den Baubiologen und fleißigen Korrekturlesern Jürgen Wellerdt sowie Sebastian Krüger gedankt, die einige relevante Stellen nochmals auf Herz und Nieren geprüft haben. Oskar Uch gilt ebenfalls mein Dank, er setzt sich in bemerkenswerter Weise für Umweltkranke ein, hält stets nach der besten Lösung Ausschau und bietet Heilbehandlungen für Kranke an. Ein Dankeschön geht auch an Sabine Kenke, Dr. Wolfgang Fick, Dr. Manfred Mierau, Jürgen Seipel, Hans-Marc Erkinger, Jan Hoffmann sowie Reinhard Gerl für den inspirierenden Austausch und die vielfältigen Ideen.

Damit solch ein Buch gelingen kann, bedarf es der praktischen Unterstützung eines kompetenten Teams. Meine Wertschätzung und mein Dank gelten insbesondere: Anja Maria Eisen für ihre wundervollen Illustrationen, Rosi Weiss für ihre kreative Umsetzung meiner Ideen, Martina Klose für ihr umfassendes Lektorat, Andrea Bistrich für ihr gründliches Korrektorat und Robert Michael sowie Andreas Berner für die Porträtaufnahmen. Außerdem danke ich der Fotografin Grit Doerre für ihr inspirierendes Cover-Foto und Anja Maria Eisen für ihren professionellen Model-Einsatz und die Bereitstellung ihrer Räumlichkeiten für das Fotoshooting. Und an alle anderen hier nicht namentlich aufgeführten Unterstützer geht an dieser Stelle auch ein großes Dankeschön!

Die Autorin …

In Italien geboren und in Baden-Württemberg aufgewachsen, begann ich nach dem Abitur und einem kurzen Abstecher in die Restaurierung von Gemälden und Skulpturen mit dem Studium der Architektur. 1997 entschied ich mich ergänzend zu einem Zweitstudium der Bildenden Kunst und absolvierte anschließend ein zweijähriges Meisterschülerstudium. In dieser Zeit wurden auch meine Söhne geboren.

2007 gründete ich gemeinsam mit meiner damaligen Partnerin ein Studio für Ausstellungsgestaltung und *Interior Design*. Von 2014 bis 2018 arbeitete ich parallel zu meiner Selbstständigkeit an einer Universität im Fachbereich „Architektur".

Ich habe einige Fachartikel zum Thema „Ausstellungsdesign und *Interior Design*" verfasst, schreibe regelmäßig in einem Design-Blog und beschäftige mich seit mehr als 20 Jahren mit spirituellen und gesundheitlichen Themen. 2018 entschied ich mich, mein bisheriges hauptberufliches Tätigkeitsfeld teilweise zu verlassen und in neue, unbekannte Gefilde aufzubrechen. Seit Ende 2018 schreibe ich Bücher, übe ich mich geduldig im Erlernen von *Jin Shin Jyutsu* und Yoga und seit Anfang 2019 darf ich mich zertifizierter *ThetaHealer*® nennen.

Mein Traum ist es, irgendwann mit meiner Familie, gleichgesinnten Menschen und Tieren autark und im Einklang mit der Natur auf einem schönen Fleckchen Erde zu leben und mein Gewahrsein auf die wirklich wichtigen Dinge des Lebens zu richten.

Meine Autoren-Website: *www.caterina-teresa-guccione.de*
Meine Website für Interior Design: *www.studio-guccione.de*

… und die Illustratorin Anja Maria Eisen (beide über sich selbst)

Ich bin in Gera geboren und in Halle an der Saale aufgewachsen. Dort studierte ich an der Kunsthochschule Burg Giebichenstein und beendete mein Studium als Bühnen- und Kostümbildnerin 1999 an der Hochschule für Bildende Künste Dresden. Anschließend tauchte ich in die Theaterwelt ein und arbeitete als Bühnen- und Kostümbildnerin mit verschiedenen Choreografen und Regisseuren an unterschiedlichen Theatern zusammen.

Mit meinem großen Erfahrungsschatz im szenischen Zeichnen wendete ich mich nach der Geburt meiner Söhne mehr und mehr der Illustration zu. Ich begann für verschiedene Zeitschriften und Magazine zu zeichnen, u. a. für *Geolino*, *Die Zeit* und *Brigitte*. Es entstand ein erstes Kinderbuch mit meinen Zeichnungen – *Meister Marios Geschichte* von Rafik Shami, das im Hanser Verlag verlegt wurde.

Seither haben sich die verschiedensten Bereiche für meine Arbeit eröffnet. Neben groß- und kleinformatigen Illustrationen für Museen und Theater, zeichne ich live grafische Protokolle (*Graphic Recording*) auf Veranstaltungen und liebe es, mich im Atelier in meine freien Arbeiten zu vertiefen.

Für all das schöpfe ich Kraft in der Natur, meiner Yoga- und Reiki-Praxis und im Austausch mit Menschen, die mir verbundenen sind. Ich bin seit 2014 *TriYoga*-Lehrerin BDY/EUY und gebe meine Erfahrungen aus der eigenen Praxis auf diesem Weg weiter.

Meine Website: *www.anja-maria-eisen.de*

Liste der Do-it-yourself-Empfehlungen

Liste der Tipps & Übungen

Bezugsquellen

Harmonisierung & Reduzierung von Elektrosmog, energetische Heilmittel, abschirmende Kleidung, Vliese, Stoffe, Farben, Tapeten, Steckdosenleisten etc.:

www.aaronia.de; www.biologa-gmbh.com; www.yshield.com/de

Amrita; Schungit-Produkte gegen Elektrosmog: *www.amrita.de*

Ananti; Ananti-Chip, Brain-Y-Anhänger, LED-Converter, Stein der Harmonie: *www.ananti.de/schutz-vor-elektrosmog/* (10-Prozent-Gutschein: *Ananti10*)

APN Anton Peter Neumann; Energetische Produkte wie der *Cosmic Mobile Chip*: *www.mycosmic.de/apn*

BIOGETA; *BIOGETA-FM-Biofeldformer*: *www.strahlenfrei-wohnen.de/produkt/ biogeta-biogate-fm-biofeldformer/*

BioTac; *Gold Chip, www.biogenesis-lichtwerkzeuge.com* (5 Euro Gutschein: *FREUDE*)

Hamoni: *Hamoni Harmonisierer*: *www.erdstrahlenhilfe.com*

Harmony United Ltd.; *Harmony Evolution, Harmony Mini, Harmony Auric, Harmony Super Charger*: *www.harmonyunited.com* (10-Prozent-Gutschein: *VPQTZ4BN2*)

Lichtweltverlag; Schungitkugeln: *www.lichtweltverlag.at/produkt-kategorie/atlantis-erbe/*

Pulsing Earth; *lifespace™: www.pulsing-earth.com*

Samina; *Lokosana® Erdungs-Technologie*: *www.samina.com*

UMH Umwelttechnologien; *UMH Energy: www.umh.at/fachhaendler.html*

Schwarzkopf Wassertechnik; *Stein der Harmonie*: *www.steinderharmonie.com*

Walter Thurner; *Tesla-Antenne* & Energiekarte *Sedona, www.walter-thurner.de*

VIVIVOBASE: *www.vivobase.de* (versandkostenfreie Lieferung & 5-Euro-Gutschein: vbpgcg002)

Blaulichtfilterbrille, entwickelt in Kooperation mit Dr. Alexander Wunsch

Innovative Eyewear: *www.innovative-eyewear.shop* (5-Prozent-Gutschein: *Augenwohl*)

AUMEGA Klangkomposition
Dieter Broers: *www.dieterbroers.com*

Frequenzmessgerät
z. B. von **Endotronic**; ESMOG-SPION: *www.endotronic-gmbh.de/esmog-spion.html*
Dazu benötigen Sie einen Digital Recorder und eine Software, z. B. von Steinberg,
WAVELABS 9.5

Luftreiniger
DINNOVATIVE: *www.dinnovative.de*

Wasser
NovaVitalis; Kristallwasser nach Dr. Fenten: *www.novavitalis.com/shop/* (5-Euro-
Gutschein: *13957)*
Cellavita; Wasserverwirbler nach Schauberger, NFS 8, der Natur-Feld-Simulator-
8-Hertz nach Dieter Broers: *www.cellavita.de* (10-Prozent-Gutschein: *WASSER10*)

Bienenwachsprodukte
Beegut: *www.beegut.de*

Unterbett mit Zirbenholz & Natürliches zum Schlafen und Wohnen
allnatura: *www.allnatura.de*

Naturharmoniestation (NHS)
Urs Wirths: *www.energieprodukte.org*

Effektive Mikroorganismen EM®
EMIKO: *www.emiko.de*

Schadstoffversiegelung *Safe Seal*, abgeschirmte Steckdosenleisten
Pure Nature: *www.purenature.de*

Farbklang-CDs & Farböle
Akari: *www.akari.eu*

Hochwertige Nahrungsergänzungsmittel zur Unterstützung bei Schlaflosigkeit, Elektrosmog, Stress & Co.

Regenbogenkreis; Melatonin mit GABA und Magnesium u. v. a. m.: *www.regenbogenkreis.de,* (10-Prozent-Gutschein: *NATURKRAFT*)

Sunday Natural; z. B. CBD-Hanföl: *www.sunday.de* (10-Prozent-Gutschein: *Welcome10*)

Lebenskraftpur; z. B. *Stress Relax* (u. a. mit Ashwaganda, Rosenwurz, Astaxanthin): *www.lebenskraftpur.de* (5-Prozent-Gutschein: *rundumgesund5*)

Zeolith-Bentonit-Versand; z. B. Zeolith zum Einnehmen oder zum Entstören von Betten, Räumen, Geräten etc.: *www-zeolith-bentonit-versand.de* (5-Prozent-Gutschein: *Zeolith5-neu*)

Wichtige Adressen

Baubiologie Maes: *www.maes.de*

Baubiologie Jürgen Wellerdt: *www.bauwerkanalyse.de*

Baubiologie Sebastian Krüger: *www.strahlenfrei-wohnen.de*

Berufsverband für Geomantie und Feng-Shui e. V.: *www.fengshui-verband.eu*

Homa-Hof Heiligenberg: *www.agnihotra-online.com*

IBN Institut für Baubiologie: *www.baubiologie.de*

Interior Design Studio für schönes und gesundes Wohnen & Arbeiten: *www.studio-guccione.de*

Naturbaustoffe Rietz, Hobitzhaus: *www.naturbaustoffe-rietz.de*

Naturharmoniestation (NHS) und Links für offene Telegram-Gruppen, Urs Wirths: *www.energieprodukte.org*

Neue Geomantie: *www.neue-geomantie.de*

Sigmund Schuster: *www.schuster-holz.de*

Thoma-Häuser: *www.thoma.at*

TU-Ingolstadt, Tinnitusprojekt: Seit 2008 können Einzelsitzungen sowie Gruppenführungen nach Anmeldung gebucht werden: Prof. Dr.-Ing. J. Pöppel: *josef.poeppel@thi.de*

Umweltmedizin: *www.umweltmedizin.de*

Interessantes im Internet

Anleitung für den Bau einer Naturharmoniestation:
www.youtube.com/watch?v=VUOfYgfo4OU

Auswirkungen von 5G (Dokumentarfilme; Reihe): *www.stoppt-5g.de/ category/informationen-zu-5g*

Baubiologie Wolfgang Maes mit sämtlichen Artikeln: *www.maes.de*

Baubiologie Wolfgang Maes zum Thema „Antibiotikaresistenz und Mobilfunk":
http://www.maes.de/17%20ERG%C3%84NZUNGEN%20A/maes.de%20ERG% C3%84NZUNG%20ANTIBIOTIKARESISTENZ,%20MOBILFUNK,% 20WLAN.PDF

Baubiologe Wolfgang Maes zum Thema „Energiesparlampen":
www.maes.de/10%20ENERGIESPARLAMPEN/maes.de%20SKRIPT% 20ENERGIESPARLAMPEN.PDF

Bürgerwelle: *www.buergerwelle.de/de*

Christina von Dreien: *www.christinavondreien.ch*

Diagnose Funk: *www.diagnose-funk.org*

Dr. med. Christoph Scholtes: „Zeolith – Von der Entgiftung bis zum Feng-Shui", in *Akupunktur & Aurikulomedizin*, Ausgabe 1/2014; siehe auch unter: *http://docplayer.org/56908915-Summary-zusammenfassung-keywords-schluesselwoerter.html* (Artikel u. a. über die Entstörung von Geräten und Räumen durch Zeolith)

Elektrosensible: *www.elektro-sensibel.de*

Elektrosmog, allgemein: *www.elektrosmog.com*

Elektrosmog vermeiden: *www.ul-we.de/category/faq/elektrosmog-vermeiden/*

Fachpublikationen und Dokumente (zum Download):
www.diagnose-funk.org/publikationen/dokumente-downloads

Filmbeiträge „Funkwissen" von Ulrich Weiner auf *Youtube*:
www.youtube.com/c/FunkWissen/videos

Grenzwerte: *www.elektro-sensibel.de/docs/Grenzwerte.pdf*

Infos zu 5G: *www.stoppt-5g.de*

Informative Seite rund um Baubiologie: *www.strahlenfrei-wohnen.de/*

Kraftorte in Deutschland und weltweit: *www.kraftort.org*

PDF mit NTP-Studie (zum Download): *www.emfdata.org/de/dokumentationen/ detail&id=247* (Nachweis, dass die nicht-ionisierende Mobilfunkstrahlung Krebs erzeugen kann)

Prof. Dr. Dr. habil. Klaus Buchner und Ulrich Weiner im Gespräch über 5G: *www.nrwision.de/mediathek/nrw-talk-5g-mobilfunk-der-zukunft-gefahr-der-zukunft-190306*

Schlafratgeber (kostenlos) von Prof. Dr. med. h.c. G. W. Amann-Jennson: *www.einfach-gesund-schlafen.com/gratis-info-paket*

Standorte der Mobilfunksendeanlagen in ganz Deutschland: *https://emf3.bundesnetzagentur.de/karte*

Studien über die gesundheitlichen Auswirkungen von Handystrahlung: *www.zentrum-der-gesundheit.de/artikel/umwelt/studien-handystrahlung-ia*

Studienergebnisse über Elektrosmog und deren Auswirkungen: *www.emf-portal.de*

Ulrich Weiner: *www.ul-we.de*

Zahlreiche wissenschaftliche Publikationen u. a. zu Auswirkungen von Mikrowellenstrahlung: *www.ncbi.nlm.nih.gov/pubmed/*

Zeolith, allgemein (Informationen): *www.zeolith-bentonit-versand.de*

Literatur- und Filmempfehlungen

Literaturempfehlungen

auf der Maur, Beat: *Haus mit Seele.* Edition abcsteinen, 2007

Bachler, Käthe: *Erfahrungen einer Rutengängerin. Geobiologische Einflüsse auf den Menschen.* Residenz Verlag, 2001

Bauer, Gudrun-Anne; Bauer, Christoph: *Was wir euch noch sagen wollten: Besetzungen durch Verstorbene und deren Erlösung,* Lebenswerkstatt, 3. Auflage 2016

Chopra, Dr. Deepak: *Du bist das Universum. Entdecke dein kosmisches Selbst.* Irisiana Verlag, 2018

Church, Dr. Dawson: *Geist über Materie. Die erstaunliche Wissenschaft, wie das Gehirn die materielle Realität erschafft.* Momanda Verlag, 2018

Dispenza, Dr. Joe: *Werde übernatürlich. Wie gewöhnliche Menschen das Ungewöhnliche erreichen.* KOHA-Verlag, 2017

Farkas, Boris: *Angewandte Radiästhesie. Pendel und Wünschelrute in der Praxis.*
Verlag Hermann Bauer, 1989

Freiherr von Pohl, Gustav: *Erdstrahlen als Krankheits- und Krebserreger.*
ESO-Verlag. GmbH, 1995

Fünf Hausmittel ersetzen eine Drogerie: Einfach mal selber machen! Mehr als 300 Anwendungen und 33 Rezepte, die Geld sparen und die Umwelt schonen.
Smarticular Verlag, 2018

Graumann, Dr. Lutz; Utz, Dr. Niklas Walter; Krapf, Dr. Fabian:
*Schlaftagebuch. Schlafgewohnheiten dokumentieren und Probleme beheben. Für 90 Tage –
mit großem Infoteil.* Riva Verlag, 2019

Guccione, Caterina Teresa: *Ich mach mich gesund. Meine effektivsten Strategien
für Wohlbefinden, Energie und Schutz in dieser turbulenten Zeit. Gut, günstig, genial.*
Hans-Nietsch-Verlag, 2020

Hartmann, Ernst: *Krankheit als Standortproblem I/II.*
Huethig Medizin GmbH + Co., 1999

Harke, Sylvia: *Hochsensibel. Was tun? Der innere Kompass zu Wohlbefinden und Glück.*
ViaNova Verlag, 2014

Heigl, Horst und Birgitt: *Agnihotra. Ursprung, Praxis und Anwendungen.*
Horst Heigl Verlag, 2019

Heimes, Dietmar: *Bioresonanz nach Paul Schmidt. Einführung, Geräte, Anwendung.*
Spurbuchverlag, 2020

Hellemann, Silvio: *Ständig unter Strom. Das Handbuch für Elektrosensible und alle,
die ohne Elektrosmog leben möchten.* Synergia Verlag, 2010

Karzmarzik, Heike: *Garten Eden ruft. Ein Geheimnis wird offenbart.* Dieter Broers
Verlag, 2019

Langwasser, Matthias: *Reise in die Freiheit. Wie ich in der Wildnis den Sinn des
Lebens fand.* FinanzBuch Verlag, 2021

Mancuso, Stefano; Viola, Allesandra: *Die Intelligenz der Pflanzen.*
Kunstmann Verlag, 2015

Mayer, Thomas: *Rettet die Elementarwesen!* Neue Erde Verlag, 2020

Maes, Wolfgang: *Stress durch Strom und Strahlung. Elektrosmog Radioaktivität Raumklima Wohngifte Partikel Pilze.* Institut für Baubiologie + Ökologie IBN, 2000

Matsumoto, Keisuke: *Die Kunst des achtsamen Putzens. Wie wir Haus und Seele
reinigen.* Goldmann Verlag, 2015

Megre, Wladimir: *Anastasia.* Buchreihe. Band 1–10 (Band 1–5 und Band 10: Govinda Verlag, Band 6–8: Silberschnur Verlag)

Melber, Alois: *Kein Krebs ohne Wasserader: Fallbeispiele und Erfolge durch Radiästhesie (Wünschelrute).* Fassbaender Verlag, 1998

Moser, Maximilian, und Erwin Thoma: *Die sanfte Medizin der Bäume. Gesund leben mit altem und neuem Wissen.* Goldmann Verlag, 2018

Nelson, Dr. Bradley: *Der Emotionscode. So werden Sie krank machende Emotionen los.* Verlag für Angewandte Kinesiologie, 2015

Oberbach, Dr. Josef: *Erdstrahlen & Atom-Krankheiten. Biotensor-Praxisbuch II.* DBF Vertriebs-GmbH Michael Geisele, 1988

Oberbach, Dr. Josef: *Unser Schicksal sind die Strahlen. Der Mensch und sein strahlender Lebensraum.* Verlag Diagnosen, 1996

Palm, Hubert: *Das gesunde Haus. Unser wahrer Umweltschutz. Das Umweltrecht im Menschenrecht.* Reichl Verlag, 1992

Paungger, Johanna; Poppe, Thomas: *Bauen mit dem Mond. Zum richtigen Zeitpunkt – Renovierung, Hausbau, Holzverarbeitung.* Goldmann Verlag, 2018

Rose, Wulf-Dietrich: *Krank durch Elektrosmog. 125 Untersuchungs- und Erfahrungsberichte.* Independently published, 2019

Sandner, Caroline: *Offline-Modus aktiviert. Meine unfreiwillige Flucht vor dem Mobilfunk.* Manuela Kinzel Verlag, 2018

Schuster, Sigmund: *Die Lichtkraft des Baumes. Gesundheit aus der Heilkraft des Holzes.* Schuster-HOLZ-Team, 2013

Thoma, Erwin: *Strategien der Natur. Wie die Weißheit der Bäume unser Leben stärkt.* Benevento Verlag, 2019

Thoma, Erwin: *Dich sah ich wachsen. Was der Großvater noch über Bäume wusste.* Servus Verlag, 2018

Thoma, Erwin: *Die geheime Sprache der Bäume. Das Wunder des Waldes für uns entschlüsselt.* Fischer Taschenbuch, 2017

Thoma, Erwin: *Holzwunder. Die Rückkehr der Bäume in unser Leben.* Servus Verlag, 2016

Tomkins, Peter; Bird, Christopher: *Das geheime Leben der Pflanzen. Der Klassiker.* Fischer Taschenbuchverlag, 2018

von Dreien, Christina: *Christina. Bewusstsein schafft Frieden.* Govinda Verlag, 2019

Wohlleben, Peter: *Das geheime Leben der Bäume. Was sie fühlen, wie sie kommunizieren – Die Entdeckung einer verborgenen Welt.* Ludwig Buchverlag, 2015
von Zeppelin, Hans: *Erdstrahlen – Was nun? Der Beweis: Wasseradern machen krank.* Books on Demand, 2012

DVD
Scheidsteger, Klaus: *Thank you for calling. Mobiltelefonie kann Ihre Gesundheit gefährden.* emu-Verlags- und Vertriebs-GmbH, 2018

Anmerkungen

[1] www.berliner-mieterverein.de/magazin/online/mm0119/wenn-die-wohnung-krank-macht-die-gefahren-
erkennen- und-was-der-mieter-tun-kann.htm

[2] Ebenda

[3] www.aphorismen.de/zitat/10551

[4] https://de.wikipedia.org/wiki/Trockenwohner

[5] www.brune.info/magazin/neubaufeuchte-vermeiden-tipps/

[6] www.hautsache.de/News/Neubaufeuchte.php

[7] www.dak.de/dak/bundesthemen/muedes-deutschland-schlafstoerungen-steigen-deutlich-an-2108960.html#/

[8] www.unimedizin-mainz.de/presse/pressemitteilungen/aktuellemitteilungen/newsdetail/article/
schlafprobleme- beeintraechtigen-seelische-und-koerperliche-gesundheit-und-umgekehrt.html?type=98

[9] www.t-online.de/gesundheit/id_42726314/schlafmangel-verkuerzt-das-leben.html

[10] www.7jahrelaenger.de/laenger-leben-durch-guten-schlaf/

[11] www.einfach-gesund-schlafen.com/schlafumfeld-und-bett/99-der-schlafplaetze-sind-elektrobiologisch-belastet

[12] www.chronobiology.com/de/melatonin-kommt-dem-immunsystem-zugute-besonders-bei-aelteren-menschen/

[13] www.mueller-tyl.at/hormone-und-ihre-wirkung/das-wachstumshormon-und-anti-aging-therapie/

[14] www.einfach-gesund-schlafen.com/allgemein/gesunder-schlaf

[15] https://clinicum-alpinum.com/ratgeber/was-macht-guten-schlaf-aus/

[16] www.stern.de/gesundheit/schlaf/guter-schlaf—an-diesen-vier-faktoren-erkennen-sie-ihn-7304784.html

[17] www.orthomol.com/de-de/lebenswelten/besser-schlafen/prominente-extremschlaefer

[18] Ebenda

[19] Maes, Wolfgang: *Stress durch Strom und Strahlung*, Seite 9

[20] www.zirbe.info/files/pdf_zirbenholz_folder_de.pdf

[21] www.einfach-gesund-schlafen.com/gesund-schlafen-tv/schraeg-schlafen-besser-gesunder-schlafen

[22] https://lebenswert365.info/schraeg-schlafen/

[23] https://link.springer.com/article/10.1007/s40279-018-1015-0

[24] www.die-baubiologen-hamburg.de/downloads/Infomappe-Die_Baubiologen_Hamburg.pdf

[25] www.wissenschaft.de/umwelt-natur/bei-stress-ziehen-telomere-den-kuerzeren/

[26] www.diagnose-funk.org/publikationen/artikel/detail&newsid=475

[27] www.trendsderzukunft.de/kresse-experiment-zeigt-die-gefaehrlichkeit-von-handystrahlung/

[28] www.unity-training.de/wissenschaft/stress-ist-messbar/

[29] www.autonomhealth.com/blog/grundlagen-der-herzfrequenzvariabilitaet/

[30] Maes: Stress durch Strom und Strahlung, S. 14

[31] www.bfs.de/DE/themen/emf/einfuehrung/einfuehrung.html

[32] www.diagnose-funk.org/ratgeber/elektrosmog-im-alltag/einleitung/mensch-umwelt

[33] https://de.wikipedia.org/wiki/Sferics

[34] https://dieter-broers.de/lp/vortrag-wie-deine-gedanken-deine-realitaet-erschaffen/?ref1=140310

[35] Ebenda

[36] www.emfdata.org/de/dokumentationen/detail&id=226

[37] www.scinexx.de/wissen-aktuell-17534-2014-05-08.html

[38] www.diagnose-funk.org/ratgeber/elektrosmog-im-alltag/einleitung/mensch-umwelt

[39] www.diagnose-funk.org/ratgeber/elektrosmog-im-alltag/einleitung/mensch-umwelt

[40] www.5g-anbieter.info/interviews/18/diagnose-funk.html

[41] www.5g-anbieter.info/interviews/18/diagnose-funk.html

[42] https://shop.dieterbroers.com/produkt/thetaios/

[43] https://syn-tune.com/schumann-frequenz-783-hz/

[44] Ebenda

[45] www.esb-kurth.com/html/elektrosmog.html

[46] www.selbstheilung-online.com/saeulen-der-gesundheit/zellenergie/licht/der-primaere-stoffwechsel-ist-energetisch/

[47] www.baubiologie-lueneburg.de/2015/11/16/einfache-nachttischleuchten-stellen-h%C3%A4ufig-sehr-starke- elektrosmogquellen-dar-die-position-des-steckers-ist-entscheidend/

[48] www.institut-fuer-baubiologie.de/content.php?page=101

[49] https://de.wikipedia.org/wiki/Elektromagnetische_Welle

[50] Ebenda

[51] https://de.wikipedia.org/wiki/Elektromagnetische_Welle

[52] www.circuitdesign.de/products/tech_info/guide2.asp

[53] Maes: Stress durch Strom und Strahlung, Seite 165

[54] www.diagnose-funk.org/publikationen/dokumente-downloads/fachpublikationen

[55] www.circuitdesign.de/products/tech_info/guide2.asp

[56] www.emf.ethz.ch/de/emf-info/themen/technik/mobilkommunikation/modulation/

[57] www.wissenschaft.de/umwelt-natur/freundliche-nachbarn-schuetzen-das-herz/

[58] www.deutschlandfunkkultur.de/gesundheitsrisiko-5g-der-zweifelhafte-umgang-it-der.976.de.html?-dram:article_id=446671

[59] www.maes.de/17%20ERG%C3%84NZUNGEN%20A/maes.de%20ERG%C3%84NZUNG%20ANTIBIOTIKARESISTENZ,%20MOBILFUNK,%20WLAN.PDF

[60] www.vital-energy.eu/mikrolebewesen-und-elektrosmog/

[61] www.scinexx.de/wissen-aktuell-17534-2014-05-08.html

[62] www.diagnose-funk.org/ratgeber/elektrosmog-im-alltag/orte-grundloser-freude

[63] Ebenda

[64] www.zeit.de/2013/35/strahlung-elektromagnetische-felder

[65] www.arte.tv/de/videos/084702-003-A/xenius-elektrosmog/

[66] www.thoma.at/strahlensicherheit/

[67] www.5g-anbieter.info/interviews/18/diagnose-funk.html

[68] www.bmu.de/themen/atomenergie-strahlenschutz/strahlenschutz/nichtionisierende-strahlung/strahlen-schutz-beim- mobilfunk/grenzwerte-bei-hochfrequenten-emf/

[69] www.funktechanalyse.de/info-faq/umrechnung/

[70] Die ausführliche Liste können Sie abrufen unter www.elektro-sensibel.de/docs/Grenzwerte.pdf

[71] www.buergerwelle.de/assets/files/grenzwerte_empfehlungen_vergleiche_effekte.pdf?culture

[72] Ebenda

[73] Maes: „WLAN und andere Funkfrequenzen stören Schlaf, Regenration, Konzentration, Meditation; *www.maes.de/08%20WLAN/maes.de%20WLAN,%20FUNK..%20SCHLAF,%20REGENERATION,% 20MEDITATION.PDF*

[74] Ebenda

[75] www.elektrosmog.com/mobilfunk-risiken-und-schutz/wissenschaftler-und-aerzte-warnen

[76] www.andre-moser.ch/e-smog/laie/pnatel.htm

[77] *www.diagnose-funk.org/publikationen/artikel/detail?newsid=1662*

[78] Ebenda

[79] Dr. Wolfgang Fick in einem Interview mit Alexandra Ritter für die *Kornkammer Natur* von Bernd Uhl, München, Herrsching und Seeshaupt; siehe auch unter: *https://shop.kornkammer- bio.de/data/pics/ user/docs/interview_stein_der_harmonie.pdf*

[80] *www.n-tv.de/wissen/Warum-Haare-am-Ballon-kleben-article3655071.html*

[81] *www.rgvs.net/info-zu-erdstrahlen-wasserader-co/*

[82] *www.diagnose-funk.org/publikationen/artikel/detail?newsid=1236*

[83] *www.cje-elektrosmog-institut.de/Krankheiten.html*

[84] *www.elektrosmog.com/elektrosensibilitaet*

[85] *https://baubiologie-umweltanalytik.berlin/elektrosmog/*

[86] *https://geovital.com/symptome-elektrosmog/*

[87] *www.maes.de/02%20VORTR%C3%84GE/maes.de%20VORTRAG%20ELEKTROSMOG.PDF*

[88] Maes, Stress durch Strom und Strahlung

[89] *www.zentrum-der-gesundheit.de/artikel/umwelt/studien-handystrahlung-ia*

[90] *https://baubiologie-kreuer.de/elektrosmog/*

[91] Maes: *Stress durch Strom und Strahlung; www.diagnose-funk.org/ratgeber/elektrosmog-im-alltag*

[92] *www.diagnose-funk.org/ratgeber/elektrosmog-im-alltag/elektrische-wechselfelder*

[93] *www.diagnose-funk.org/ratgeber/elektrosmog-im-alltag/magnetische-wechselfelder*

[94] *www.diagnose-funk.org/ratgeber/elektrosmog-im-alltag/elektromagnetische-strahlung*

[95] Ebenda

[96] *www.diagnose-funk.org/ratgeber/elektrosmog-im-alltag/elektrische-gleichfelder*

[97] *www.strahlenfrei-wohnen.de/wasserader-unterm-bett-wasserader-unter-dem-haus/*

[98] *www.meinbezirk.at/kitzbuehel/c-wirtschaft/wasseradern-koennen-krank-machen-die-2te_a174105*

[99] *www.strahlenfrei-wohnen.de/wasserader-unterm-bett-wasserader-unter-dem-haus/*

[100] *www.memon.eu/umwelteinfluesse/geopathische-stoerzonen/*

[101] *www.erdstrahlen-dichtung-und-wahrheit.de/#Wasseradern_und_Grundwasserstromungen*

[102] *www.strahlenfrei-wohnen.de/wasserader-unterm-bett-wasserader-unter-dem-haus/*

[103] *www.erdstrahlen-dichtung-und-wahrheit.de/#Wasseradern_und_Grundwasserstromungen*

[104] Ebenda

[105] *www.strahlenfrei-wohnen.de/wasserader-unterm-bett-wasserader-unter-dem-haus/*

[106] *http://erdstrahlen-dichtung-und-wahrheit.de/#Wasseradern_und_Grundwasserstromungen http://erdstrahlen- dichtung-und-wahrheit.de/#Wasseradern_und_Grundwasserstromungen*

[107] *www.neue-geomantie.de/glossar/wasseradern-und-wasseraderkreuzungen/*

[108] *www.brigitte-elisabeth.com/geomantie-n%C3%A4here-erkl%C3%A4rungen/*

[109] *www.strahlenfrei-wohnen.de/wasseradern/*

[110] *www.rgvs.net/info-zu-erdstrahlen-wasserader-co/*

[111] *www.paracelsus.de/magazin/ausgabe/199805/radiaesthesie-in-der-naturheilpraxis*

[112] *https://happyathome.ch/wasseradern/*

[113] *www.meinbezirk.at/kitzbuehel/c-wirtschaft/wasseradern-koennen-krank-machen-die-2te_a174105*

[114] *www.strahlenfrei-wohnen.de/wasserader-unterm-bett-wasserader-unter-dem-haus/*

[115] *www.strahlenfrei-wohnen.de/wasseradern/*

[116] *http://erdstrahlen-dichtung-und-wahrheit.de/#Wasseradern_und_Grundwasserstromungen*

[117] *www.paracelsus.de/magazin/ausgabe/199805/radiaesthesie-in-der-naturheilpraxis*

[118] *www.strahlenfrei-wohnen.de/wasserader-unterm-bett-wasserader-unter-dem-haus/*

[119] *www.sternenwasser.info/vertiefendes-wissen/hexagonwasser-konkrete-gesundheitliche- auswirkungen/ rechtsdrehendes-linksdrehendes-wasser/*

[120] *www.sternenwasser.info/wissenswertes/*

[121] *http://kristallsitzung.at/index.php/bovis-energie-tabellen*

[122] *http://kristallsitzung.at/index.php/bovis-energie-tabellen*

[123] Die *Hamoni*®-Info-Broschüre, 4. Auflage, S. 85

[124] Ebenda

[125] *www.meeh.de/produkte/tipps-f%C3%BCr-gesunden-schlaf/st%C3%B6rfaktoren/*

[126] *www.strahlenfrei-wohnen.de/gesteinsbrueche-verwerfungen/*

[127] *www.dgak.de/eip/media/journal/main_pdf_17_30.pdf*

[128] *https://baubiologie-kreuer.de/verwerfung/*

[129] *www.rutengeher.com/erdstrahlen/verwerfungen/index.html*

[130] *www.rgvs.net/ratgeber-fuer-den-laien/*

[131] *www.rgvs.net/fileadmin/Media/Downloads/PDF-Dateien/unser_planet_freund_feind_2015.pdf*

[132] *http://rutengaenger-erlangen.de/erdstrahlen.html*

[133] *www.baubiologie-uelzen.de/schlafplatz-analysen/erdstrahlen*

[134] *www.meeh.de/produkte/tipps-f%C3%BCr-gesunden-schlaf/st%C3%B6rfaktoren/*

[135] *https://baubiologie-kreuer.de/globale-gitternetze/*

[136] *www.erdstrahlen-dichtung-und-wahrheit.de/#Wasseradern_und_Grundwasserstromungen*

[137] *www.wasseradern-abschirmung.de/Gitternetze/gitternetze.html*

[138] *www.strahlenfrei-wohnen.de/globalgitter-hartmann-gitter/*

[139] *www.radiaesthesie-hoermann.de/st%C3%B6rzonen-st%C3%B6ren/*

[140] *www.strahlenfrei-wohnen.de/der-curry-punkt-warum-er-so-gefaehrlich-ist/*

[141] Ebenda

[142] Die *Hamoni*®-Info-Broschüre, 4. Auflage, S. 62

[143] *www.rutengeher.com/erdstrahlen/gitternetze/hartmanngitter/*

[144] Ebenda

[145] *www.strahlenfrei-wohnen.de/globalgitter-hartmann-gitter/*

146 www.rutengeher.com/erdstrahlen/gitternetze/currygitter/

147 www.rutengeher.com/erdstrahlen/gitternetze/hartmanngitter/

148 Die Hamoni®-Info-Broschüre, 4. Auflage, S. 87

149 www.erdstrahlen-elektrosmog.de/Currygitternetz-+-globalgitternetz.html

150 https://neutralisierer.jimdo.com/geoaktive-reizzonen/gitterlinien-einkopplungen/

151 www.strahlenfrei-wohnen.de/der-curry-punkt-warum-er-so-gefaehrlich-ist/

152 www.das-etwas-andere-architekturbüro.de/informationen-geo-elektrobiologie-hagen.php

153 www.strahlenfrei-wohnen.de/benker-kuben-gitter/

154 www.strahlenfrei-wohnen.de/das-benker-kuben-gitter-warum-es-so-gefaehrlich-ist/

155 www.strahlenfrei-wohnen.de/das-benker-kuben-gitter-warum-es-so-gefaehrlich-ist/

156 www.rgvs.net/info-zu-erdstrahlen-wasserader-co/

157 www.rutengeher.com/erdstrahlen/gitternetze/currygitter/

158 https://baubiologie-kreuer.de/globale-gitternetze/

159 www.rgvs.net/fileadmin/Media/Downloads/PDF-Dateien/unser_planet_freund_feind_2015.pdf

160 www.bzk-online.de/immunsystem/umweltbelastungen-umwelterkrankungen/geopathische-st%
C3%B6rzonen/

161 https://strahlenfrei-wohnen.de/der-curry-punkt-warum-er-so-gefaehrlich-ist/

162 www.gaia-vermaechtnis.ch/kraftorte/

163 https://secret-wiki.de/wiki/Ley-Linien

164 www.gaia-vermaechtnis.ch/kraftorte/

165 www.kraftort.org/

166 Ebenda

167 https://jakobsweg.ch/de/eu/ch/spiritualitaet/sehenswertes/kraftorte/

168 www.viversum.de/online-magazin/7-mystische-orte-in-deutschland

169 Textbeitrag von Erwin Thoma „Bäume – Begleiter, natürliche Heiler und weise Vorbilder für uns Menschen",
Zeitschrift „einfach JA", April – Mai 2020, Seite 30, 31

170 Maes: Stress durch Strom und Strahlung, Seite 425 f.

171 Ebenda, Seite 424

172 www.memon.eu/umwelteinfluesse/geopathische-stoerzonen/

173 www.theologisches.info/welt7.htm

174 www.strahlenfrei-wohnen.de/ueber-erdstrahlen-und-wasseradern/

175 www.memon.eu/umwelteinfluesse/geopathische-stoerzonen/

176 www.erdstrahlenhilfe.com/was-sind-erdstrahlen/

177 www.merkur.de/leben/tiere/macht-gluecklich-und-gesund-warum-katzen-schnurren-zr-7165838.html

178 www.umweltanalytik-
baubiologie.de/index_htm_files/Haumann%20Info%20Radioaktivitaet%20und%20Radon.pdf

179 www.baubiologie-bremerhaven.de/radioaktivitaet/

180 www.krebsinformationsdienst.de/vorbeugung/risiken/radioaktivitaet-und-roentgenstrahlen.php

181 www.aerzteblatt.de/archiv/82286/Radioaktivitaet-Folgen-von-Reaktorunfaellen-Fakten-und-Vermutungen

182 www.drhaumann.de/info-ph-rad.htm

[183] www.gesundes-haus.ch/files/content/ratgeber/radon/Faltblatt-VB-Radon.pdf

[184] www.dnn.de/Mehr/Bauen-Wohnen/Aktuelles/Achtung-Strahlung-Das-Radon-Risiko-lauert-im-Keller

[185] https://um.baden-wuerttemberg.de/en/umwelt-natur/kernenergie-und- strahlenschutz/strahlen
schutz/ueberwachung-der-radioaktivitaet/natuerliche-radioaktivitaet/radon/

[186] www.institut-fuer-baubiologie.de/content.php?page=102

[187] www.bfs.de/SharedDocs/Downloads/BfS/DE/broschueren/ion/stko-radon.pdf?_blob=publicationFile&v=8

[188] www.lungeninformationsdienst.de/praevention/schutz-vor-radon/wirkungen/index.html

[189] www.aerzteblatt.de/archiv/69731/Radon-in-Innenraeumen

[190] www.bmu.de/fileadmin/Daten_BMU/Download_PDF/Glaeserne_Gesetze/18._Lp/strlschg_160914/
stellungnahmen/strlsc hg_160914_stn_ibn_anlage_1_bf.pdf

[191] www.lfu.bayern.de/strahlung/radon_in_gebaeuden/messung/index.htm

[192] Ebenda

[193] Maes: Stress durch Strom und Strahlung, Seite 429

[194] www.welt.de/wirtschaft/article181940094/Laute-Windraeder-schaden-der-Gesundheit.html

[195] www.welt.de/wirtschaft/article181940094/Laute-Windraeder-schaden-der-Gesundheit.html

[196] www.umweltbundesamt.de/themen/verkehr-laerm/laermwirkung/stressreaktionen-herz-kreislauf-
erkrankungen

[197] www.laermorama.ch/m6_machtlaermkrank/02_laermerkrankungen_w.html

[198] Maes: Stress durch Strom und Strahlung, Seite 428 ff.
www.bafu.admin.ch/bafu/de/home/themen/laerm/fachinformationen/auswirkungen-des-laerms/
gesundheitliche- auswirkungen-von-laerm.html

[199] www.schwerhoerigen- netz.de/fileadmin/user_upload/dsb/Dokumente/Information/Service/Ratgeber/
Ratgeber12_Laerm.pdf

[200] www.analytik-aurachtal.com/innenraumschadstoffe/leistungsspektrum/schadstoffuntersuchungen/

[201] Maes: Stress durch Strom und Strahlung, Seite 434 ff.

[202] https://baumit.de/loesungen/30/wohngifte-und-krankheiten

[203] www.luftanalyse-zentrum.de/krank-wohngifte

[204] www.boege-ambulanz.de/typische-umweltkrankheiten.html

[205] Maes: Stress durch Strom und Strahlung, Seite 451 f.

[206] www.vital-energy.eu/mikrolebewesen-und-elektrosmog/

[207] www.baubiologik-aurich.de/borreliose_und_co.pdf

[208] www.schimmel-schimmelpilze.de/krank-durch-schimmelpilz.html

[209] Ebenda

[210] www.inventer.de/wissen/luftqualitaet-gesundheit/schimmel-in-der-wohnung/gesundheitsschaeden-
durch-schimmel/

[211] www.schimmel-schimmelpilze.de/krank-durch-schimmelpilz.html

[212] www.naturheilkunde-berlin.eu/praxis/umweltmedizin/schimmelpilz/

[213] www.1-apo.de/lexicon/pilzbefall-der-haut-mit-hefepilzen-candidosen.69

[214] Maes: Stress durch Strom und Strahlung, Seite 484 ff.

[215] www.hausanalytik-baubiologie.de/Schimmel_Analyse_Untersuchung_Luftkeimsammlung.html

[216] www.baubiologie-reitetschlaeger.at/messung/pilze-bakterien-allergene/standardpunkte

[217] Maes: *Stress durch Strom und Strahlung*, Seite 502

[218] www.hausanalytik-baubiologie.de/Schimmelpilze.html

[219] https://bauwerkanalyse.de/schimmelpilzuntersuchung-bewertung-gutachten/

[220] www.maes.de/18%20ERG%C3%84NZUNGEN%20B+C/maes.de%20BUCHERG%
C3%84NZUNGEN%20B+C%20WOHNGI FTE+PILZE%20-%20Maes%202000-2018.PDF

[221] Kyra Kauffmann, Sascha Kauffmann: *Natürlich High*, Seite 98

[222] www.wie-energiesparen.info/stromsparen-im-haushalt/energiesparlampen-und-leuchtmittel/
energiesparlampe- kaputt-zerbrochen-was-tun/

[223] www.zentrum-der-gesundheit.de/melatoninspiegel-natuerlich-erhoehen.html#toc-melatoninmangel-die-folgen

[224] www.ncbi.nlm.nih.gov/pubmed/27751961

[225] www.oha-zeitung.de/welches-licht-brauchen-wir/

[226] www.ananti.de/a/i-like-led-converter-3065/

[227] www.zentrum-der-gesundheit.de/melatoninspiegel-natuerlich-erhoehen.html#toc-melatoninmangel-die-folgen

[228] www.ncbi.nlm.nih.gov/pubmed/27751961

[229] http://gesundeslicht.info/limotest-solar/

[230] von Dreien, Christina: *Christina*, Seite 281

[231] Thomas Mayer: „Ohne Elementarwesen läuft nichts!", in *erziehungskunst*, Ausgabe 04/2011

[232] www.brigitte-elisabeth.com/geomantie-n%C3%A4here-erkl%C3%A4rungen/

[233] www.spiegel.de/spiegel/unispiegel/bwl-studentin-zaehlt-was-sie-besitzt-inventur-ihres-lebens-a-1136118.html

[234] „Gesundheit ist einfach und Einfachheit ist gesund"; Newsletter von Christian Dittrich-Opitz vom 07.02.2021

[235] 235 Siehe www.baubiologie.de/downloads/sbm-15.pdf und unter www.baubiologie.de

[236] https://baubiologie.de/was-ist-baubiologie/

[237] Ebenda

[238] www.baubiologie.de/site/wp-content/uploads/sbm-leitsaetze.pdf

[239] www.everyday-feng-shui.de/feng-shui-geomantie-und-radiaesthesie-unterschiede-gemeinsamkeiten/

[240] www.artgerecht-tier.de/hunde/d-gesundheit-und-standort-1851855129

[241] Maes: *Stress durch Strom und Strahlung*, S. 397

[242] Maes: *Stress durch Strom und Strahlung*, S. 398

[243] www.everyday-feng-shui.de/feng-shui-geomantie-und-radiaesthesie-unterschiede-gemeinsamkeiten/

[244] www.geomantie-zentrum.de/40716.html

[245] www.neue-geomantie.de/neue-geomantie/was-ist-neue-geomantie/

[246] www.brigitte-elisabeth.com/geomantie-naehere-erkklaerungen/

[247] Ebenda

[248] www.geomantie-zentrum.de/40716.html

[249] www.neue-geomantie.de/neue-geomantie/entstoeren-und-energetisieren/

[250] Ebenda

[251] Hartung, Stallkamp: *Neue Geomantie*, Seite 197

[252] www.atlantis-akademie.de/thema/die-mentale-geomantische-arbeitsweise/

[253] Ebenda

254 *www.everyday-feng-shui.de/feng-shui-geomantie-und-radiaesthesie-unterschiede-gemeinsamkeiten/*

255 *www.strahlenfrei-wohnen.de/bioenergetische-hausanalyse/*

256 Ebenda

257 *www.inhypnos.de/informatives/artikel/bioresonanz-und-radionik/?L=0*

258 Ebenda

259 *www.gerfried-muehlbauer.de/geomantie*

260 *https://de.wikipedia.org/wiki/Angewandte_Kinesiologie*

261 *de.wikipedia.org/wiki/Kinesiologie*

262 Scholtes, Dr. Christoph: „Zeolith – Von der Entgiftung bis zum Feng Shui", in *Akupunktur & Aurikulomedizin*, Ausgabe 01, 2014, siehe auch hier: *http://docplayer.org/56908915-Summary-zusammenfassung-keywords- schluesselwoerter.html*

263 Ebenda

264 *www.diagnose-funk.org/ratgeber/elektrosmog-im-alltag/magnetische-wechselfelder/differenzstroeme*

265 *www.diagnose-funk.org/ratgeber/elektrosmog-im-alltag/magnetische-wechselfelder*

266 *www.elektrosmog.com/mobilfunk-risiken-und-schutz/wissenschaftler-und-aerzte-warnen*

267 *www.elektrosmog.com/blog/was-sind-elektromagnetische-felder*

268 *www.schadstoffanalytik.com/index.php/headsets/*

269 *https://ingenieurbuero-oetzel.de/headsets*

270 *https://baubiologie.de/baubiologische-elektroinstallation/*

271 *www.einfach-gesund-schlafen.com/wp-content/uploads/2020/04/e-book-schlafstoerungen-durch-koerpererdung- therapieren.pdf, Seite 10*

272 Ebenda, Seite 14 ff.

273 *www.erdstrahlenhilfe.com/wie-kann-ich-mich-schuetzen/*

274 *www.strahlenfrei-wohnen.de/wasseradern-ausweichen-abschirmen-entstoeren-oder-ausgleichen/*

275 Dr. med. Scholtes: „Zeolith – Von der Entgiftung bis zum Feng Shui", in *Akupunktur & Aurikulomedizin*, Ausgabe 1/2014, siehe auch hier: *http://docplayer.org/56908915-Summary-zusammenfassung-keywords-schluesselwoerter.html*

277 Katzmarzik, Heike: *Garten Eden ruft*, Seite 108

278 Ebenda, Seite 109

279 *https://publikationen.sachsen.de › bdb › artikel › documentsMassnahmenbroschuere.pdf* (zum Download), Seite 25

280 *www.institut-fuer-baubiologie.de/content.php?page=102*

281 *www.zeit.de/zeit-wissen/2017/01/immunsystem-dreck-gesund*

282 *www.mdr.de/wissen/uebertriebene-hygiene-foerdert-antibiotika-resistenz-100.html*

283 *www.t-online.de/leben/id_62312014/reinigungsmittel-welche-produkte-sie-auf-keinen-fall-mischen-sollten.html*

284 *www.biologie-seite.de/Biologie/Chlordioxid*

285 *www.everyday-feng-shui.de/feng-shui-geomantie-und-radiaesthesie-unterschiede-gemeinsamkeiten/*

286 *http://i-like-news.net/files/132/kat-anleitungchip.pdf*

287 *www.wohnwagon.at/*

288 *www.einfach-gesund-schlafen.com/wp-content/uploads/2020/04/e-book-schlafstoerungen-durch-koerpererdung- therapieren.pdf, Seite 11*

289 *https://baubiologie-virnich.de/emf-elektrosmog/abschirmung/*

290 *https://baubiologie.de/baubiologische-elektroinstallation/*

291 *https://m.swisskrono.de/Oekologische-Holzwerkstoffe/Elementbauweise/Bauen-mit-Holzwerkstoffen-1721224355.html*

292 *http://tetraktys.de/philosophie-4.html* (Nelson, Bradley: *Der EmotionsCode*, Seite 93)

293 Ebenda

294 *www.erdstrahlenhilfe.com/der-hamoni-harmonisierer-im-baubiologischen-test-wirkung-eindrucksvoll-bestaetigt/*

295 Vortrag von VIVOBASE, Oktober 2019

296 Ebenda

297 *www.vivobase.de/elektrosmog/vivobase-funktionsweise/*

298 Siehe *www.harmonyunited.com/doc/IBBU_Bericht_1.pdf*

299 Infomaterial von Sebastian Krüger, *Biogeta®*

300 Mai, Jürgen: *Der Harmony-Clou*, Seite 159

301 *www.inana.info/blog/2018/05/05/spirale.html*

302 *www.wissenschaft.de/technik-digitales/schnecke-mit-verstaerkung/*

303 Zitiert nach Johann Wolfgang Goethe: „Naturwissenschaftliche Schriften (Zweiter Teil)", in *Gedenkausgabe der Werke, Briefe und Gespräche*, Bd. 17, Zürich 1952, Seite 161 f. und Seite 155

304 *www.taste-of-power.de/symbol-spirale/*

305 *www.wachstums-impulse.de/pdf/intuitiv-zeichnen.pdf*

306 *www.symbolonline.de/index.php?title=Spirale*

307 *www.taste-of-power.de/symbol-spirale/*

308 *www.symbolonline.de/index.php?title=Spirale*

309 *www.vigeno.de/franz-ludescher/feng-shui-die-spirale-spiritualitaet-und-mythologie-1-stein-des-monats-free*

310 Die *Hamoni®*-Info-Broschüre, 4. Auflage, S. 15

311 Ebenda

312 *www.dw.com/de/eine-welt-voller-spiralen/a-1580913*

314 *www.nationalgeographic.de/umwelt/die-sinne-der-pflanzen*

315 *https://luftbewusst.de/umwelt/elektrosmog/pflanzen-als-schutz/*

316 *www.umzugslupe.de/wohnung-einrichten-nach-feng-shui-wir-zeigen-dir-wie-es-funktioniert/*

317 Dr. med. Scholtes: „Zeolith – Von der Entgiftung bis zum Feng Shui", in *Akupunktur & Aurikulomedizin*, Ausgabe 1/2014; siehe auch hier: *http://docplayer.org/56908915-Summary-zusammenfassung-key-words- schluesselwoerter.html*

318 Ebenda

319 *www.youtube.com/watch?v=B08XF42wg1U* + *www.youtube.com/watch?v=VvxXidbNU0g*: *Prof. Dr. Dr. Enrico Edinger, Elektro-Smog – was schützt uns wirklich? (Teil I + 2)*

320 Walraph, Dr. Erwin: „Verursacht Aluminium Erkrankungen, ist eine Ausleitung von Aluminium möglich?" (PDF kann über den Zeolith-Bentonit-Versand angefordert werden unter www.zeolith-bentonit-versand.de)

321 *https://de.wikipedia.org/wiki/Zeolithe_(Stoffgruppe)#Struktur*

[322] *www.zeolith.com/aluminiumgehalt-2/*

[323] *www.aphorismen.de/zitat/97413*

[324] Newslestter von *NovaVitalis* vom 7.11.2019. Kann bei Interesse von *Nova Vitalis* bezogen werden *www.novavitalis.com,*

[325] *www.mixyourcandle.ch/bienenwachs*

[326] *https://luftbewusst.de/luftreiniger/ionisator/*

[327] *www.mixyourcandle.ch/bienenwachs*

[328] *https://mister-moncici.blogspot.com/2016/12/etwas-uber-bienenwachs.html*

[329] *https://hompass.de/warum-sind-die-handgemachten-bienenwachskerzen-so-beliebt/*

[330] *www.heilstein.info/bergkristall/*

[331] *www.energiehaus.it/drei_quarze.html*

[332] *https://lichtweltverlag.at/produkt/schungit-kugel-cb10-klein/*

[333] *https://zahngesundheitssymposium.de/thjdtju565z5688/*; Interview von Maria Kageaki mit Anja Tochtermann im Rahmen des Zahngesundheitssymposium 3.0 / 2019

[334] Newsletter von Mechthild Wenzelburger, 31.10.2020

[335] Ebenda

[336] *https://de.wikipedia.org/wiki/Intuition*

[37] *www.mosquito-verlag.de/media/products/9783928963350.pdf*

[338] *https://de.wikipedia.org/wiki/Agni*

[339] Heigl, Horst und Birgitt: *Agnihotra*, Seite 26

[340] Ebenda, Seite 15

[341] *www.lebensgefaesse.com/agnihotra*

[342] Ebenda

[343] *https://agnihotra-online.com/index.php/de/agnihotra-deu/wirkungen*

[344] Ebenda

[345] *www.homatherapie.de/de/wirkungen-von-agnihotra.html*

[346] *www.agnikultur.de/agnihotra.html*

[347] Ebenda

[348] Heigl, Horst und Birgitt: *Agnihotra*, Seite 169

[349] Ebenda, Seite 117

[350] Heigl, Horst und Birgitt: *Agnihotra*, Seite 182

[351] Ebenda, Seite 182

[352] *www.energieprodukte.org/naturharmoniestation.html*

[353] *www.youtube.com/watch?v=VUOfYgfo4OU*

[354] *www.energieprodukte.org/naturharmoniestation.html*

[355] *www.sein.de/feldforschung/*

[356] Ebenda

[357] *www.wellness-portal.info/forum/index.php?topic=726.0*

[358] *www.spagyrik-portal.de/spagyrik-phylak-sachsen/ps-mischungen#*

[359] Siehe auch *www.youtube.com/watch?v=HgLOxJO6UqI*

Caterina Teresa Guccione

Kieferostitis
& NICO

Stumme chronische Entzündungen
im Kieferknochen erkennen
und systemisch behandeln

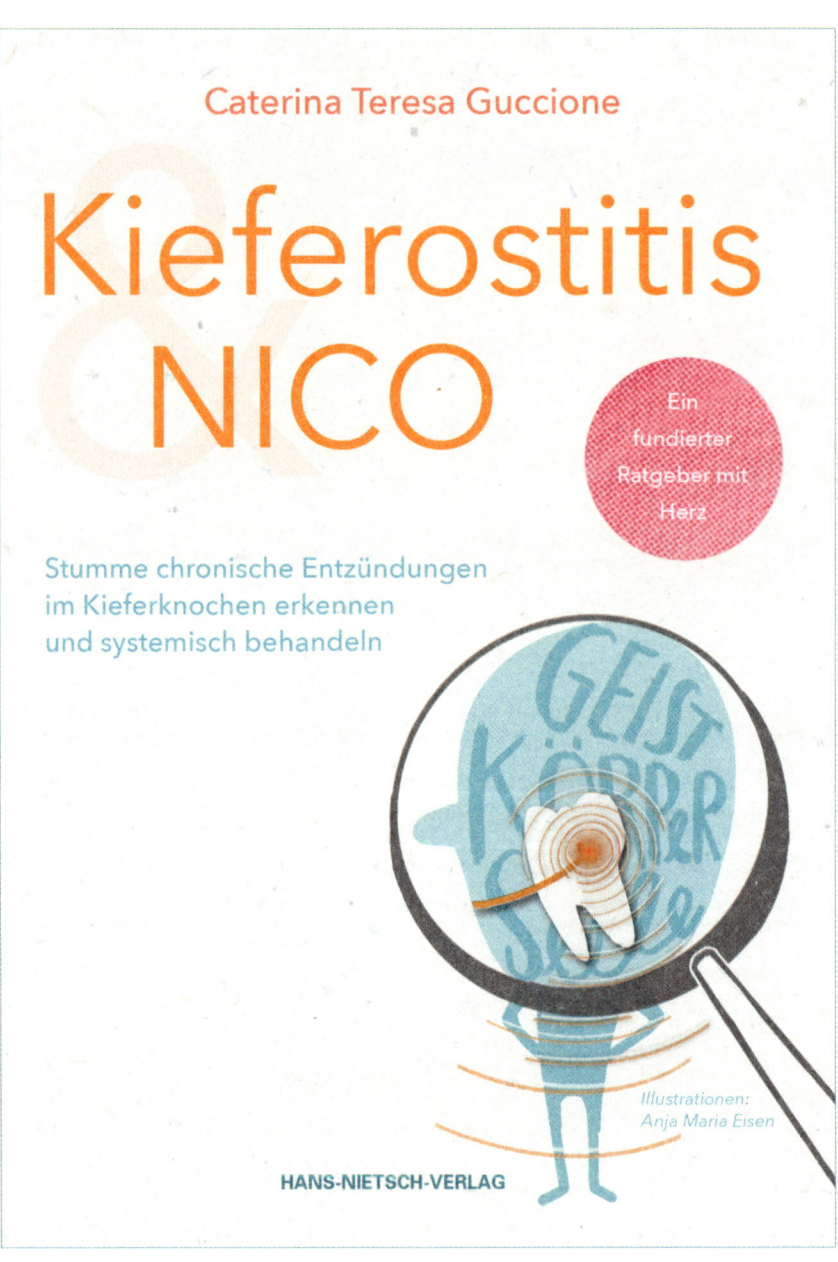

Illustrationen:
Anja Maria Eisen

HANS-NIETSCH-VERLAG

336 Seiten, Klappenbroschur, ISBN: 978-3-86264-838-2

Gesunder Mund – gesunder Mensch: Versteckte Krankheiten des Kieferknochens erkennen und behandeln

Obwohl Herderkrankungen in Form entzündlicher oder degenerativer Prozesse den Beobachtungen von Umweltzahnmedizinern und ganzheitlichen Zahnmedizinern zufolge dramatisch auf dem Vormarsch sind, werden sie bislang leider selten richtig diagnostiziert und behandelt. Alle, die an einer chronischen Erkrankung leiden, sollten immer auch an Zahn- und Kieferherde als Ursache oder zumindest Verstärker denken.

Dieser erste ganzheitliche Ratgeber zum Thema kann den Weg zu einer korrekten Diagnose und wirksamen Therapie weisen. Ein wertvoller Leitfaden für Patienten und Therapeuten, der zeigt, welche vielfältigen systemischen Auswirkungen eine Erkrankung wie Kieferostitis oder NICO mit sich bringt, warum sie oft nicht erkannt wird und wie sie erfolgreich behandelt werden kann. Die fundierten Informationen decken ein breites therapeutisches Spektrum ab.

Mit einem Vorwort von Dr. Thomas Hoch, Umweltzahnmediziner, und einem Nachwort von Dr. Karin Bender-Gonser, holistische Zahnmedizinerin

Caterina Teresa Guccione erkrankte vor ungefähr 15 Jahren an NICO. Da über viele Jahre hinweg kein Arzt die Ursache ihrer Beschwerden finden konnte, begann sie auf eigene Faust eine intensive Suche nach den Auslösern und nach sowohl klassischen als auch alternativen Therapiemöglichkeiten.

Am Beispiel ihrer eigenen Erfahrungen macht die Autorin deutlich, welche Odyssee Menschen oft erleben, wenn sie an NICO oder Kieferostitis erkrankt sind und Hilfe suchen.

Ein Bericht voller Humor und Hoffnung mit vielen hilfreichen Tipps und einfachen Übungen rund um das Thema „Gesundheit und Heilung"

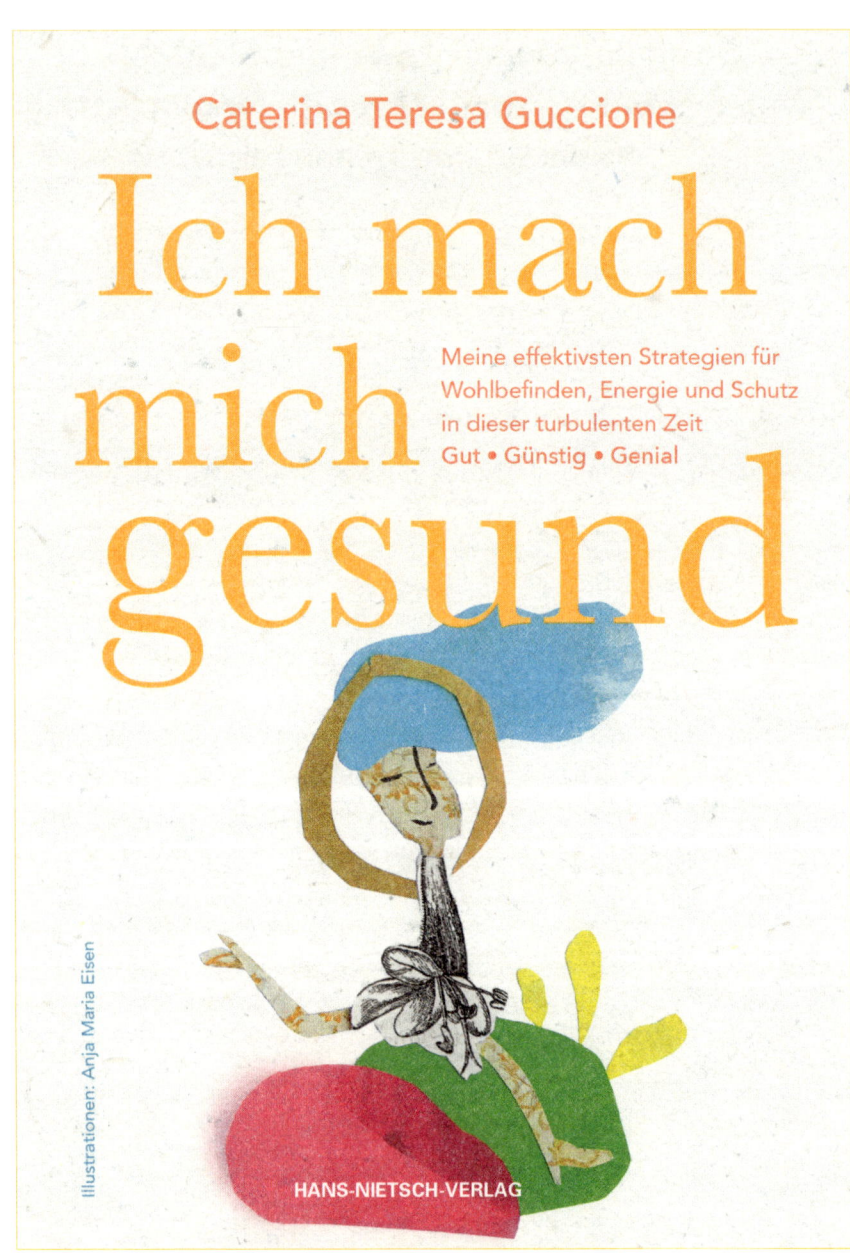

463 Seiten, Klappenbroschur, ISBN: 978-3-86264-839-9

Was brauchen wir heutzutage, um rundum gesund zu werden und gesund zu bleiben?

Dieses Buch ist eine Starthilfe und eine unerschöpfliche Fundgrube für alle, die nach einer modernen, ganzheitlichen Hausapotheke Ausschau halten.

Caterina Teresa Guccione stellt hier viele Mittel und Anwendungen vor, die sich in den letzten 20 Jahren in der biologischen und integrativen Ganzheitsmedizin bewährt haben und zur Selbstbehandlung geeignet sind: von pflanzlichen Antibiotika über den geweberegenerierenden Tausendsassa DMSO und die grünen Power-Algen Chlorella und Spirulina bis zum Entgiftungswunder Zeolith – und vieles andere mehr.

Daneben erwarten den Leser zahlreiche einfache und erprobte Übungen, Rezepte und (Spar-)Tipps, die ihm in diesen turbulenten Zeiten Wohlbefinden, Energie und Schutz schenken können.

Liebevoll und farbenfroh gestaltet und mit vielen Illustrationen bestückt. Ein Buch zum Mit-Machen, Mit-Lachen, Mit-Denken und Mit-Fühlen. Ein Buch für Jung und Alt. Ein Buch für dich ☺

* Eine Schatzkiste der ganz besonderen Art, gedacht für alle, die ihre Gesundheit verantwortungsvoll selbst in die Hand nehmen möchten

* Es gibt Bücher über *das* angesagte Wundermittel und *die* revolutionäre Therapie, doch bislang fehlt ein aktueller und ganzheitlicher Ratgeber, in dem die einfachsten und preisgünstigsten Mittel vorgestellt werden, die bei einer Vielzahl von Beschwerden und Krankheiten helfen.

* Mit zahlreichen, einfach auszuführenden Do-it-yourself-Anwendungen, die sowohl auf der körperlichen als auch auf der energetischen Ebene hilfreich sein können

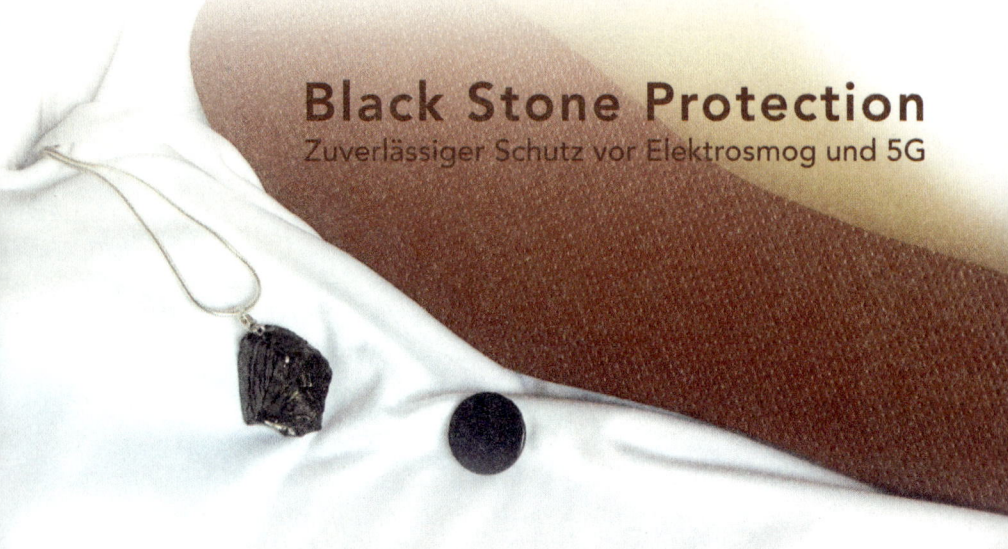

Black Stone Protection
Zuverlässiger Schutz vor Elektrosmog und 5G

Elektromagnetische Felder (EMF) aus technischen Quellen gehören zu unserem Alltag. Während sie uns einerseits nutzen, verursachen sie andererseits Chaos in unserem Körper und schädigen unsere Gesundheit. Erschöpfung, Müdigkeit, Schlafstörungen, Konzentrationsmangel, Verdauungsstörungen und Leaky-Gut-Syndrom sowie ein ständiges Gefühl der Überforderung können die Folge sein. Produkte von **Black Stone Protection** schützen dank *Genesis X*-Technologie dauerhaft und umfassend vor den negativen Auswirkungen technischer EMF und fördern gleichzeitig Gesundheit und Vitalität.

Alle lebenden Organismen existieren in einem ursprünglichen Energiefeld, das auch „Torus" genannt wird. Dieses Energiefeld wirkt strukturierend, harmonisierend und ordnungsgebend. Seine Wirkung kann aber geschwächt werden, z. B. durch EMF aus technischen Quellen. Das führt beim Menschen zur Störung der lebenserhaltenden Selbstregulation. Die Folgen: Stress, Erschöpfung und Krankheit.

Das Wirkungsprinzip der *Genesis X*-Technologie

Im Gegensatz zu natürlichen Energien besitzen technisch erzeugte EMF keine eigene Regulation in Richtung „Ordnung und Harmonie", da sie nicht an das ursprüngliche Energiefeld, den Torus, angebunden sind. Sie wirken disharmonisch und systemstörend auf das menschliche Energiefeld. *Genesis X* ist in der Lage, elektromagnetische Felder beliebiger technischer Quellen (z. B. von Smartphone, Laptop und WLAN-Router) an das Torus-Feld anzubinden und damit dauerhaft unschädlich zu machen. Sie werden geordnet und harmonisiert und in einen Zustand überführt, der für den Menschen sehr gut verträglich ist.

Die *Genesis X*-Technologie entstand nach 10 Jahren intensiver Forschung und Entwicklung. Ihre Wirkungsweise wurde anhand von Propriozeptionstests, kinesiologischen Tests nach Dr. Klinghardt und Dunkelfeldmikroskopie-Aufnahmen eindrücklich belegt.

Die wichtigsten Produkte von Black Stone Protection

Das schwarze Mineralgestein Shungit stellt von Natur aus eine gute Brücke zum Torus-Feld dar, da seine Kohlenstoffatome auf besondere Weise angeordnet sind und sogenannte Fullerene bilden. Es eignet sich ideal als Träger für die *Genesis X*-Technologie und ist das Ausgangsmaterial für die Produkte von **Black Stone Protection**. Dazu gehören:

1. **Chips** für Smartphone, Laptop, WLAN-Router und alle weiteren elektronischen Geräte. Die Chips werden direkt auf dem entsprechenden Gerät angebracht und wirken dort „entstörend", d. h., sie überführen die technisch erzeugten EMF in einen Zustand, der für unseren Organismus sehr gut verträglich ist;
2. **Anhänger**, die auf Höhe des Herzens getragen werden. Sie harmonisieren das Nervensystem, stärken das Immunsystem und fördern einen erholsamen Schlaf.
3. **Einlegesohlen**. Sie unterstützen die Organfunktion und fördern die Regeneration.

Die Wirkung der *Genesis X*-Technologie bleibt also nicht beschränkt auf EMF-Quellen, die wir mit einem Chip bestücken können. Auch den Gefahren durch einen Handymasten in 200 Metern Entfernung, den WLAN-Routern der Nachbarn und die unzähligen SpaceX-Satelliten können wir durch Anhänger und Einlegesohlen von **Black Stone Protection** begegnen, da sie unseren Körper und unsere Lebensenergien widerstandsfähiger machen gegen alle Arten von EMF.

Die Produkte sind erhältlich bei:

Amrita GmbH
Industriestraße 20
64380 Rossdorf
Tel: +49-(0)61 54-603 94 80

www.amrita.de